DEUTSCHLAND UND SEINE WELTKRIEGE

Schicksale in drei Generationen und ihre Bewältigung

Kornelius Roth (Hg.)

DEUTSCHLAND UND SEINE WELTKRIEGE

Schicksale in drei Generationen und ihre Bewältigung

Beiträge einer Tagung des

**Förderkreis für Ganzheitsmedizin
Bad Herrenalb e.V.**

im Oktober 2011

SANTIAGO VERLAG

Bibliografische Information der Deutschen Bibliothek:
Die Deutsche Bibliothek verzeichnet diese Publikation in der
Deutschen Nationalbibliografie; detaillierte bibliografische Daten
sind im Internet über <http://dnb.ddb.de> abrufbar.

© 2012 SANTIAGO VERLAG Joachim Duderstadt e.K.
Asperheide 88   D 47574 Goch
Tel. 02827 5843
Fax: 02827 5842
EMail: mail@ santiagoverlag.de
www.santiagoverlag.de

Umschlaggestaltung: Sarah Well, Welldesign, Goch
Copyright-Hinweis für das Titelbild: © XtravaganT - Fotolia.com

Redaktion: Ilse Winkelmüller, Berlin

Gesamtherstellung:
Printed in Germany EEC

1. Auflage 2012
Alle Rechte vorbehalten
ISBN 978-3-937212-50-0

INHALT

Kornelius Roth

EINFÜHRUNG

DEUTSCHLAND
UND SEINE WELTKRIEGE

Schicksale in drei Generationen und ihre Bewältigung
Tagung vom 7. - 9. 10. 2011 in Bad Herrenalb

97 Jahre, respektive 72 Jahre sind vergangen seit dem Ausbruch der großen Weltkriege im letzten Jahrhundert. Es gab Sieger und Besiegte. Allein der 2. Weltkrieg hat ca. 50 Millionen Tote in Europa gefordert: Kriegshandlungen mit Tötenden und Getöteten, die nationalsozialistische Bewegung mit ihrem allumfassenden Machtanspruch und der für manche Bevölkerungsgruppe todbringenden Ideologie und Angst- und Schrecken für die Zivilbevölkerung, nicht nur wegen der Bombenabwürfe; Flüchtlingsströme über ganz Europa, Eigentumsverlust, Enteignungen und Zwangsumsiedlungen.

Deutschland lag am Boden. Kaum eine Familie, die von den Schrecken nicht in schwerer Weise betroffen war. Die Toten waren zu beklagen. Eltern hatten ihre Kinder verloren, Kinder ihre Eltern. Viele waren vermisst mit unbekanntem Schicksal. Physische wie psychische Behinderungen und chronische Krankheiten waren zu verkraften. Hunger und Armut waren zu tragen. Währungsreform, Wiederaufbau, es nahm die ganze Kraft in Anspruch. Viele Väter waren gefallen oder kamen verletzt und innerlich zerstört aus der Gefangenschaft zurück. Oftmals waren sie ihren Familien entfremdet oder blieben emotional abwesend. Die familiären Aufgaben mussten zumeist von den Müttern erledigt werden.

Die letzten Kriegsgefangenen kehrten 1956 aus Russland heim. Für Vertriebene begann der Neuanfang in einer „kalten Heimat" (Kossert).

Heute sind auf der materiellen und politischen Ebene die Kriegsfolgen weitgehend verarbeitet oder in den Hintergrund getreten. Die Öffnung der Gesellschaft für die psychischen Folgen der Kriegshandlungen hat angefangen mit dem Kniefall Willy Brandts im Warschauer Ghetto am 7. Dezember 1970. Das hat das Eis gebrochen. Aber es dauerte noch eine ganze Weile bis der innere Zugang zu den seelischen Verwundungen gefunden werden konnte.

Die Aufarbeitung der Kriegsfolgen im Bereich der Seele und ihre Auswirkungen auf den Körper findet einen zunehmend breiten Anklang und erfasst verschiedene Bevölkerungsgruppen: die Generation der direkt im Krieg Traumatisierten, der drauffolgenden, „vaterlosen" Kriegskinder-Generation und der dritten, Kriegsenkel-Generation, die die Ängste und Mangelerfahrung ihrer Eltern verinnerlicht haben und sich nicht richtig verwurzeln können.

In der Nachkriegszeit war das Überleben zu sichern und der Wiederaufbau stand im Vordergrund. Das Schlimme musste vergessen oder abgespalten bleiben. Angstbesetzte Themen wurden vermieden und verschwiegen. Die Sprache dafür fehlte, aber die Wunden blieben spürbar, wie die Spuren der rauen Erziehung in den 50er Jahren und ihre Wirkung auf die Nachkommen.

Das kollektive Schweigen sicherte das Überleben. Heute wird das persönliche Aufarbeiten über den Diskurs, den Dialog und die Begegnung vorangebracht.

Nur skizzenhaft kurz möchte ich auf den einen oder anderen psychologischen Aspekt dieser Zeit eingehen.

Ein aus dem ersten Weltkrieg sich gedemütigt erlebtes Volk gewinnt unter einer neuen Führerschaft 1933 zunehmend wieder Selbstvertrauen. Es wird Arbeit geschaffen, die Armut nimmt ab, ein Zusammengehörigkeitsgefühl entsteht. Es ist spürbar, dass es wieder aufwärts geht.

Der neue Einfluss, das gestärkte Selbstvertrauen, das wieder gewonnene Machtbewusstsein stützt sich aber auf falschen Tatsachen. Wie bei einem Rausch entstanden in der breiten nationalsozialistischen Bewegung Selbstüberschätzung und eine Abneigung gegen alles, was sich in den Weg des eigenen Willens stellt. Schuldzuweisungen und Feindbilder sind die Folge - ein Überlegenheitswahn, der machtsüchtig in Zerstörung, Mord und Angst endet. Dieser Höhenrausch umfasste alle Teile der Gesellschaft: Junge und Alte – Männer wie Frauen.

Es erfasste sogar solche - wie die Kirchen, von denen man aus heutiger Perspektive die größte Nüchternheit hätte erwarten müssen.

Kirchenlieder wurden umgeschrieben. So texteten die „Deutschen Christen" die letzte Strophe von „Großer Gott wir loben dich" einfach um:

> „Dort wo unsere Fahnen wehen,
> sei es zu uns selber Waff' und Wehre,
> Losungswort sei allzu gleich,
> Treu zu Führer, Volk und Reich."

Der geistliche Vertrauensrat der Deutschen Evangelischen Kirche schickte am 30.6.1941 – eine Woche nach Beginn des Russlandfeldzugs - ein vom Landesbischof mitunterzeichnetes Telegramm an Adolf Hitler in dem es heißt:

„Sie haben, mein Führer, die bolschewistische Gefahr im eigenen Land gebannt und rufen nun unser Volk und die Völker Europas zum entscheidenden Waffengang gegen den Todfeind aller Ordnung und aller abendländischer Kultur auf. Die Deutsche Evangelische Kirche ist mit allen ihren Gebeten bei Ihnen und bei unseren unvergleichlichen Soldaten, die nun mit so gewaltigen Schlägen daran gehen, den Pestherd zu beseitigen, damit in ganz Europa unter Ihrer Führung eine neue Ordnung entstehe und aller inneren Zersetzung, aller Beschmutzung des Heiligsten, aller Schändung der Gewissensfreiheit ein Ende gemacht werde"[1]

Gott wird in den nationalsozialistischen Dienst gestellt. Ich glaube, da war selbst der liebe Gott machtlos.

Am 9. Mai 1945 unterzeichnete Generalfeldmarschall Keitel die bedingungslose Kapitulation, die „unconditional surrender" wie es auf Englisch heißt. Der deutsche Riese liegt darnieder. Die Träume sind zerbrochen. Sein Körper liegt zerstört auf der Intensivstation des Weltlazaretts und ist auf das Erbarmen aller angewiesen. Das blutige Spiel ist aus. Es tut nur weh. Es ist ein Zustand totaler Machtlosigkeit. Niemand denkt daran dass es ein Feiertag ist. Der erste Tag der Befreiung von einer kollektiven Fremd- und Selbstzerstörung.

Der erste Tag der Trockenheit.

---

[1] Aus: W. Niemöller: Die evangelische Kirche im 3. Reich, 1956, S.393; zitiert aus Elisabeth Roth, Pilgerreise nach Chatyn.

Wie bei einer Sucht, bei der der der Süchtige mit seinem „alko-logischen Denken" oft selbst der Letzte ist, der merkt wie schlimm es um ihn gestellt ist, waren noch 1945 die Eisenbahn-lokomotiven in Deutschland mit der Aufschrift geschmückt: „Wir kapitulieren nie".

Die Kapitulation betrifft aber nicht nur den Staat, sondern jede einzelne Familie. Sie ist ein Ernüchterungsprozess, eine Be-standsaufnahme, ein Angebot sich den Fragen, die aus der Nie-derlage erwachsen, ehrlich zu stellen. Man könnte es auch eine Inventur nennen. Die Probleme, die durch Schuld, Grandiosität, Verleugnung, Rationalisierung, Projektion, oder Minimalisie-rung entstanden sind – alles klassische Abwehrmechanismen wie wir sie aus der Suchtbehandlung kennen -, gehören erkannt und benannt. Manchmal kann auch eine einzelne Familie in die Situation kommen, dass sie als Resultat dieser Inventur etwas wiedergutmachen möchte. So wie jetzt jüngst bei der Industriel-len Familie Quandt geschehen.

Beim Kniefall Willy Brandts hat sich zur bekannten Schuld auch das Mitgefühl gesellt. Dadurch wird das Mitgefühl auch für die eigenen erlittenen Traumata und alles, was damit verbunden ist, erleichtert. Kapitulation - ein gesellschaftlicher aber auch indi-vidueller Prozess.

Aber auch die Kapitulation kann äußerlich bleiben. Das trifft auf die Gesellschaft wie auf die einzelne Familie zu. Sobald wieder Kraft in den Körper hineinkommt, entsteht auch wieder die Kraft zu relativieren, zu verleugnen, zu bagatellisieren.

„Wir haben von nichts gewusst", „Hitler hat die Arbeitslosen von der Straße geholt", „Hitler hat die Autobahnen gebaut" bis zu den Holocaustleugnern: Sprüche, die in meiner Jugend oft zu hören waren! Mit wachsender Kraft wird der Blick auf das Schlimme wieder in den Hintergrund gedrängt.

Das millionenfache Leid und die anschließende Kapitulation werden dann innerlich relativiert. Wenn auch die meisten von uns nicht direkt aus Familien stammen, die den Nationalsozialismus im besonderen Masse unterstützt haben, so stammen wir doch aus Familien, die sich diesem Gedankengut nicht aktiv entzogen haben.

Meine Familie hat beispielsweise von den Verhältnissen profitiert. Als ich einmal mit meiner 1919 geborenen Mutter über die mehr als 5 Millionen Juden sprach, die ermordet worden sind, sagte sie nur: „Ach, waren es so viele?" Warum hatte sie kein Mitgefühl? Beide meiner Eltern hatten im Krieg Geschwister verloren. Angehörige wurden nach Russland verschleppt. Das war die eine Seite. Und die andere Seite: Der Vater meiner Mutter hatte die Notlage einer jüdischen Familie, die 1934 nach Palästina emigrierte, ausgenutzt und ihnen einen zu geringen Betrag für ihr Haus gezahlt. Nach dem Krieg verklagte diese Familie meinen Großvater erfolgreich auf die Zahlung einer Ausgleichssumme.

Meine väterliche Familie hatte durch einen staatlichen Schuldenerlass mit Eigentumsübertragung vom 3. Reich profitiert. Mein Vater hängte die Hakenkreuzfahne von seinem Elternhaus erst ab, kurz bevor die russischen Truppen einmarschierten.

Unsere Familien hatten Vorteile durch das 3. Reich gehabt. Es wurde lange verschwiegen und innerlich leider nicht anerkannt. Das verminderte den Zugang zum Mitgefühl – auch für die selbst erlittenen Verluste.

Noch ein zweites Beispiel aus einem ganz anderen Bereich: Neben anderem gab es in meiner Familie den Tod zweier Onkel zu beklagen. Beide waren im Krieg gefallen. Unter den überlebenden Onkeln gab es Zerwürfnisse.

Ein Onkel erzählte nach dem Krieg von mehreren russischen Kriegsgefangenen, die er zu erschießen hatte. Er hat die Gefangenen in den Wald geführt, in die Luft geschossen und sie dann verjagt. Als mein anderer Onkel diese Geschichte hörte sagte er zu seinem Bruder: „ Du bist ein Vaterlandsverräter." **Er** hatte noch nicht kapituliert! Das Zerwürfnis zwischen den Brüdern blieb zeitlebens bestehen. Der Onkel mit den Luftschüssen heiratete nach dem Krieg ein Flüchtlingsmädchen, der andere die Tochter eines SS- Mannes, der während des Krieges eine hohe Position in der Heimatstadt meines Onkels bekleidet hatte. Von den Nachkommen dieser zwei Familien können leider nur die Kinder des „Luftschuss – Onkels" ein gutes, eigenständiges Leben führen.

Wenn ich hier ganz persönlich von meiner Familie erzähle, geht es mir nicht um ein zur Schau stellen, an den Pranger stellen oder gar Anklage an meine Vorväter. Ich selbst war ein willfähriger, politisch leidenschaftlicher junger Erwachsener. Als Student der Spät-68er habe ich mich mit der KP in China beschäftigt. Der KP Vorsitzende Mao Tse Tung hatte diesem großen Land die Kulturrevolution gebracht. Das war für mich damals vorbildlich. Die ca. 50 Millionen Menschen, die dabei zu Tode gekommen sind, hatte ich gar nicht registriert. Ich hätte das damals für Propaganda des Establishments gehalten. Wohin hätte mich meine Willfährigkeit im 3. Reich geführt?

Es geht auch nicht darum, meine Vorfahren zu beschädigen, zu beschämen oder bloßzustellen. Wenn ich davon berichte, wie meine Familie finanziell vom Nationalsozialismus profitiert hat, spüre ich durchaus eine leise Scham, frage mich, was denken die anderen jetzt von mir. Aber auch umgekehrt: Wie werden die anderen meine Eltern und Großeltern sehen? Ihnen fühle ich mich ja verbunden und möchte loyal zu ihnen sein. Werden es meine Eltern verkraften, wenn ich so über sie spreche?

Wir alle sind heute erwachsene Kriegskinder oder Kinder von kriegsüberlebenden Eltern oder Großeltern und teilen mit unseren Vorfahren den Wunsch, dass es gut weitergeht. Viel mehr als Mythen und Legendenbildung oder Verheimlichen und Aussparen von Themen achtet die **Wahrheit** diesen Wunsch. Sie erlaubt uns eine tiefere Sicht auf die Ereignisse und Zusammenhänge und gibt uns und unseren Vorfahren **Würde**. Alexander Mitscherlich konstatierte in dem Zusammenhang: „Wir sind dazu verdammt, dass zu wiederholen, was wir nicht erinnern." Wahrheit gibt uns Boden und Sicherheit und schafft Raum für Dankbarkeit und Respekt – eine Haltung, die die Liebe wieder fließen lässt. Wahrheit und Trauer trägt und verbindet. Denen, die vor uns waren, verdanken wir unser Leben. Wir ehren sie durch die Wahrheit in besonderer Weise. Auch das gehört in diesem Zusammenhang noch gesagt: seit 66 Jahren herrscht Frieden in Mitteleuropa. Welch ein unglaubliches Geschenk für uns alle.

Krieg ist ein Zustand, der den Menschen in besonderer Weise mit seiner Fähigkeit zur Zerstörung und Selbstzerstörung konfrontieren kann. Andererseits können aus der erlebten Niederlage für einen Einzelnen, einer Familie oder ein ganzes Volk generationsübergreifend Wachstums- und Versöhnungsprozesse angestoßen werden, die es ohne das Schlimme so nie gegeben hätte.

Eugen Drewermann

„HEIMKEHRER AUS DER HÖLLE"

Märchen von Kriegsverletzungen und ihre Heilung

Einleitung

Es ist nicht gerade offensichtlich, dass ausgerechnet Märchen über eine Menschengruppe etwas Wesentliches sagen möchten und zu sagen haben, die scheinbar mehr als alle anderen sich der »Realität« verschrieben haben: Soldaten.

Gerade in diesen Tagen findet speziell in Deutschland mit großem Propagandaaufwand eine Art Umerziehung statt. Nach dem Desaster des Zweiten Weltkriegs mit mehr als 20 Millionen getöteter Menschen allein auf russischer Seite, etwa 2 Millionen Gefallener auf deutscher Seite und etwa 500.000 Bombentoter in den Trümmerruinen der Großstädte, schließlich auch der Dörfer und der Weiler[1], war der Bevölkerung, nicht zuletzt unter dem Eindruck einer schweren kollektiven Schuld, die Idee neuer Kriege moralisch wie politisch nicht ohne Weiteres zumutbar. Als schon 1955 dann doch die Bundeswehr aufgestellt wurde, geschah das folglich in Form eines paradoxen Splittings des Begriffs Verantwortung:

Besonders die katholische Kirche erklärte kategorisch, dass im Falle der Abwehr eines ungerechtfertigten Angriffs kein Katholik das Recht habe, den Wehrdienst zu verweigern.[2]

---

[1] Siehe ANMERKUNGEN auf S. 100
[2] Siehe ANMERKUNGEN auf S. 100

Der göttliche Gerechtigkeitswille schließe sogar den Einsatz von Atomwaffen nicht aus[3]. Demnach gab es eine Pflicht, Soldat zu sein. Aber das Problem des massenweisen Tötens? Aber das Hinmorden völlig unbekannter Menschen zu Hunderten und Tausenden? Aber die Planspiele des Pentagons mit 50-150 Millionen Toten bei einem atomaren Erstschlag zur Ouvertüre des Dritten Weltkriegs?[4] Gottes Wille? Das war zu viel. Man erklärte den Soldaten der Bundeswehr (und ihren Angehörigen), man übe auf den Kasernenhöfen all die ungeheuerlichen Dinge moderner Kriegsführung nur, um ein Drohpotential glaubwürdiger Abschreckung entwickeln zu können; nur eine starke und optimal gerüstete Armee sei imstande, einen möglichen Gegner von einem Angriff abzuhalten, militärische Schwäche hingegen lade ihn geradezu ein; ergo: man müsse Soldat sein, um nicht tun zu müssen, was Soldaten tun.

In der gesamten Zeit des Kalten Krieges, 45 Jahre lang, stand dieses künstliche Konstrukt in Geltung: man hielt sich eine Armee zur Vermeidung des »Ernstfalls«. Diese Zeiten sind vorbei.

Als 1989 das Sowjetimperium zusammenbrach, aktualisierte Michail Gorbatschow einen alten Gedanken der russischen Außenpolitik Auflösung des Warschauer Paktes parallel zur Auflösung der NATO und Konvertierung der riesigen wirtschaftlichen und technischen Ressourcen in zivile Zielsetzungen. Doch an die Stelle eines Modells europaweiter Zusammenarbeit trat das Konzept der »einzig verbliebenen Weltmacht, der USA, von der NATO -»Osterweiterung«[5]. Nicht weniger - *mehr* Militär! 35 Milliarden Euro geben inzwischen die Deutschen pro Jahr nur für Rüstung aus[6], die USA das 20fache:

---

[3] Siehe ANMERKUNGEN auf S. 100
[4] Siehe ANMERKUNGEN auf S. 100
[5] Siehe ANMERKUNGEN auf S. 100
[6] Siehe ANMERKUNGEN auf S. 100

700 Milliarden Dollar[7]; und ein Kriegseinsatz reiht sich inzwischen an den anderen: Irak, Somalia, Serbien, Kosovo, Afghanistan, und wieder: Irak, im Fadenkreuz bereits: Jemen, Iran, Syrien, Georgien ...

Kein Zweifel: Es geht nicht mehr um Abschreckung, es geht um Krieg. Und die Deutschen stehen in der »Pflicht« der Bündnistreue gegenüber der NATO. Seit dem Mauerfall 1989 üben deutsche Soldaten das Töten von Menschen nicht mehr, um es zu verhindern, sondern um es - »notfalls« - auszuüben. Schritt für Schritt seither wurde die deutsche Öffentlichkeit an diese neue Wirklichkeit herangeführt.

Als 1991 der Krieg am Golf bewusst vom Zaun gebrochen wurde, bei dem über 200000 Iraker das Leben lassen sollten, waren über 50 Nationen daran beteiligt, - die Deutschen noch nicht; sie zahlten sich frei - »Scheckbuchpolitik« hieß das damals[8]: man unterstützte finanziell den Krieg der anderen, und man hatte erste Schuldgefühle dafür zu entwickeln, dass man daran nicht selber aktiv teilnahm, ein Ablasshandel, der zustande kam unter systematisch erzeugtem schlechten Gewissen, nicht selber Kampftruppen in den Desert Storm zu schicken.[9]

Doch als George Bush sen. 1992 in Somalia den Clanchef Mohammed Farah Aidid jagen ließ, standen zum ersten Mal Deutsche als Sanitäter »im Feld«[10]. Und 1999 bereits war es dann soweit: Der grüne Außenminister »Joschka« Fischer zeigte der deutschen Öffentlichkeit den »Hufeisenplan« des serbischen »Diktators« Slobodan Milosevic zur Vertreibung der Albaner aus dem Kosovo.

---

[7]   Siehe ANMERKUNGEN auf S. 100
[8]   Siehe ANMERKUNGEN auf S. 100
[9]   Siehe ANMERKUNGEN auf S. 100
[10] Siehe ANMERKUNGEN auf S. 100

Einen solchen »Hufeisenplan« hat es nie gegeben[11], doch Fischer erklärte, er habe an Auschwitz gelernt - nicht nur: nie wieder Krieg, sondern vor allem: nie wieder Völkermord.

Zum ersten Mal beteiligten sich deutsche Bomber an Luftangriffen - ausgerechnet auf das vor 55 Jahren von Nazitruppen verwüstete Belgrad[12]. Immerhin zeigte sich auch, dass man die Deutschen (noch) belügen musste, um ihnen diese neue Form der »sittlichen Verantwortung« beizubringen. Das sollte sich ändern: 2001, nach den Anschlägen auf die Twin Towers, als die Amerikaner ihre Jagd auf al-Qaida nicht, wie wohl richtiger, in Saudi-Arabien eröffneten, sondern den globalen Antiterrorkrieg als erstes nach Afghanistan hineintrugen, rief Gerhard Schröder die »unbedingte Solidarität« Deutschlands zu den USA aus, und sein Verteidigungsminister Peter Struck verkündete, nunmehr werde die Freiheit und die Sicherheit Deutschlands am Hindukusch verteidigt[13]. Das war erkennbar falsch; aber die Deutschen sollten auch (noch) nicht wirklich Krieg führen, sie sollten an der Seite ihrer kriegführenden Verbündeten lediglich Aufbauhilfe leisten und zum notwendigen Schutz dieser ihrer Aufbauhilfe beitragen, und das auch nur in dem für sicher ausgegebenen Gebiet im Norden, im Raum Kundus.

Doch Krieg ist, was er immer war; er schert sich nicht um moralische Splittings und filigrane Mandatsformulierungen zur Selbstberuhigung. Die Mär vom guten Nicht-Krieg zerbarst spätestens am Freitag, dem 4. September 2009, als um 1.08 Uhr zwei amerikanische F-15-Jagdbomber auf Anforderung des deutschen Obersten Georg Klein zwei gestohlene Tanklaster der Taliban mit zwei Bomben des Typs GBU-38 angreifen, jede etwa 250 kg schwer, und diese GPS-gesteuert ins »Ziel« lenken;

---

[11] Siehe ANMERKUNGEN auf S. 100
[12] Siehe ANMERKUNGEN auf S. 101
[13] Siehe ANMERKUNGEN auf S. 101

über 140 Menschen kommen ums Leben, darunter viele Zivilisten, auch Kinder; andere sind durch schwerste Verletzungen und Brandwunden für immer gezeichnet[14]. Es herrschten »kriegsähnliche Zustände«, erklärt zögernd, doch »mutig«, der neue Verteidigungsminister Karl-Theodor Freiherr von und zu Guttenberg; trotz Vorlage aller relevanten Berichte erklärt er den Einsatz zunächst für militärisch angemessen, um dieses Urteil schließlich unter öffentlichem Druck in »nicht angemessen« umzuwandeln[15]. Seitdem schwelt ein Skandal, die »Aufklärung« beginnt erst ... Wahrscheinlich ging es um die gezielte Tötung des Taliban-Führers Abdul Rahman, und _die_ war schon mal angemessen für 140 Tote ...

Doch wie nun? Ein Großteil der Bevölkerung hat die Täuschungen, die Ausreden, die Zweideutigkeiten leid und plädiert - noch im Februar 2010 - zu 70 Prozent für einen sofortigen Abzug aus Afghanistan[16]. Gleichzeitig aber haben die Medien, regierungskonform wie immer, sich aus allen Rohren auf die neue Lage eingeschossen. Vom »Ende der Unschuld« spricht _Der Spiegel_[17]; »Krieger, denk mal!« titelt _Die Zeit_ und verkündet auf ihrer ersten Seite, dass wir ordnungspolitischen und humanitären Notwendigkeiten zum Kriege oblägen, auf die man nicht mit den fundamentalpazifistischen Reflexen der Nachkriegszeit antworten könne noch dürfe[18].

Als ob »Pazifismus« nichts sei als die Resignation über einen ruinös verlorenen Angriffskrieg und nicht der moralische Abscheu gegenüber jedem Krieg!

---

[14] Siehe ANMERKUNGEN auf S. 101
[15] Siehe ANMERKUNGEN auf S. 101
[16] Siehe ANMERKUNGEN auf S. 101
[17] Siehe ANMERKUNGEN auf S. 101
[18] Siehe ANMERKUNGEN auf S. 101

Als ob sich »Moral« als eine zeitbedingte Stimmungsschwankung abtun ließe, statt als absolute sittliche Forderung und Gesinnung begriffen zu werden! Als ob die »ordnungspolitischen und humanitären Notwendigkeiten« zum Kriege auf ethischen Überzeugungen basierten und sich nicht ganz einfach als neokoloniales Hegemonialstreben des Westens gegenüber dem Rest der Welt zu erkennen gäben[19]! Wenn Gerhard Schröder 2001 erklärte, es gelte, unsere »Werte« zu verteidigen, meinte er ersichtlich nicht die Inhalte der Menschlichkeit, die da für alle gelten, - solche müssten allenfalls von der UNO, nicht der NATO und der US-Army durchgesetzt werden; der deutsche Kanzler meinte schlicht die Sicherung unserer »vitalen« Interessen: Erdöl, Handelsplätze, Absatzmärkte ... Der Krieg ist, was er immer war, nur seine Vorwände wechseln wie umlaufende Winde mit dem Klima und der Zeit ...

Jetzt aber also sind wir in der »Realität« angekommen. Jetzt aber also müssen wir lernen, uns (wieder und endlich) dem »militärischen Kerngeschäft« zu widmen: dem Töten von Menschen. jetzt aber also müssen wir begreifen, dass Frieden ein Zustand ist, der nur durch Krieg und Kriegsbereitschaft herzustellen ist. Alles andere ist, wie man weiß und ab sofort zu wissen hat, ein bloßes Wunschdenken, reiner Populismus, feige Drückebergerei, unverantwortliche Sentimentalität - im deutschen Bundestag ganz sicher: eine »Märchenstunde«. Der Friede braucht aktives Handeln, verrät ein Erzbischof »seinen Soldaten« soeben in der Kaserne von Augustdorf[20] - die Weihnachtsbotschaft der Engel: »Herrlichkeit Gott in den Höhen (ist nur,

---

[19] Siehe ANMERKUNGEN auf S. 101
[20] Siehe ANMERKUNGEN auf S. 102

wenn) Frieden auf Erden den Menschen seiner Huld« (Lk 2,14)[21], eine uneingestandene Utopie, widerlegt durch die »Wirklichkeit«[22].

Tatsächlich brauchen wir die Literaturgattung der Märchen schon deshalb, weil sie Visionen und Diagnosen, Aussichten und Einsichten bezüglich der menschlichen Wirklichkeit in einer Weise enthält, die das Diktat der Mächtigen, was nun für »Realität« zu gelten habe, ins Wanken bringen kann. Märchen treiben keine Politik, sie geben keine Antwort auf die Frage, ob man Krieg führen »muss« oder nicht, sie enthalten nicht einmal moralische Maßstäbe zur Orientierung in derlei Kalamitäten. Doch dafür erzählen sie überraschend oft davon, was aus Menschen wird, mit denen man Krieg macht. Was geht in ihnen vor sich, wenn sie »Soldaten« werden? Und was passiert mit ihnen, wenn sie Soldaten sind? Und als was kehren sie zurück, wenn sie getan haben, was sie unter Befehl zu tun hatten?

Die Stärke der Erzählform der Märchen ist ihre psychologische Hintergründigkeit, ihre souveräne Sicherheit in der Konstruktion symbolischer Handlungsabfolgen, ihre intime Vertrautheit mit der unbewussten Seite des menschlichen Antriebserlebens. Das nachstehende Märchen lässt sich nicht verstehen, ohne Stelle um Stelle sich die Frage vorzulegen, was die betreffenden Akteure wohl empfinden und fühlen werden, wie sie sich selber vorkommen, wie ihnen die Menschen an ihrer Seite erscheinen. So muss man bei der Interpretation verfahren, weil gerade die Märchen es lieben, Soldaten so zu schildern, wie man sie in der Öffentlichkeit nur allzu gern sieht und wohl auch sie sich selber: als heitere Gesellen und unerschrockene Spaßvögel,

---

[21] Siehe ANMERKUNGEN auf S. 102
[22] Siehe ANMERKUNGEN auf S. 102

die darauf aus sind, partout dem Teufel einen Knoten in den Schwanz zu legen. Doch die Märchen kennen auch den »Abgrund«, wie z.B. den Brunnenabstieg im Märchen *Das blaue Licht*. Was könnte schon ein Soldat seinen nächsten Angehörigen erzählen, wenn er aus dem Kriege heimkommt? Oh ja, man wird ihn wohl, wie 1991 nach dem Zweiten Golfkrieg, mit Konfetti überschütten und für ihn zwischen New York und Los Angeles Siegesparaden abhalten, die länger dauern als der ganze Krieg. *We were heroes*, soll er sagen[23], und er soll keine Skrupel mehr empfinden für das, was er getan hat. Es war richtig, es war notwendig, es war »angemessen«, und: er hat nur seine Pflicht erfüllt! Auf solche Leute wie ihn kann und muss man stolz sein. Er hat sein Leben eingesetzt und seine Knochen hingehalten zum Schutz von Frieden, Freiheit, Recht und Ordnung ...Wirklich?

Zur Zeit steht die US-Armee vor dem Dilemma, dass mehr als 300.000 GIs im Irak und in Afghanistan an Posttraumatischem Stress-Disorder (PTSD) erkrankt sind[24], - auch die Bundeswehr wird sich bald schon mit demselben Problem auseinandersetzen müssen. Es ist nicht nur die ständige Angst um das eigene Leben, welche die Soldaten »verrückt« macht, es ist vor allem die Erfahrung, dass sie Dinge tun müssen, die sich gegen alle Normen richten, die im zivilen Leben eine selbstverständliche Geltung beanspruchen. »Aus uns sind gefährliche Tiere geworden«, schrieb ERICH MARIA REMARQUE in der wohl berühmtesten, weil aussagestärksten Darstellung des sogenannten Ersten Weltkriegs: *Im Westen nichts Neues*. »Wir kämpfen nicht, wir verteidigen uns vor der Vernichtung. Wir schleudern die Granaten nicht gegen Menschen, was wissen wir

---

[23] Siehe ANMERKUNGEN auf S. 102
[24] Siehe ANMERKUNGEN auf S. 102

im Augenblick davon, dort hetzt mit Händen und Helmen der Tod hinter uns her, wir können ihm seit drei Tagen zum ersten Mal ins Gesicht sehen, wir können uns seit drei Tagen zum ersten Mal wehren gegen ihn, wir haben eine wahnsinnige Wut, wir liegen nicht mehr ohnmächtig wartend auf dem Schafott, wir können zerstören und töten, um uns zu retten, um uns zu retten und zu rächen. - Wir hocken hinter jeder Ecke, hinter jedem Stacheldrahtgestell und werfen den Kommenden Bündel von Explosionen vor die Füße, ehe wir forthuschen. Das Krachen der Handgranaten schießt kraftvoll in unsere Arme, in unsere Beine, geduckt wie Katzen laufen wir, überschwemmt von dieser Welle, die uns trägt, die uns grausam macht, zu Wegelagerern, zu Mördern, zu Teufeln meinetwegen, dieser Welle, die unsere Kraft vervielfältigt in Angst und Wut und Lebensgier, die uns Rettung sucht und erkämpft. Käme dein Vater mit denen drüben, du würdest nicht zaudern, ihm eine Granate gegen die Brust zu werfen.«[25] Doch kann man davon auch nur ein Sterbenswörtchen der eigenen Mutter, der eigenen Frau, den eigenen Kindern erzählen? REMARQUES Gefreiter Paul Bäumer kann es nicht; er sehnt sich im Heimaturlaub sogar nach seinen Kameraden, vor denen er wenigstens nicht wie zu Hause ständig lügen muss.

In dieser Lage können Märchen helfen, das Soldatsein ehrlicher zu sehen und den notorischen Galgenhumor als das zu erkennen, was er ist: als einen makabren Scherz über den latenten oder sogar manifesten Nihilismus, der mit »Krieg« einhergeht. Generation um Generation lässt sich in den Krieg schicken, zieht treu und ergeben in den Krieg und gibt sich stets zu spät erschüttert und entsetzt über das, was sie dann an der »Front« und im »Gefechtsfeld« erleben muss. »So hab' ich mir das nicht vorgestellt«, lautet immer von neuem der Kommentar.

---

[25] Siehe ANMERKUNGEN auf S. 103

Doch die Wahrheit ist: man *konnte* und man *hätte müssen,* doch man *durfte* sich nicht vorstellen, was Krieg bedeutet, sonst wäre man niemals bereit gewesen, bei dem organisierten Abschlachten von Menschen mitzumachen.

Zumindest können Märchen, die so alt sind wie die Geschichten der Gebrüder Grimm, dazu verhelfen, nachdenklich zu werden und bei Zeiten, noch bevor »es losgeht«, sich FRANCISCO GOYAS Bild *Koloss* richtig anzusehen[26]: als ein monströses Ungeheuer, das, einmal »auferstanden«, die ganze Welt bis hin zum Horizont in ein Heerlager von Flüchtlingen verwandelt, den Himmel verdüsternd, die Menschen zu einem insektengleichen Gewimmel erniedrigend, sich selber setzend als die eine und die einzige Gewalt, deren Macht allein in dem liegt, was sie als Krieg verkörpert: Schock und Schrecken (amerikanisch: *shock and awe,* so hießen 2003 die ersten Militärschläge gegen den Irak[27]). Man braucht nur dieses Wort: Krieg, auszusprechen, und man fällt um Jahrtausende Kulturentwicklung zurück in die Handlungsgewohnheiten der Steinzeit; nicht Menschlichkeit - der Überlebenskampf der eigenen Horde, der Interessenegoismus der sozialen, religiösen oder wirtschaftlichen Bezugsgruppe gibt jetzt die Norm des Handelns vor, und man verpflichtet sich zu der Verblendung, dass der »Iwan«, dass der »Franzmann«, dass der »Talib(an)«, dass der »Typ da drüben« »auszuschalten« ist, - er ist kein Mensch mehr; er ist ein Unmensch, den man töten muss, um die richtigen Menschen zu retten. Doch niemals ist das Töten von Menschen das Retten von Menschen.

Es gibt aus der Blutmühle ewiger Kriege kein Entrinnen, es sei denn: den Stillstand. Irgendwann muss Schluss sein. Nein, nicht erst irgendwann. Jetzt. Unbedingt jetzt. Jetzt oder nie!

---

[26] Siehe ANMERKUNGEN auf S. 103
[27] Siehe ANMERKUNGEN auf S. 103

So kann, so muss man Märchen lesen, - in jedem Falle das folgende, das dieser Band enthält. Sie malen in der einfachen, doch höchst komplexen Sprache, in der das »Volk« erzählt, wie schwer Menschen sich tun, als Soldaten »heimzukehren«. Der russische Maler ILJA JEFIMOWITSCH REPIN hat sich dieses Themas in seinem Bild *Rückkehr in die Heimat* (1878) angenommen[28] (im Internet u.a. auch anzusehen unter: www.kunstkopie.de /a/ repin/rueckkehr-in-die-heimat-e.html).

Vor einem grauen Himmel, am Ufer eines Flusses, inmitten eines Niemandslandes, bedeckt mit Schnee und Schlamm, bevölkert nur von Raben, steht da, klobig in seinen breiten Stiefeln, gestützt auf einen Stock, umhüllt vom braunen Militärmantel, den leeren Rucksack umgebunden, ein noch ganz junger Mann, kaum zwanzig Jahre alt; er steht da wie zum Portraitmalen angetreten, jedoch sein Blick geht richtungslos ins Irgend- und ins Nirgendwo, nicht einmal suchend - dieser Mann weiß nicht, wohin. Er kehrt zurück in seine Heimat, nur um zu finden, dass es keine Heimat gibt. Die Landschaft wird sich kaum geändert haben, doch in ihm selbst hat scheinbar alles sich verändert. So sehen keine Helden aus, wohl aber heimatlos Gewordene, Enttäuschte, Ausgehöhlte - Vertreter einer Jugend, über die der Winter fiel, eh' dass sie hätte blühen können.

Märchen sind keine Sagen, und so ist es unmöglich, in ihnen den »Archetyp« des »Kriegers« portraitiert zu finden, wie er in Heldendichtungen verbreitet werden mag. »Wie erkennt der Krieger, wie viel Aggressivität einer Situation angemessen ist?« fragen ROBERT MOORE und DOUGLAS GILLETTE, und sie geben zur Antwort: »Durch klares Denken, durch Unterscheidungsfähigkeit. Der Krieger ist stets auf der Hut, stets wach.

---

[28] Siehe ANMERKUNGEN auf S. 103

Niemals verschläft er das Leben. Er weiß, wie er Körper und
Geist auf ein Ziel richtet. Er ist, was der Samurai >achtsam<
nennt ... Ein Krieger weiß, was er will und wie er es bekommt.
Die Klarheit des Denkens macht ihn zum Strategen und Takti-
ker. Er kann die herrschenden Bedingungen richtig bewerten
und sich dann der »Situation auf dem Boden, wie wir sagen,
anpassen.«[29]

Ja, die Autoren empfehlen allen Ernstes den amerikanischen
General George Patton als Vorbild: »in vollem Kampfanzug und
mit perlmuttbesetzten Revolvern an den Hüften ... Patton er-
mahnt seine Soldaten, dass er von Stellunghalten im Kampf
nichts hören wolle. Er sagt: <Schickt mir keine Meldungen, dass
ihr eure Stellung haltet ... Wir rücken ununterbrochen vor ...
Halten wollen wir gar nichts - außer den Feind! Wir werden ihn
an der Nase festhalten und in den Hintern treten! Wir werden
ihn windelweich prügeln und durch ihn durchmarschieren wie
Scheiße durch eine Gans!> »Angemessene Aggressivität zur
rechten Zeit - unter Umständen, die strategisch günstig sind für
das gesteckte Ziel - ist schon der halbe Sieg.«[30]

Eine solche Darstellung entspricht zweifellos der buchstäblich
sagenhaften Verehrung, die General Patton als Kriegsheld und
Haudegen in den patriotisch-konservativen Kreisen der USA bis
heute genießt. Doch einen »Archetyp« des Menschseins verkörpert dieser Dauercowboy mit seinen zwei unerlässlichen Revolvern an den Hüften keinesfalls: - der Mann brauchte den Krieg
zur Selbstbestätigung wie ein Süchtiger den Whisky, und er ver-
fiel sofort in schwere Depressionen, die bis zum Selbstmord
reichten, als der Krieg zu Ende war. Töten, um sich nicht selbst
zu töten - wie viel »angemessene Aggressivität« steckt in der

---

[29] Siehe ANMERKUNGEN auf S. 103
[30] Siehe ANMERKUNGEN auf S. 103

Seele eines solchen Menschen? Schon dass er den »Feind« -
Tausende von »Krauts« - als eine Einheit zeichnete, die es wie
eine Bestie zu bändigen gelte, verrät eine erschreckende Entpersönlichung der Wahrnehmung.

Die »Gegner« sind da keine Individuen mehr, ja, sie sind auch
keine Lebewesen mehr, sie sind nichts als die Brust, der Bauch,
das Bein jenes dämonischen »Kolosses«. Vor allem die Inszenierung des selbstentscheidenden, höchst individuierten »Samurai« hat sich gerade in Japan selbst als eine ungeheure Lüge de-
savouiert: die kaiserliche Truppe, die im Jahre 1938 die chinesi-
sche Stadt Nanking einnahm und in wenigen Tagen 200.000
Menschen ermordete[31], bestand sie noch aus Menschen mit einem eigenen Gewissen? »Ich hätte nicht geglaubt, dass sechs
Wochen Ausbildung ausreichen würden, um mich dahin zu
bringen«, sagte im deutschen Fernsehen ein alter Mann zu seinen Erinnerungen an diese Zeit. »In Tokio verkündeten sie einen
Sieg so hoch wie der Himmel. Aber da war eine Frau mit einem
Kind auf dem Arm; ich habe sie mit dem Bajonett durchstochen,
wie ich es gelernt hatte, als spalte man eine Melone. Wir töteten
und töteten. Es gab kein Gut und Böse mehr.«

An dieser Stelle irrte FRIEDRICH NIETZSCHE groß. Er hielt
es für seine Pflicht, 1870 in den Krieg gegen Frankreich zu ziehen[32], den Bismarck vom Zaun gebrochen hatte, um die Deutschen in Blut und Eisen zusammenzuschweißen. Der Philosoph
lag nervlich zerrüttet im Lazarett, und doch schrieb er: »Meine
Brüder im Kriege! Ich liebe euch von Grund aus, ich bin und
war euresgleichen.« »Euren Feind sollt ihr suchen, euren Krieg
sollt ihr führen und für eure Gedanken! ... Ihr sollt den Frieden

---

[31] Siehe ANMERKUNGEN auf S. 103
[32] Siehe ANMERKUNGEN auf S. 103

lieben als Mittel zu neuen Kriegen. Und den kurzen Frieden mehr als den langen ... Ihr sagt, die gute Sache sei es, die sogar den Krieg heilige? Ich sage euch: der gute Krieg ist es, der jede Sache heiligt.«[33]

Sätze wie diese begleiteten die kriegsbegeisterten Landser 1914 nach Tannenberg und an die Marne, bis ihnen die Augen in den »Stahlgewittern«[34] aufgingen, - wieder zu spät.

Mit *Märchen* lässt sich Heldenkult nicht treiben. Sie taugen schon als Gattung auch nicht zur Remythisierung des Kriegers oder des Jägers, mithin des »Soldaten.« »Unser Tod wartet, und gerade die Handlung, die wir jetzt tun, mag unsere letzte Schlacht auf Erden sein«, erklärte feierlich CARLOS CASTA-NEDA durch den Mund seines Indianer-Schamanen Don Juan. »Ich nenne es eine Schlacht, weil es ein Kampf ist. Die meisten Menschen schreiten ohne inneren Kampf und ohne Nachdenken von Handlung zu Handlung. Ein Jäger dagegen beurteilt jede seiner Handlungen; und da er seinen Tod genau kennt, handelt er wohlüberlegt, als wäre jede Handlung seine letzte Schlacht ... Ein Jäger zollt seiner letzten Schlacht die Achtung, die er ihr schuldet. Es ist nur natürlich, dass er mit seiner letzten Handlung auf Erden sein Bestes geben will. Auf diese Weise ist sie vergnüglich. Sie nimmt seiner Angst die Schärfe.«[35]

In einer Welt, in der der Tod ein Jäger ist, muss demnach jeder Mensch sich selbst als »Jäger« oder »Samurai« begreifen; er darf nicht »ohne Nachdenken« handeln. Da ist was dran. Jede

---

[33] Siehe ANMERKUNGEN auf S. 103
[34] Siehe ANMERKUNGEN auf S. 103
[35] Siehe ANMERKUNGEN auf S. 103

Handlung kann unsere letzte sein, und es gilt, so zu handeln, dass wir dieser Wirklichkeit standhalten. Doch diese quasi religiöse Forderung hat nichts gemein mit der Realität eines Soldaten. Wenn diesem etwas *nicht* zueignet, so ist es die Entfaltung einer individuellen Persönlichkeit mit eigener Existenz, mit eigener Angst, mit eigener Verantwortung. Im Gegenteil, wie man das »Nachdenken« beseitigt, stellt die Hauptschwierigkeit beim Training von Soldaten dar, - wie wir noch sehen werden.

Diese Feststellung trifft keinesfalls erst auf den Schock der Materialschlachten des Ersten Weltkriegs oder des Massenschlachtens im Zweiten Weltkrieg zu; sie trifft im Grunde noch weit mehr auf denjenigen Soldatentyp zu, der in den Grimm'schen Märchen standesgemäß auftaucht: Den Söldner in den Händen irgendwelcher anonymen Feudalherren. Knapp fünfzehn Jahre nach der Französischen Revolution kennt man in deutschen Landen seinerzeit noch keine »Bürgerarmee«, wie sie die neu gewonnene »Demokratie« heraufführen wird; man hält sich Leute, die für Geld das Kriegshandwerk erlernen und auf Kommando alles tun, was ihnen aufgetragen wird, und naturgemäß denken sie dabei so wenig nach wie die entmenschte Soldateska im Dreißigjährigen Krieg, die GRIMMELSHAUSEN in der Schlacht bei Wittstock[36] beschreibt, oder wie die Truppen Tillys bei dem Gemetzel und der Plünderung von Magdeburg[37]. So handeln Söldner, die wie selbstverständlich damit einverstanden sind, sich wechselseitig totzuschlagen, wenn nur am Schluss die Kasse stimmt.

Man könnte denken, das sei jetzt schon fast 400 Jahre her und habe höchstens noch historische Bedeutung; doch weit gefehlt: mehr als ein Drittel der Truppen, die im Irak derzeit unter US-

---

[36] Siehe ANMERKUNGEN auf S. 103
[37] Siehe ANMERKUNGEN auf S. 104

amerikanischem Befehl Dienst tun, etwa 30.000 Mann, sind Mitglieder von Privatarmeen, angeworben, ausgebildet, ausgerüstet von solch national-stolzen Idealisten wie dem zum Katholizismus konvertierten Erik Prince mit seiner Militärfirma Blackwater[38]. Krieg als Geschäft, das war schon immer so; doch dass es allen hehren Versicherungen zuwider vor aller Augen noch - und schon wieder - in unseren Tagen derartig krass hervortreten würde, war bis vor 20 Jahren vielleicht in Ländern der sogenannten Dritten Welt, doch nicht bei »uns«, der Ersten Welt, der freien Welt, zu gewärtigen. Den drei Soldaten-Märchen der Gebrüder Grimm in diesem Band, die ausnahmslos den Söldner als Soldaten kennen, verleiht gerade dieser Umstand indessen noch zusätzlich eine traurige Aktualität.

Da hat jemand für Geld im Auftrag seines Königs sich am Krieg beteiligt; der Krieg ist aus, und er steht auf der Straße - so die Einleitung der Erzählung *Das blaue Licht.* Doch was er nicht erwartet und was doch auf ihn wartet, sind jetzt ganz rätselhafte Auseinandersetzungen mit einer »alten Frau« und mit dem »König« selbst, - mit seiner eigenen Mutter und mit seinem Vater, um es vorweg zu sagen: Warum nur ist man denn Soldat geworden? Und wie sieht man sich selber Frauen gegenüber? Was alles muss geschehen, ehe Geist und Intellekt sich mit den Regungen von Wertschätzung und Wärme für sich selbst und andere verpaaren können? Von derlei Dingen erzählt das Märchen.

Dieses Märchen möchte dazu beitragen, sich als Menschen wiederzuentdecken, indem man erkennt, was das Soldat-sein-müssen aus einem selbst gemacht hat. Denn nur nach einer solchen Einkehr in sich selbst ist so etwas wie Heimkehr möglich. Der Weg dahin hängt freilich ganz entscheidend von der Art und

---

[38] Siehe ANMERKUNGEN auf S. 104

Weise ab, wie die jeweilige Kultur *die Rollen von Mann und Frau* im Verhältnis zueinander definiert: als was wird eine Frau ihren heimkehrenden Mann erwarten, - wie möchte sie ihn sehen und was möchte sie selber für ihn sein, wenn sie ihn wiedersieht?

Weit verbreitet ist das Schema einer Aufgabenteilung, bei dem die Frau im Wesentlichen als Mutter gesehen wird, der die Versorgung der Kinder zukommt, während dem Mann als Jäger und Krieger die Besorgung von Nahrung und ein wirksamer Schutz der »Reviergrenzen«[39] obliegt. Zum Stereotyp des »guten« Soldaten gehört es unter solchen Rollenzuschreibungen, dass er das Bild seiner Frau und Kinder bei sich trägt und mit deren Anblick sich tröstet in Augenblicken schlimmster Gefahr. In der Tat: Für Frau und Kind in den Krieg zu ziehen gehört gewiss zu den ältesten und stärksten Motiven eines Soldaten.

Manche Kulturen wie die der mittelamerikanischen Azteken gingen sogar so weit, den Tod eines Kriegers im Kampf und den Tod einer Mutter im Kindbett einander gleichzustellen und deren Seelen in den Sternen des Ost- und des Westhimmels repräsentiert zu finden[40]. Doch ist die Rolle des Kriegers mitnichten nur eine männliche. Von Walküren erzählt die germanische Sage - Kriegerinnen, die zur Liebe nur fähig waren gegenüber einem Mann, der im Kampf sie zu bezwingen vermochte, wie Siegfried, als er die Waberlohe durchschritt und Brunhild im Kräftemessen besiegte[41]; die griechische Mythe erzählt von Amazonen, die, um beim Bogenschießen erfolgreich zu sein, die Hälfte ihrer Weiblichkeit opferten; die Briten ehren noch heute

---

[39] Siehe ANMERKUNGEN auf S. 104
[40] Siehe ANMERKUNGEN auf S. 104
[41] Siehe ANMERKUNGEN auf S. 104

Boudicca, die sich in den Tagen Neros gegen Suetonius Paulinus erhob und getötet wurde [42]. So phantastisch derlei Geschichten auch anmuten, sie sind auf verzweifelte Weise modern, - man denke nur an Dolores Ibarruri, genannt La Pasionaria, die kämpferische Ikone desspanischen Bürgerkrieges auf Seiten der Republikaner[43], und an ihren begeisternden Aufruf aus dem Jahre 1934 »no pasaran« - sie werden nicht durchkommen - an die 200.000 Arbeiter in Madrid; gar nicht zu sprechen von all den unbekannten Frauen des »großen vaterländischen Krieges«, die ab 1941 in den Weiten Russlands als Partisanen den Nachschub der Großdeutschen Wehrmacht zu stören versuchten und dafür jederzeit mit erbarmungslosen Bestrafungen rechnen mussten. Nicht zuletzt dürfte die weibliche Emanzipationsbewegung im 20. Jahrhundert. wohl erst richtig Fahrt aufgenommen haben durch all die Jahre der Kriege, als die Frauen an der »Heimatfront« die Männer an der Kriegsfront in jeder Weise zu ersetzen hatten. In dem TV-Film *Die Frau des Heimkehrers*[44] lässt Christine Neubauer den Zuschauer in ergreifender Weise die Schwierigkeiten, Missverständnisse und möglichen Tragödien nachempfinden, die ein spätes Wiedersehen nach Jahren der Trennung zu überschatten drohen.

Was kann ein Mann den eigenen Angehörigen erzählen, wenn er vom Krieg nach Hause kommt? Hoffentlich auch etwas, das dem gleichsieht, was eine Frau nicht ohne Stolz als eine Kriegserinnerung ihres Vaters zu berichten wusste: Zu einem Spähtrupp eingeteilt, war er auf allen vieren, dicht an den Boden gedrückt, unter feindlichem Beschuss beständig Deckung suchend,

---

[42] Siehe ANMERKUNGEN auf S. 104
[43] Siehe ANMERKUNGEN auf S. 104
[44] Siehe ANMERKUNGEN auf S. 104

auf eine Anhöhe zugerobbt, von deren Kamm aus er das Gelände besser einsehen zu können glaubte; oben angelangt, hob er eben den Kopf, als er in das Gesicht eines russischen Soldaten schaute, der von der anderen Seite her sich demselben Punkt genähert hatte. Sofort hätten beide versuchen müssen, einander zu töten, und es wäre nur die Frage gewesen, wer dem anderen dabei zuvorgekommen wäre. »Ich habe voller Schrecken ihn irgendwie recht hilflos angelächelt«, erzählte dieser Mann, »und auch der Russe hat mich angelächelt, und wir sind beide wieder von der Anhöhe zurückgekrochen.« Auf ein solches Verhalten, wohlgemerkt, auf »Feigheit vor dem Feind«, stand die Strafe standrechtlicher Erschießung. Da hatte ein deutscher Soldat in das Weiße des Auges seines Gegners geblickt - und ein Auge zugedrückt, statt den Revolver abgedrückt. Tatsächlich, nichts Geringeres war da geschehen, als dass jemand seine Pflicht als Soldat vergaß, um sich daran zu erinnern, wer er als Mensch im Gegenüber eines anderen Menschen war. - Um solcher »Erinnerungen« und Evidenzen willen lohnt es sich, die nachstehenden drei Märchen durchzugehen, schon um auf die Heldenfassade des Soldat-seins in der öffentlich verbreiteten Außenansicht nicht mehr hereinzufallen und um den Punkt zu finden, an dem die Unvereinbarkeit des Kriegs mit den elementaren Forderungen und Voraussetzungen eines kulturellen Zusammenlebens nicht mehr zu übersehen ist.

Beginnen wir mit der Geschichte *Das blaue Licht.*

DAS BLAUE LICHT

Es war einmal ein Soldat, der hatte dem König lange Jahre treu gedient; als aber der Krieg zu Ende war und der Soldat, der vielen Wunden wegen, die er empfangen hatte, nicht weiter dienen konnte,
sprach der König zu ihm: »Du kannst heimgehen, ich brauche dich
nicht mehr; Geld bekommst du weiter nicht, denn Lohn erhält nur
der, welcher mir Dienste dafür leistet.«

Da wusste der Soldat nicht, womit er ein Leben fristen sollte, ging
voll Sorgen fort und ging den ganzen Tag, bis er abends in einen Wald
kam. Als die Finsternis einbrach, sah er ein Licht, dem näherte er sich
und kam zu einem Haus, darin wohnte eine Hexe.

»Gib mir doch ein Nachtlager und ein wenig Essen und Trinken«,
sprach er zu ihr, »ich verschmachte sonst.« »Oho!« antwortete sie,
»wer gibt einem verlaufenen Soldaten etwas? Doch will ich barmherzig sein und dich aufnehmen, wenn du tust, was ich verlange.« »Was
verlangst du?« fragte der Soldat. »Dass du mir morgen meinen Garten umgräbst.« Der Soldat willigte ein und arbeitete den folgenden
Tag aus allen Kräften, konnte aber vor Abend nicht fertig werden.
»Ich sehe wohl«, sprach die Hexe, »dass du heute nicht weiter
kannst; ich will dich noch eine Nacht behalten, dafür sollst du mir
morgen ein Fuder Holz spalten und klein machen.« Der Soldat
brauchte dazu den ganzen Tag, und abends machte ihm die Hexe den
Vorschlag, noch eine Nacht zu bleiben. »Du sollst mir morgen nur
eine geringe Arbeit tun, hinter meinem Hause ist ein alter, wasserlee-
rer Brunnen, in den ist mir mein Licht gefallen, es brennt blau und
verlischt nicht, das sollst du mir wieder heraufholen.«

Den andern Tag führte ihn die Alte zu dem Brunnen und ließ ihn in
einem Korb hinab. Er fand das blaue Licht und machte ein Zeichen,
dass sie ihn wieder hinaufziehen sollte. Sie zog ihn auch in die Höhe,
als er aber dem Rand nahe war, reichte sie die Hand hinab und wollte
ihm das blaue Licht abnehmen.

»Nein«, sagte er und merkte ihre bösen Gedanken, »das Licht gebe ich dir nicht eher, als bis ich mit beiden Füßen auf dem Erdboden stehe.« Da geriet die Hexe in Wut, ließ ihn wieder hinab in den Brunnen fallen und ging fort.

Der arme Soldat fiel, ohne Schaden zu nehmen, auf den feuchten Boden, und das blaue Licht brannte fort, aber was konnte ihm das helfen? Er sah wohl, dass er dem Tod nicht entgehen würde. Er saß eine Weile ganz traurig, da griff er zufällig in seine Tasche und fand seine Tabakspfeife, die noch halb gestopft war. »Das soll dein letztes Vergnügen sein«, dachte er, zog sie heraus, zündete sie an dem blauen Licht an und fing an zu rauchen. Als der Dampf in der Höhle umhergezogen war, stand auf einmal ein kleines schwarzes Männchen vor ihm und fragte: »Herr, was befiehlst du?« »Was habe ich dir zu befehlen?« erwiderte der Soldat ganz verwundert. »Ich muss alles tun«, sagte das Männchen, »was du verlangst.« »Gut«, sprach der Soldat, »so hilf mir zuerst aus dem Brunnen.« Das Männchen nahm ihn bei der Hand und führte ihn durch einen unterirdischen Gang, vergaß aber nicht, das blaue Licht mitzunehmen. Es zeigte ihm unterwegs die Schätze, welche die Hexe zusammengebracht und da versteckt hatte, und der Soldat nahm so viel Gold, als er tragen konnte. Als er oben war, sprach er zu dem Männchen: »Nun geh hin, bind die alte Hexe und führe sie vor das Gericht.« Nicht lange, so kam sie auf einem wilden Kater mit furchtbarem Geschrei schnell wie der Wind vorbeigeritten, und es dauerte abermals nicht lang, so war das Männchen zurück. »Es ist alles ausgerichtet«, sprach es, »und die Hexe hängt schon am Galgen.« »Herr, was befiehlst du weiter?« fragte der Kleine. »In dem Augenblick nichts«, antwortete der Soldat, »du kannst nach Haus gehen; sei nur gleich bei der Hand, wenn ich dich rufe.« »Es ist nichts nötig«, sprach das Männchen, »als dass du deine Pfeife an dem blauen Licht anzündest, dann stehe ich gleich vor dir.« Darauf verschwand es vor seinen Augen.

Der Soldat kehrte in die Stadt zurück, aus der er gekommen war. Er ging in den besten Gasthof und ließ sich schöne Kleider machen, dann befahl er dem Wirt, ihm ein Zimmer so prächtig als möglich einzurichten. Als es fertig war und der Soldat es bezogen hatte, rief er das schwarze Männchen und sprach: »Ich habe dem König treu gedient, er aber hat mich fortgeschickt und mich hungern lassen, dafür will ich jetzt Rache nehmen.« »Was soll ich tun?«, fragte der Kleine. »Spät abends, wenn die Königstochter im Bett liegt, so bring sie schlafend hierher, sie soll Mägdedienste bei mir tun. Das Männchen sprach: »Für mich ist das ein leichtes, für dich aber ein gefährliches Ding, wenn das herauskommt, wird es dir schlimm ergehen.« Als es zwölf geschlagen hatte, sprang die Türe auf, und das Männchen trug die Königstochter herein. »Aha, bist du da?« rief der Soldat. »Frisch an die Arbeit! Geh, hol den Besen und kehr die Stube.« Als sie fertig war, hieß er sie zu seinem Sessel kommen, streckte ihr die Füße entgegen und sprach: »Zieh mir die Stiefel aus«, warf sie ihr dann ins Gesicht, und sie musste sie aufheben, reinigen und glänzend machen. Sie tat aber alles, was er ihr befahl, ohne Widerstreben, stumm und mit halbgeschlossenen Augen. Bei dem ersten Hahnenschrei trug sie das Männchen wieder in das königliche Schloss und in ihr Bett zurück.

Am andern Morgen, als die Königstochter aufgestanden war, ging sie zu ihrem Vater und erzählte ihm, sie hätte einen wunderlichen Traum gehabt. »Ich ward durch die Straßen mit Blitzesschnelle fortgetragen und in das Zimmer eines Soldaten gebracht, dem musste ich als Magd dienen und aufwarten und alle gemeine Arbeit tun, die Stube kehren und die Stiefel putzen. Es war nur ein Traum, und doch bin ich so müde, als wenn ich wirklich alles getan hätte.« »Der Traum könnte wahr gewesen sein«, sprach der König, »ich will dir einen Rat geben, stecke deine Tasche voll Erbsen und mache ein klein Loch in die Tasche, wirst du wieder abgeholt, so fallen sie heraus und lassen die Spur auf der Straße.« Als der König so sprach, stand das Männchen unsichtbar dabei und hörte alles mit an. Nachts, als es die schlafende Königstochter wieder durch die Straßen trug, fielen zwar einzelne Erbsen aus der Tasche, aber sie konnten keine Spur machen,

denn das listige Männchen hatte vorher in allen Straßen Erbsen ver-
streut. Die Königstochter aber musste wieder bis zum Hahnenschrei
Mägdedienste tun.

Der König schickte am folgenden Morgen seine Leute aus, welche
die Spur suchen sollten, aber es war vergeblich, denn in allen Straßen
saßen die armen Kinder und lasen Erbsen auf und sagten: »Es hat
heut Nacht Erbsen geregnet.« »Wir müssen etwas anderes aussin-
nen«, sprach der König, »behalt deine Schuh an, wenn du dich zu Bett
legst, und ehe du von dort zurückkehrst, verstecke einen davon; ich
will ihn schon finden.« Das schwarze Männchen vernahm den Anschlag, und als der Soldat abends verlangte, er (sc. es, d.V.) sollte die
Königstochter wieder herbeitragen, riet es ihm ab und sagte, gegen
diese List wüsste es kein Mittel, und wenn der Schuh bei ihm gefunden würde, so könnte es ihm schlimm ergehen. »Tue, was ich dir
sage«, erwiderte der Soldat, und die Königstochter musste auch in
der dritten Nacht wie eine Magd arbeiten; sie versteckte aber, ehe
sie zurückgetragen wurde, einen Schuh unter das Bett.

Am andern Morgen ließ der König in der ganzen Stadt den Schuh
seiner Tochter suchen; er ward bei dem Soldaten gefunden, und der
Soldat selbst, der sich auf Bitten des Kleinen zum Tor hinausgemacht
hatte, ward bald eingeholt und ins Gefängnis geworfen. Er hatte sein
Bestes bei der Flucht vergessen, das blaue Licht und das Gold, und
hatte nur noch einen Dukaten in der Tasche. Als er nun, mit Ketten
belastet, an dem Fenster seines Gefängnisses stand, sah er einen
seiner Kameraden vorbeigehen. Er klopfte an die Scheibe, und als er
herbeikam, sagte er: »Sei so gut und hol mir das kleine Bündelchen,
das ich in dem Gasthaus habe liegen lassen, ich gebe dir dafür einen
Dukaten.« Der Kamerad lief hin und brachte ihm das Verlangte. Sobald der Soldat wieder allein war, steckte er seine Pfeife an und ließ
das schwarze Männchen kommen. »Sei ohne Furcht«, sprach es zu
seinem Herrn, »geh hin, wo sie dich hinführen, und lass alles geschehen, nimm nur das blaue Licht mit.«

Am anderen Tag ward Gericht über den Soldaten gehalten, und ob-
gleich er nichts Böses getan hatte, verurteilte ihn der Richter doch
zum Tode. Als er nun hinausgeführt wurde, bat er den König um eine
letzte Gnade. »Was für eine?« fragte der König. »Dass ich auf dem
Weg noch eine Pfeife rauchen darf.« »Du kannst drei rauchen«, antwortete der König, »aber glaube nicht, dass ich dir das Leben schen-
ke.« Da zog der Soldat seine Pfeife heraus und zündete sie an dem
blauen Licht an, und wie ein paar Ringel von Rauch aufgestiegen waren, so stand schon das Männchen da, hatte einen kleinen Knüppel in
der Hand und sprach: »Was befiehlt mein Herr?« »Schlag mir da die
falschen Richter und ihre Häscher zu Boden, und verschone auch den
König nicht, der mich so schlecht behandelt hat.« Da fuhr das Männchen wie der Blitz, zickzack, hin und her, und wen es mit seinem
Knüppel nur anrührte, der fiel schon zu Boden und getraute sich nicht
mehr zu regen. Dem König ward angst, er legte sich auf das Bitten,
und um nur das Leben zu behalten, gab er dem Soldat das Reich und
seine Tochter zur Frau.

Wer diese nicht gerade volkstümlich bekannte Geschichte vom
Blauen Licht zum ersten Mal liest, wird davon denken, was er
denken soll: dass hier jemand als rechter Kerl sein Glück gemacht hat. Ihm musste nur zur rechten Zeit ein »Licht« aufge-
hen: Das »zivile« Leben zu Hause vollzieht sich offenbar nicht
anders als das unzivilisierte Leben im Krieg. Wird da nach Her-
zenslust betrogen und gelogen, erschlagen und gehenkt und gilt
als »richtig« einzig, was Erfolg im Kampf ums Überleben hat,
so muss man ganz genauso vorgehen, wenn man privat zu etwas
kommen will. Die Mächtigen, wie jeder weiß, sind an die Macht
gelangt, weil sie trickreich und skrupellos genug sind, sich der
geeigneten Methoden im Konkurrenzvergleich um Einfluss,
Geld und Geltung zu bedienen; da kann der kleine Mann nur in
die Lehre gehen, wenn aus ihm etwas werden soll. Und unser

Ex-Soldat geht in die Lehre - ganz nach dem Vorbild seines »Königs«, ganz nach den Vorgaben der »Hexe«, und siehe da: er schafft es. Am Ende ist er selber »König« und im Besitz der »Königstochter«. Eine Erfolgsgeschichte also, märchenhaft! - Doch Achtung! Märchen spielen nie nur an der Oberfläche. Im Untergrund begibt sich ein ganz anderes, und das versteht sofort, wer hinter all den launigen Aktionen danach fragt, was in diesem Soldaten vor sich geht, wenn er so vorgeht, wie es hier geschildert wird. - Die ersten Zeilen schon enthalten in gewisser Weise die Erklärung alles Weiteren.

1. Entlassung oder: Vom Dank des Vaterlandes

»Es war einmal ein Soldat, der hatte dem König lange Jahre treu (im Krieg) gedient. « Mit zwei kleinen Adjektiven gelingt es den Gebrüdern Grimm, den Einsturz einer ganzen Lebenseinstellung zu intonieren. Schon das Wort »treu« sagt alles. Da also »war einmal« ein Mann gewesen, der für »seinen« »König« durch dick und dünn zu gehen hatte, der niemals Zweifel hegte an dem, was ihm befohlen wurde, der sich, gleich unter welchen Umständen, auch nicht entfernt erdreistet hätte, einen Auftrag nicht prompt auszuführen. Es könnte taktisch oder gar strategisch eine Katastrophe werden? - Ach was, der König hat's befohlen! Es könnte Unrecht oder sogar ein Verbrechen sein? - Nicht doch, der König selber ist das Recht, er garantiert auch die Gerechtigkeit des Krieges, den er führt, einschließlich aller Mittel, die nun einmal nötig sind, um ihn zum Sieg zu führen. »Treu« - das heißt hier: loyal, bedingungslos ergeben, kritiklos einverstanden. »Treu« als Soldat - das heißt: es wird nicht diskutiert, es wird pariert. - »Befehl ist Befehl«. »That's an order!«

»Der König hat's gesagt.« Gegenüber einer Person, oder richtiger: gegenüber einem Amtsträger, der als »König« Gottes Güte, Macht und Weisheit selbst repräsentiert, wär' es Vermessenheit und Majestätsbeleidigung und Rebellion, anders denken, anders urteilen, anders handeln zu wollen, als die Oberste Befehlsgewalt es will.

Und selbst wenn es keine »Könige« gäbe, - zum Soldaten gehört der »unbedingte Gehorsam«, wie ihn ab 1935 die Rekruten der Großdeutschen Wehrmacht auf ihren »Führer« zu schwören hatten. »Unsere Ehre ist Treue«, lautete der Wahlspruch der SS, und fast wortgleich versteht sich heute die Fremdenlegion der Grande Nation Frankreich; »semper fidelis« - immer treu, lautet das Motto der US-Marines. Nicht *was* man tut, ist da zu werten als ehrenvoll oder als schändlich, nur dass es getan wird in letzter Bindung an die Hierarchie der Vorgesetzten, entscheidet über richtig oder falsch. Wer Menschen töten soll, verlangt nach einer solchen Dienstauffassung; das Ungeheuerliche seines Tuns erfordert eine absolute Rechtfertigung. Was bloße Not gebietet, mag von Augenblick zu Augenblick sich wandeln, was das moralische Empfinden sagt, mag als allzu persönlich und allzu beliebig angesehen werden; was aber die Korporativperson des Volkes sagt (oder ihre »demokratische« Mehrheit im Parlament!), das muss der Einzelne ansehen als rechtsgültig, richtig und verbindlich. Davon darf er auf keinen Fall sich distanzieren.

Ein solcher Dienst der Treue des Soldaten gegenüber seinem »König« bedingt oder bewirkt die Preisgabe der eigenen Person. Nicht wer man ist als Mensch, steht jetzt zur Debatte, - die »Moral« der Truppe ist der Kampfeswille und die Disziplin eines jeden im Verband. Das Individuelle löst sich auf im Gleichschritt aller, es macht sich unsichtbar in Uniform, es delegiert sich an den Korpsgeist; was einmal Ich war, wird identisch mit

dem Souverän, als dessen Fuß und Arm und Schwert die Soldateska in Aktion tritt[1]. Und wenn die Brüder Grimm mit einem
zweiten Adjektiv betonen, dass diese Einstellung einer Soldaten-
treue »lange« gewährt habe, so offensichtlich um zu sagen, wie
sehr sie zur Gewohnheit und zur Selbstverständlichkeit geron-
nen ist. Soldatische Treue, lange geübt, im Kriege bewährt - das
funktioniert wie ein bedingter Reflex bei PAWLOWschen Hunden: wo bei diesen der Klang einer Glocke den Speichelfluss für
die Verdauung einleitet, führt bei jenen jetzt der Anblick einer
Fahne, der Klang der Nationalhymne, das »Augen geradeaus!«
des Unteroffiziers zu einem enervierenden Adrenalinstoß. Man
ist wer, denn man ist selber nicht mehr.

Die Tragik einer solchen »Treue« beginnt nicht erst mit der
offensichtlichen Treulosigkeit des »Königs«; die Widersprüchlichkeit liegt in der Haltung selbst: Man weiß zwar irgendwo,
dass man in Uniform sich selbst in etwas Zählbares, Instrumen-
telles, notfalls Überzähliges verwandelt, doch hofft man gleichzeitig als Lohn für so viel Entpersönlichung auf höchstmögliche
Wahrnehmung und Anerkennung als Person; nachdem die eigene Person völlig verschmolzen ist mit der Korporativperson des
»Königs« (oder eines Generals wie jenes unglückseligen George
Patton), soll dieser nun jene Anonymität als Individualität erkennen und sich bei ihr erkenntlich zeigen. Wo niemals ein persönliches Verhältnis waltete, weil alles Ichhafte rein äußerlich
verwaltet und nach Belieben vergewaltigt wurde, soll jetzt genau
das statthaben: eine persönliche Beziehung der Dankbarkeit, der
Ausdruck einer Wechselseitigkeit, eine Vertragsbindung in der
Treue auf Treue steht. Es ist die mutwillige Selbsttäuschung, die
in derlei Erwartungen wohl jedes treu dienenden Landsers liegt,
die nur in bitterer Enttäuschung enden kann.

---

[1] Siehe ANMERKUNGEN auf S. 105

Natürlich tut die Propaganda allezeit das Ihrige dazu, - sie dient der Werbung, nicht der Wahrheit, doch wer will das schon wissen, wenn ihm das Wasser bis zum Halse steht? Noch immer, wie zu Landsknechtszeiten, ziehen etwa in den USA die Agenten des Pentagon durch die Vorstädte, die Hinterhöfe, die Kneipen und gehen auf Jagd nach den Randständigen, den Chancenlosen, den Haltlosen: ein Bürgerrecht in God's own country für Immigranten, ein ordentliches Monatsgehalt für Mittellose, eine Fachausbildung für erwiesene Schulversager - alles kannst du haben, wenn du dich freiwillig verpflichtest bei der US-Army; auch in Deutschland beginnen (zum ersten Male wieder) Bundeswehrpropagandisten in die Schulen und Universitäten einzudringen, um sich als selbstverständlicher Teil des öffentlichen Lebens, ja, als dessen Grund und Schutz anzuempfehlen[2].

Was dann folgt, sieht immer gänzlich anders als versprochen aus. Dem amerikanischen GI JOSHUA KEY zum Beispiel stellte man eine Beschäftigung beim Brückenbau in Aussicht, wenn er beim Militär sich verpflichtete; doch kaum getan, versetzte man ihn 2003 in den Irak und ließ ihn Nacht für Nacht Häuser durchsuchen, Familien auseinanderreißen, willkürliche Verhaftungen vornehmen, bis dass es ihm zuviel wurde; vollends als er sah, wie einer seiner Kameraden ein sechsjähriges Mädchen, das regelmäßig am Kasernentor betteln kam, kaltblütig niederschoss - es hätte ja auch eine Bombe bei sich tragen können; man weiß ja schließlich, dass al-Qaida Kinder zu Selbstmordattentätern ausbildet -, da desertierte er. »Wir jagen keine Terroristen, wir sind selber Terroristen«, lautete seine unabweisbare menschliche »Lagebeurteilung[3]«; doch einem Soldaten ist es verboten, so etwas auch nur zu denken, geschweige denn zu sagen, und auf

---

[2] Siehe ANMERKUNGEN auf S. 105
[3] Siehe ANMERKUNGEN auf S. 105

Desertion steht in den USA an sich die Todesstrafe. Die Militär-
justiz, ganz sicher nicht der Dank des Vaterlandes, wartet auf so
einen.

Doch der Soldat der Brüder Grimm ist ja mitnichten desertiert;
er hat im Gegenteil bis zum Schluss durchgehalten. Der Krieg
ist aus, und alles spräche nun dafür, einen gewissen Anteil an
der Siegesprämie mitzubekommen, - selbst den Legionären im
antiken Rom gewährte man nach zwanzig Dienstjahren ein Leben mit gesichertem Ruhesold und anerkannter Stellung. Doch
das scheint lange her. »Du kannst«, spricht dieser König zu seinem »der vielen Wunden wegen« inzwischen dienstunfähigen
Soldaten, »heimgehen, ich brauche dich nicht mehr; Geld bekommst du weiter nicht, denn Lohn erhält nur der, welcher mir
Dienste dafür leistet.«

Von den *seelischen* »Wunden« muss man gewiss erst gar nicht
reden, - sie finden beim Militär kaum je Beachtung oder Anerkennung. Zu allen Zeiten - im amerikanischen Bürgerkriege
1861-1865, im Ersten Weltkrieg 1914-1918, im Golfkrieg 2003
-?, war zu beobachten, dass Soldaten in dem Gemetzel »Mann
gegen Mann« psychisch zusammenbrachen und nur noch mit
Morphium aufrecht zu halten waren - von »Soldatenherz«
sprach man im Amerikanischen vor 145 Jahren - oder dass sie
unter der Belastung des »Trommelfeuers« schwerer Artillerie
auf ihre Stellungen in Zuckungen gerieten - die Militärärzte,
selber auf der Seite der Obrigkeit, nannten diese Opfer der
Angst und Barbarei vor 95 Jahren »Simulanten« und schrieben
sie immer von neuem »kriegsverwendungsfähig« (abgekürzt:
kv); mit Heroin versuchten die GIs im Vietnam-Krieg vor rund
45 Jahren sich »stoned« zu machen, um dem Albtraum der
»search and destroy«-Kommandos des Dschungelkrieges zu
entkommen[4]; und umgekehrt: welche Gesellschaft verträgt

---

[4] Siehe ANMERKUNGEN auf S. 105

schon all diejenigen, die aus Kabul und Bagdad nicht mehr zurückfinden in das gewohnte bürgerliche Leben ihrer »Heimat«? - Zwei Bilder können einen Eindruck von den psychischen wie physischen Verwüstungen im Leben von Soldaten vermitteln.

Im Jahre 1923 bereits malte OTTO GRIEBEL in Aquarell, Feder und Tusche sein Bild *Drei Frontsoldaten*[5], das die vollkommene seelische Verlorenheit von drei zum Fronteinsatz Abkommandierten zeigt, die das, was einmal Heimat war, nie mehr finden werden, schon weil sie selber es gründlich und nachhaltig vernichtet haben. Die rote Ziegelsteinwand, die ihnen wie die Erinnerung an die Feuerwalze aus den Flammenwerfern und Phosphorgranaten auf dem Schlachtfeld jeden Rückweg abschneidet und sie zu Gefangenen der eigenen Vergangenheit bestimmt, öffnet sich in einem Loch, das den Blick auf die Verwüstung eines Wohnraums freigibt. Vor allem die Gestalt des Mannes in der Mitte drückt die tiefe Trauer und Trostlosigkeit dieses seelisch längst »Dienstuntauglichen« aus. Seine in die Tasche und den Ärmel des viel zu groß geratenen Soldatenmantels verkrochenen Hände scheinen vollkommen außerstande, die an den Gürtel gebundene Handgranate zu ergreifen, um damit einen Menschen in die Luft zu sprengen; er ist all dessen müde, überdrüssig, und er will nicht mehr; sein leerer Blick geht in das schiere Nichts, ist, unfähig zur Klage, verhärmt, verstummt, verschlossen. Und nicht viel anders seine Kameraden: Auch der mit Waffen und Verpflegung Vollgepackte, der da so freiheraus direkt auf den Betrachter blickt, als sei er willens, unbegrenzt wie lange weiter Krieg zu führen, wirkt abgestumpft, ein Klotz, ein Energiepaket, das nur so tut, als ob es einen eigenen Willen hätte; und ebenso der Kleinwüchsige rechts daneben; stumpf und gehorsam, den Stahlhelm tief in das Gesicht gezogen, wird

---

[5] Siehe ANMERKUNGEN auf S. 105

er ganz sicher alles machen, was man ihm aufträgt, ein Roboter im Wartestand für jegliches Programm. Die Verstörung der Seele, die Verstumpfung der Seele, die Entseelung der Seele - welch ein Militärarzt könnte, dürfte solche »Erscheinungen« soldatischer »Treue« als Krankheitssymptome erkennen und benennen, wo sie doch recht eigentlich die Voraussetzung zum Weitermachen bilden?

Und wie dann erst *die physischen* Verletzungen! Sie lassen sich nicht einfach übersehen, doch übergehen kann man sie. Was wurde 1918 aus den vielen hunderttausend Kriegskrüppeln, die durch Schrapnell, Tretminen und Brisanzgranaten ihre Arme, Beine, die Hälfte ihres Gesichtes verloren hatten? OTTO Dix hat diesem Thema mehrere seiner Gemälde gewidmet, so unter anderem auf den beiden Flügeln des Triptychons *Groß-stadt* aus dem Jahre 1928[6]: Der linke Flügel zeigt Dix selber, wie er in Uniform und mit Soldatenkäppchen, beinamputiert, als käme er gerade aus dem Lazarett, auf grob gefertigten hölzernen Prothesen, gestützt auf Krücken, die kopfsteingepflasterte Gasse eines Bordellviertels betritt und gierig die grellgeschminkte, blondhaarige Dirne anstarrt, die in ihrer blauen Bluse und in dem gelben Rock, aus denen ihre schmalgliedrigen Arme und Beine unverhüllt hervorschauen, anmutet wie ein Paradiesvogel – ein Sehnsuchtsbild lang aufgesparter Männerphantasien und zugleich Schreckbild absoluter Zurückweisung und Unerreichbarkeit. Endlich glaubt dieser Landser sich am Ziel all seiner Wünsche, und gerade da zeigt man ihm buchstäblich die kalte Schulter; er wird empfunden wie ein Eindringling in eine Welt, zu der er nicht gehört, - der Hund, der ihn, die Zähne bleckend, ankläfft, markiert nur allzu deutlich die Revierverletzung, deren er in diesem Augenblick sich schuldig macht. Nach anderen als

---

[6] Siehe ANMERKUNGEN auf S. 105

so einem wie ihm streckt unterdessen eine andere Frau im Fuchspelz wollüstig einladend den Arm aus; mit ihm selbst aber wird es gewiss so enden wie mit dem Mann, der, offenbar betrunken, auf dem Pflaster seitwärts hingerollt liegt: Nach all dem Schmerz und Grauen, die sich ins Fleisch gefressen haben, versprach er sich die fleischliche Erfüllung lang aufgestauter Lust; doch eben deshalb zeigt sich jetzt nur umso mehr, wie ungehörig, wie unzugehörig der Auftritt eines solchen Kriegskrüppels inmitten dieses Sperrbezirks des körperlichen Hedonismus ist. –

Der linke Seitenflügel eines Triptychons, das, wie die *Großstadt,* die Welt im Panorama abbilden soll, stellt bei den mittelalterlichen Malern, etwa bei HIERONYMUS BOSCH, zumeist die Paradieses-Szene dar[7]; so hier: was diesen Landser sich in diese Stadt hat schleppen lassen, war offenbar die wehmutsvolle Erinnerung an eine Sphäre voller Glück und weiblicher Faszination, doch was er da erlebt, ist gerade nicht die Wärme mütterlicher Geborgenheit, sondern die Ausweisung aus jenem Garten Eden, den nach der Darstellung der *Genesis* (Gen 3,1-24) Gott selbst versperrt hat mit zwei Wächterengeln, - ein urzeitlicher Fluch, der auf den Menschen liegt und der nicht abzuschütteln scheint: der Unglückliche, der Verwundete als Ausgesetzter und für alle Zeit Gezeichneter.

... Der rechte Flügel dieses Triptychons,, der traditionellerweise die Hölle der Verdammten schildert, zeigt noch einmal OTTO DIX, wie er, diesmal mit amputierten Beinen und zerschundenem Gesicht, am Boden hockt, den Hut als Bettlerschale auf die Beinstümpfe gelegt, vollkommen unbeachtet von dem Zug der Dirnen, die ihre Wonnetempel eben jetzt in einer sonderlichen Prozession skurriler Aufmachung verlassen, nicht unähnlich dem Zug der Strafe-Engel in den mittelalterlichen Darstellungen

---

[7] Siehe ANMERKUNGEN auf S. 105

des Jüngsten Tages[8]; jedoch: die Apokalypse der christlichen Weltbetrachtung ereignet sich hier ganz alltäglich im Schicksal all der »treu« dienenden Soldaten mit ihren entstellenden Verwundungen und ihrer erniedrigenden Invalidität. Die Ausgrenzung und Missachtung der so Versehrten kann kaum krasser deutlich werden als durch den blamablen Kontrast zwischen der Dirne im Vordergrund, deren Pelzstola herausfordernd das Bild eines entblößten weiblichen Geschlechts annimmt, und diesem Krüppel, der kaum noch aufzublicken wagt, während er dem Defilee seiner grotesk verformten Sehnsuchtsphantasmagorien die Hand wie zum militärischen Gruß entgegenstreckt. Die Gier nach Leben, gesteigert bis zur Geilheit, und die Unmöglichkeit, als Kriegskrüppel in irgendeiner Weise daran teilzunehmen, verwandeln dieses Nach-Kriegsleben tatsächlich in eine Hölle auf Erden.

Im Märchen der Gebrüder Grimm spricht sich die Aburteilung zum sozialen Exulantendasein weit einfacher, weil »wirtschaftlicher« aus: Wer nicht (mehr) für ihn arbeitet, erhält von ihm auch nichts zu essen, spricht der »König«. Geld, wohlgemerkt, ist allemal genügend für den Krieg vorhanden, doch niemals für die Menschen, mit denen man ihn führt. Empört möchte man einwenden, der »König« trage doch Verantwortung für jemanden, der ihm mit Leib und Leben lange Zeit zu Diensten war und ihm zuliebe sogar seine körperliche Unversehrtheit eingebüßt hat; was soll da der Zynismus, dass Lohn einzig erhält, wer ihn durch eigene Arbeitsleistung sich verdient? Dieser Soldat hätte nach allem menschlichen Ermessen Anspruch auf lebenslange Invalidenrente. Jedoch - der »König« denkt und handelt nur so, wie es allerorten üblich ist: Ein Söldner erhält seinen Sold, - um Krankheits- und Altersversorgung muss er sich schon selber kümmern. Das ist ein Standpunkt, der aufs Haar der Logik opti-

---

[8] Siehe ANMERKUNGEN auf S. 105

maler Kapitalverwertung innewohnt. Wie lange etwa währte es im 19. Jahrhundert. bei den Arbeitskämpfen in den Steinkohlebergwerken, dass den Hauern die Arbeitszeit beim Abstützen des Hangenden nicht noch vom Lohne abgezogen wurde? Wenn sie bei einem Streckenbruch zu Schaden kamen, nahm die Grubenleitung davon nicht die geringste Notiz. Und so in allen andern Berufen - vom Dachdecker bis zum Matrosen, vom Maurer bis zum Jäger. Wenn derartige Umgangsformen bereits in Zivilberufen üblich waren und sind, was will man dann erwarten bei der brutalsten Ausbeutung der Arbeitskraft von Menschen: bei der »Arbeit« des Menschen am Menschen in den Todesfabriken des Krieges?

Es ist ein schwacher Einwand, darauf hinzuweisen, dass juristisch sich die Rechtssicherheit und wirtschaftliche Absicherung von Soldaten in Staaten mit einer allgemeinen Wehrpflicht heute ganz gewiss verbessert hat. Wie beispielsweise erging es den französischen Soldaten, die man zwischen 1960 und 1966 bei den Atomwaffenversuchen in Algerien vorsätzlich der Strahlung aussetzte, um deren Wirkung auf den menschlichen Organismus zu erkunden? Und was wurde aus den Berufssoldaten der US-Armee im Vietnam-Krieg zwischen 1961 und 1975? Aus lauter Ratlosigkeit, wie dem Vietcong der Nachschub über den vielverzweigten Ho-Chi-Minh-Pfad abzuschneiden sei, begannen die Amerikaner, den Dschungel mit 72 Millionen Liter dioxinhaltigen Agent Orange zu entlauben; die Folgen: noch heute bringen vietnamesische Frauen Kinder mit schweren Verstümmelungen und Behinderungen auf die Welt, - das Pentagon weigert sich seit über 40 Jahren mit Erfolg, irgendeine Entschädigung dafür zu zahlen.

Aber auch die eigenen Soldaten erkrankten an Krebs, auch ihre
Kinder wiesen genetische Schäden auf, auch ihre Frauen und
Familien klagten - ebenfalls ohne Erfolg! Und wie jetzt umge-
hen mit den Soldaten des Golfkrieges von 1991, die George
Bush sen. in den Irak schickte? Um die Soldaten vor den vermuteten chemischen Kampfmitteln der Iraker zu schützen, hatte
man sie vorsorglich gegen alles Mögliche geimpft, und man
konnte später nicht ausschließen, dass die seltsame » Golf-
kriegskrankheit« zahlreicher GIs und britischer Soldaten auf
eben diesen Impfcocktail zurückzuführen war; aber es ließ sich
auch nicht zweifelsfrei beweisen - also! Bis heute ist desglei-
chen die Wirkung der radioaktiven Strahlung des abgereicherten
Urans in den panzerbrechenden Geschossen nicht geklärt, die
vor allem in der Schlacht bei Basra eingesetzt wurden - für die
Amerikaner ein »Tontaubenschießen«, bei dem sie aus sicherer
Entfernung etwa 2.500 irakische Panzer zerschossen; seither
liegt das strahlende Material im Wüstensand, eine dauernde Gefahr für die ortsansässige Bevölkerung[9], aber natürlich auch für
die eigenen Soldaten; aber das Pentagon übernimmt nun einmal
für solcherlei keine Verantwortung ... Wie sollte da der »König«
eines Grimm'schen Märchens anders handeln?
...Vielleicht muss man sogar noch schärfer sagen: Dieser »König« führt Krieg an der Spitze und als Marionette seiner Hinter-
männer, als da sind all die, welche GEORGE GROSZ im Jahre
1926 auf seinem Bilde *Sonnenfinsternis*[10] unübertroffen dargestellt hat. »In dieser politischen Allegorie wird die obskure Sze-
nerie als Schauplatz der kapitalistischen Götterdämmerung....
vorgeführt: Am grünen Tisch thront mit Reichspräsident von
Hindenburg in Marschalluniform die Uraltmumie der Wilhelmi-
nischen Ära. Der blutbefleckte Säbel und das Kreuz in Schwarz-

---

[9] Siehe ANMERKUNGEN auf S. 105
[10] Siehe ANMERKUNGEN auf S. 106

Weiß-Rot deuten auf die >Erfolge< des Generalfeldmarschalls im Ersten Weltkrieg hin. Seine Befehle erhält er von den Militär- und Wirtschaftsbonzen hinter ihm, das Kriegsspielzeug soll zu neuen militärischen Abenteuern verlocken. Der Ministerrat tagt, allesamt kopflose Marionetten und willfährige Befehlsempfänger des Kapitals. Hinter ihnen die Ödnis der Fabriken und Kasernen. Der Pappesel mit Scheuklappen (das Volk) frisst blindgläubig das lügnerische Papier der Presse in sich hinein. Auf der Kippe sitzend nehmen unten Gefangenschaft und Tod das Resultat dieser wahnwitzigen Sitzung der Obrigkeit bildhaft vorweg. Das Dollarzeichen verdunkelt die Sonne, die amerikanischen Kredite schwinden, drei Jahre später beginnt die verheerende Weltwirtschaftskrise.«[11]

Wer solch ein Bild sieht, *soll* endlich die Wirklichkeit betrachten, wie sie ist; doch ehe unserem Soldaten in dem Grimm'schen Märchen ein Licht darüber aufgeht, muss man sich fragen, was ihn bislang daran gehindert hat, richtig zu sehen. Gewiss, es mögen Geldgründe gewesen sein, die ihn in die Armee des »Königs« trieben; doch woher kam nur seine »Königstreue«? Aus patriotischer oder aus royalistischer Gesinnung keinesfalls, sonst hätte er nicht später eine ganz andere und rein private Rechnung mit diesem »König« zu begleichen, in der es um die Heimzahlung tiefer Enttäuschung und, darin eingeschlossen, auch um den Besitz der »Königstochter« geht. Man kann wohl psychologisch gar nicht anders denken, als dass sich hinter der Gestalt des »Königs« die kindlichen Erinnerungen an den eigenen Vater jetzt erneut zu Wort melden, und dieser Eindruck lässt sich generalisieren und verstärken.

---

[11] Siehe ANMERKUNGEN auf S. 106

Wie überhaupt kommt ein Mensch dahin, bedingungslose »Treue« und »Gehorsam« auf dem Kasernenhof und in der »Schlacht« als ein erstrebenswertes Ideal zu pflegen, verbunden mit dem paternalen Zentralismus eines »Königs«, wofern er nicht als Kind bereits vor seinem Vater hat »strammstehen« müssen? Und wie ein kleiner Junge so etwas erlebt, kann man sich ausmalen: Den Zorn auf diesen Mann hatte er zu verdrängen und im Unbewussten umzuwandeln in Loyalität und Folgsamkeit; Auflehnung, Rebellion und Widerstand kehrten sich um in Unterwürfigkeit, Gefügigkeit und Einverständnis. Die Ohmacht eines Kindes schlug um in die Identifikation mit der Macht Seiner Allerhöchsten Majestät. Wie leicht erhebt sich aus dem Bild des »königlichen« Vaters die Wunschvorstellung eines »väterlichen« Königs?[12] Nur: ein wie weniges genügt, sie zu enttäuschen?

Sieht man, wie dieser »König« sich verhält, lässt sich in seinem Konterfei tatsächlich auch der »Vater« in den Kindertagen des Soldaten portraitieren, dem Lob oder gar Belohnung seines Sohnes völlig fremd gewesen sind; Leistung verdient da keine Anerkennung, sie muss für selbstverständlich gelten, als Teil der Zuverlässigkeit, die man von einem Mann erwarten kann. Bedauern oder Mitleid im Fall von Unglück oder Unheil sind in einer solchen Weltbetrachtung schlicht als etwas Weibisches verpönt, mit dem man Männer nicht verzärteln sollte. Gehorsam in den geschlossenen Reihen aller, ansonsten jeder für sich selber - in dieser Mischung aus Entindividualisierung und brutalem Egoismus dürfte das »Skript« schon in der Familie dieses Soldaten verfasst gewesen sein, noch ehe er in des Königs Armee seinen Dienst antrat. - Die Brüder Grimm erzählen von derlei Zusammenhängen explizit kein Wort, doch sie deuten sie an, und

---

[12] Siehe ANMERKUNGEN auf S. 106

so muss es wohl auch sein, wenn jemand zum »Soldaten« wird: er kennt sich selber nicht, er weiß nicht, welche Bilder und Erfahrungen er sozial erweitert, wenn er sie auf so einen »König« (als Inbild aller fremden, absolut gesetzten Autoritäten) überträgt. Wir aber sind an dieser Stelle bereits bestens vorbereitet, zu verstehen, warum gleich in der nächsten Szene der Soldat des Grimm'schen Märchens auf eine *Hexe* treffen *muss*[13].

2. Die Hexe oder: »wenn du tust, was ich verlange«

Wenn man sich die Lage des Soldaten nach seiner Entlassung in ihrer »modernen« Aktualität vorstellen will, bedarf es keines »Königs«, - das Thema ist ja nicht gebunden an die Staatsform Monarchie; es genügt vollkommen, den Umgang der Staatsmacht mit ihren Kriegsopfern sich in der Form der ganz normalen bürokratischen Verwaltungsroutine zu vergegenwärtigen. Und noch einmal kann dabei ein Gemälde von GEORGE GROSZ unter dem bezeichnend umständlichen Titel *Magistratsbeamter für Kriegsbeschädigtenfürsorge* aus dem Jahre 1921 die Wahrnehmung schärfen[14]: Das schreiende soziale und menschliche Unrecht wird auf dem Bild symbolisch sichtbar durch die halbhohe Backsteinmauer, welche die Erste Welt der Verwaltungsbehörde (und der von ihr vertretenen Instanzen) abschirmt gegen die proletarische Hinterwelt der Arbeit: Da sieht man vor rußigen Schornsteinen und menschenabweisenden Zweckbauten stellvertretend gewissermaßen als Prototypen der gesamten Gattung der werktätigen Bevölkerung einen gesichtslosen Mann mit der Schippe auf dem Rücken in ausgreifenden

---

[13] Siehe ANMERKUNGEN auf S. 106
[14] Siehe ANMERKUNGEN auf S. 106

Schritten über einen Betonplatz zu seinem Einsatzort eilen, während an der anderen Seite schon ein Schwarzhändler (oder Börsianer) durch seine Riesenbrille wie mit Eulenaugen um die Ecke schaut; dieser Mann trägt seinen Gewinst schon unterm Arm, während sein Profit dem Arbeiter mit Sicherheit vom Lohne abgezogen wird.

Doch das eigentliche Thema des Bildes ist der Kontrast zwischen dem einarmigen Kriegskrüppel, der immer noch die feldgraue Uniform und das Soldatenkäppchen trägt, und dem ihn befürsorgenden Magistratsbeamten. Dessen behördliche Sorgfalt dokumentiert ein gewichtiger Aktenkoffer, den er nebst einem Winkeleisen mit sich trägt; das geometrische Arbeitsgerät soll wohl besagen, dass er es selbst ist, der mit seinen Vorschriften und Paragraphen die Mauer Stein um Stein höher und höher zieht, bis alles hinter ihm verschwindet und nur noch er allein als »wirklich« und als wirksam sichtbar bleibt. So wie er auftritt, ist er denn offenbar auch ganz der rechte Mann am rechten Ort: Der »Vatermörder« (der gestärkte Kragen), der seinen Kugelkopf zu tragen scheint, erweist ihn ebenso wie sein nach Kaiser-Wilhelm-Art drapierter Oberlippenbart nebst den offiziösen »Schmissen« auf der linken Wange als rechtskonservativ bis auf die Knochen. Seine scheel auf die eigene Nasenspitze gerichteten Augen können die Not des Mannes hinter seinem Rücken überhaupt nicht sehen. Seine blasse Haut, sein gedunsenes Gesicht, sein winziger, wollüstig vorgewölbter Mund verraten ihn als das Opfer einer ungesunden Lebensweise im Kreis von Burschenschaften und endlosen »Kneipen« (Saufabenden); die Mitgliedschaft in solchen Kreisen bekundet wie nebenbei das schwarz-weiß-rote Ansteckschleifchen am Revers, das seine patriotische, deutsch-nationale Gesinnung ausweist.

Für Leute dieser Couleur war der Erste Weltkrieg noch nicht endgültig verloren, und anstatt sich um die parasitäre Existenz von kriegsheimkehrenden Krückstockgehern zu bekümmern, erschien es ihnen als weit wichtiger, mit aller Macht die Rüstungswirtschaft zu beleben für den nächsten Waffengang mit Aussicht auf den Endsieg. - Wenn heute (schon wieder) in der Politik die Rede geht von dem »Humankapital« (aufgreifend den Jargon der Großdeutschen Wehrmacht vom »Menschenmaterial«), so muss man diesen Kriegskrüppel auf seinem Weg ins endgültige Abseits, schon um auf einem solchen Hochplateau des sozialphilosophischen Zynismus mithalten zu können, wohl als »humanen Kriegsschrott« betrachten und behandeln: man sollte ihn möglichst rasch statistisch erfassen und dann wirtschaftsverträglich entsorgen. Genau dafür, dass das geschieht, steht dieser Magistratsbeamte. - Kein Wunder also, dass schon das Grimm'sche Märchen von dem zum Invaliden gewordenen Soldaten sagt: er »wusste ... nicht, womit er sein Leben fristen sollte«.

Oft in den Märchen, wenn die zentrale Persönlichkeit der Geschichte in eine ausweglose Lage gerät, sucht sie einen Wald als Rückzugsraum auf Es geht zu wie auch sonst im Leben: Wenn äußerlich alle Wege versperrt sind, muss man nach innen schauen, um die eigene Persönlichkeit besser kennenzulernen und so weit umzustrukturieren, dass man auf eine bestimmte Krisensituation günstiger zu antworten vermag. Mit dem Wald verbindet sich von alters her die Vorstellung von unberührter Natur und unverfälschter Ursprünglichkeit, im Gegensatz zur Sphäre der Kultur mit ihren urbar gemachten Böden und kunstvoll angelegten Gehöften, Dörfern und Städten; psychologisch steht der »Wald« dementsprechend für den unbewussten Teil der Seele mit allen Erinnerungen, Strebungen und Wertungen, die schon in Kindertagen unter dem Druck von Angst und Schuldgefühlen verdrängt werden mussten[15] Wenn vollends der Soldat des Grimm'schen Märchens mit seinen Sorgen nach einem langen Tag des Wanderns und Umherirrens »abends in einen (solchen) Wald« kommt und bald danach »die Finsternis« hereinbricht, verweisen all diese Symbole in die gleiche Richtung: Am Ende seiner rationalen, bewusst geführten Überlegungen und Planungen taucht dieser Mann zurück in die Erlebniswelt seiner frühen Kindheit und Jugend: Wer ist er selber?

Und: wie ward er, was er ist?

Jedem, der in einer Notlage nicht weiterweiß, wird es ähnlich ergehen: Seine Gedanken gleiten zurück in die Kindertage, wie es früher einmal war, - Soldaten, die auf dem Schlachtfelde verwundet werden, rufen nach ihrer Mutter. In jedem Augenblick der Aussichtslosigkeit wird diese Sehnsucht wach nach einem Lebensursprung und Lebenshintergrund, der es im Ganzen gut mit uns meint und gemeint hat[16]. Wie aber, wenn es einen solchen mütterlichen Umkreis von Vertrauen und Geborgenheit auch schon in Kindertagen nicht gegeben hat, - zumindest nicht so, wie benötigt? - Von der Vatergestalt des »Königs« enttäuscht und verworfen, besinnt dieser Soldat sich jetzt auf seine Mutter, doch statt ihrer begegnet er »im Wald«, in seiner unbewussten Wirklichkeit, der »Hexe«.

Es gibt kein Schimpfwort, das für eine Frau so kränkend wirken müsste wie das Wort Hexe, - ursprünglich, noch bis vor etwa 250 Jahren, war es tödlich. Damit gemeint ist nicht nur eine rätselhafte, unheimliche Mischung aus Missgunst und Gehässigkeit und schicksalhafter Bosheit, sondern auch eine quasi telepathische, hypnotische Befähigung zur Schwarzmagie und

---

[15] Siehe ANMERKUNGEN auf S. 106
[16] Siehe ANMERKUNGEN auf S. 106

Unglückszauberei. Der Hexenglaube hat kulturgeschichtlich sicher viele Gründe[17]: die Umwertung der Rolle keltisch-germanischer Priesterinnen und Orakelfrauen durch das Christentum ist einer, die Abwertung der Frau im Patriarchalismus ein anderer, ein weiterer der für viele Männer enttäuschende Widerspruch im Wesen einer Frau zwischen verlockender Schönheit in der Jugend und erschreckender Hinfälligkeit im Alter; nicht zufällig kann das Wort »Hexe« in einer Zeit wachsenden Selbstbewusstseins bei den Frauen gegenüber den Klischees männlicher Rollenzuschreibungen inzwischen sogar lobend ein besonderes Maß an Raffinesse bezeichnen. Doch so erlebt es sicher nicht unser Soldat im »Walde«. Was ihm in der Gestalt der »Hexe« hier entgegentritt, lässt sich - wie in so vielen anderen Märchenerzählungen der Brüder Grimm - kaum anders deuten denn als das Wesensbild seiner eigenen Mutter, nur eben nicht in seiner positiven Seite, sondern im äußersten Kontrast dazu als Fluch und als Gefahr! Und beide Seiten fügen sich zu einer Erlebniseinheit. Mit dieser Widersprüchlichkeit des Bildes der Mutter in Sehnsucht und in Angst muss der Soldat sich nunmehr auseinandersetzen, wenn er jemals in einem tieferen Sinn »heimkehren« will; die Art, wie er das tut, wird über seine gesamte Persönlichkeit und über deren weiteres Schicksal maßgebend entscheiden.

Von vornherein ist klar, dass keine Frau von ihrem Kind jemals als »Hexe« empfunden werden möchte. Rätselhaft ist demnach, wie die Gestalt der Mutter trotzdem Züge des Hexenhaften annehmen kann. Wenn es dahin kommt, dann weil sie eines sicher nicht ist: eine »Rabenmutter«. Wäre sie einfachhin gefühlskalt, abweisend und gleichgültig, so würde auch das Kind sie eines Tages als »irrelevant« betrachten und keine weiteren Ge-

---

[17] Siehe ANMERKUNGEN auf S. 106

danken mehr auf sie verschwenden. Zu einer »Hexe« kann es
eine Frau im Leben ihres Kindes nur dann bringen, wenn sie von
ihm auf lange Zeit als eine überragende, machtvolle, faszinie-
rende, hinreißende und über alle Maßen liebenswerte Frau empfunden wird[18]; und gerade diese Seite bildet den Hintergrund
wohl vieler Biographien von Soldaten, die nicht nur einberufen
werden, sondern von innen her sich selbst zum Militär berufen
fühlen: Wenn sie hinausziehen, um im Krieg »Frauen und Kinder«, wie es heißt, vor fremder Aggression zu schützen, so steht
dahinter häufig das Motiv, schon als ganz kleines Kind die Mutter heldenhaft gegen jedwede Unbill zu verteidigen.

Und diese Einsicht in die typische »Berufung« eines Soldaten
langt aus, sich unter der Befehlsgewalt eines solchen »Königs«
in der Rolle eines Vaters in etwa folgende Familienkonstellation
auszumalen: Da ist ein Junge, der seinen Vater so erlebt wie
schon geschildert, - er verlangt Folgsamkeit und Leistung, Gehorsam und restlose Unterwerfung. Und für all dies zeigt er
nicht die Spur von Dankbarkeit, persönlicher Betroffenheit und
Mitleid. Ein solcher Mann erzeugt auf Seiten seines Kindes erst
Zorn, dann Fluchttendenzen; doch wohin sollte solch ein Kind
wohl fliehen, wenn nicht zu seiner Mutter? Die Mutter müsste
Schutz vor dem Vater bieten, und ihre »magische«, »hypnotische« Faszination entstammt wohl gerade einem Eintrag solcher
Sehnsucht: alles, was der Vater nicht war oder gar verweigerte,
das sollte sie dem Kind verkörpern und gewähren. »Der Vater
liebt mich nicht, - die Mutter muss mich lieben! « Die Angst vor
dem Vater verstärkt in einer solchen Soldaten-Biographie die
ohnehin vorhandene Bindung des Jungen an die Mutter und erschwert eine langsam reifende Ablösung von ihr. Doch bis zu
diesem Punkte könnte das Bild der Mutter die Aura einer guten

---

[18] Siehe ANMERKUNGEN auf S. 106

Fee oder des Schutzengels annehmen und behalten, wofern sie selbst nur stark und selbstbewusst genug aufträte. Das Hexenartige hingegen entsteht erst aus einem Riss in der Persönlichkeit der Mutter, die einerseits wohl die Wünsche ihres Kindes nach Anlehnung und nach Geborgenheit zu wecken und hervorzulocken vermag, sie dann aber nicht ungetrübt und störungsfrei erfüllen kann.

Denn wie, wenn diese Mutter eben nicht »stark und selbstbewusst« auftritt, um ihren Sohn zu schützen, sondern wenn sie - unbewusst oder ausdrücklich - selber seinen Schutz anfordert? Alle späteren Heldenphantasien dürften auf diesen Wunschtraum eines jeden jungen zurückgehen, - *die* Rolle an der Seite seiner Mutter auszufüllen, die eigentlich dem Vater zukäme. Als »Ödipuskomplex« gilt dieses Streben in der Psychoanalyse, doch wie wir sehen: wichtiger als alle sexuellen Antriebe, die SIGMUND FREUD vermutete, ist das Geflecht von Angst und Anlehnungsbedürfnis, von Flucht und Sehnsucht, das den Jungen an die Mutter fesselt und ihm die Sonderrolle ihres Ritters und Erretters zuweist[19]. Alles Heroische ist freilich immer auch das Überhöhte und Überwertige und Überforderte, - als Lebenskonzept, einseitig und ausschließlich verfolgt, trägt es die Unausweichlichkeit des Scheiterns in sich.

Denn ein zentraler Widerspruch liegt bereits darin, dass ein Junge, der die Mutter gegen seinen Vater zu verteidigen gesonnen ist, das väterliche (Negativ)Vorbild verinnerlichen muss: Man kann den Vater nur besiegen, wenn man wird wie er, ja, wenn man das, was an ihm furchterregend und bedrohlich wirkt, noch steigert, - man muss im Endeffekt halt noch stärker, aggressiver und brutaler sein als er. Statt ihm auszuweichen, kann man ihn, größer werdend, zu überwinden trachten.

---

[19] Siehe ANMERKUNGEN auf S. 107

Doch ist man jetzt ein »ganzer Mann«, - der »Held«, der »Sie-gertyp«, als der man sich entwerfen wollte (oder musste)? Mitnichten!

Bei aller nach außen hin zur Schau getragenen Ruppigkeit und »Coolness« bleibt die Fixierung auf die Mutter spürbar. In Wahrheit sind die »Helden« groß als Muttersöhnchen, und darin liegt ein weiterer Widerspruch: Ein Junge, der so aufwächst, fürchtet jetzt nicht mehr nur die kalte Leistungsforderung des Vaters, sondern zugleich die drohende Verweichlichung durch seine Mutter; er will auf keinen Fall als das bezeichnet werden, was in der Wertung vor allem US-amerikanischer Soldaten für das Allerschlimmste galt und gilt: als sissy (als »Schwester-chen« oder als »Schwuchtel«)[20]. Schon um dem Sog der Mutter auszuweichen, wird ein solches Kind ein betont männliches Ge-habe an den Tag legen, wobei als Leitfigur erneut das ungeliebte Vatervorbild dient. - Später, auf dem Kasernenhof, leichthin ersetzbar durch den »Spieß«, die Figur des »Schleifers«, des »Drill-Sergeants«, der die unbewusst vorhandenen Strukturen noch einmal in das jetzt erwachsene Bewusstsein fräst. Zu ei-nem jeden Soldaten aus »Berufung« gehört diese sonderbare Mischung aus maximaler Aggression und aus totaler Unterwer-fung, aus demonstrierter Härte und aus verleugneter Sehnsucht nach Geborgenheit, aus demontierter eigener Persönlichkeit und aus Einordnung in die uniforme Masse, aus öffentlich zur Schau getragener Virilität und innerer Sterilität.

Wie wenig »harmlos« all das ist, wovon in der Psychogenese des »Soldaten« in dem Grimm'schen Märchen die Rede geht, lässt sich erschreckender und wahrer wohl kaum darstellen als durch den Hinweis, dass das gezeigte Bild vollkommen zutrifft

---

[20] Siehe ANMERKUNGEN auf S. 107

auf den Mann, der sich im 20. Jahrhundert als der »Größte Feldherr aller Zeiten« zu beweisen suchte und von sich erklärte, er führe Krieg nicht um Gewinn und Reichtum, sondern allein um die Entscheidung über Sieg und Untergang: auf Adolf Hitler. Man weiß, wie sehr er seinen Vater fürchtete und hasste, doch wie bereitwillig er sich dem deutschen Kaiser unterwarf, in dessen Rolle er dann als der »Führer« schlüpfte; bekannt ist auch, wie sehr er seine Mutter liebte, die er als eher ohnmächtig empfand; als sie starb, legte die Trauer über ihren Tod sich lange Zeit wie lähmend auf den jungen Hitler. Es ist nicht zu weit hergeholt, wenn man in den Ideen des Diktators, selbst das deutsche Volk zu sein, das es aus Schande und Erniedrigung zu retten gelte, eine nie aufgelöste Identifikation mit seiner Mutter zu erkennen meint[21]. Im Gegenteil, es scheint überaus wichtig, die tragische Psychologie des »Kriegers« und des »Helden« gerade in ihren unheimlichsten Ausformungen zu begreifen, um individuell wie kollektiv den größten Schaden zu verhindern.

Das Hexenartige in dem Portrait einer »Soldaten«mutter stammt nach dem bisher Gesagten also aus den widersprüchlichen Gefühlen von Sehnsucht und Enttäuschung, die sie in ihrem Sohn erzeugt; sie wird als haltgebend gesucht, wo sie doch selber auf der Suche ist nach Halt; sie will verteidigt werden gegen einen Mann, dem sie zugleich doch hörig ist; sie zieht ihr Kind in eine nicht zu tragende Verantwortung hinein, ohne sich klar zu ihrem jungen, nötigenfalls auch gegen dessen Vater, zu bekennen; am Ende sagt sie womöglich noch: »Dein Vater liebt dich doch«, und spricht ihrem jungen damit gar das Recht auf seinen Widerstand gegen den Mann ab, der seit Kindertagen eigentlich bekämpft gehört; und so entsteht in einem werdenden Soldaten die Vorstellung, die Mutter (die »Nation«, das »Volk«,

---

[21] Siehe ANMERKUNGEN auf S. 107

die eigene »Rasse«, »Religion« oder »Kultur«) nur »retten« zu können, wenn er - im Krieg - sich über alle »mütterlichen« Wertungen hinwegsetzt: alle moralischen, menschlichen, »christlichen« Schranken scheinen nur auf die Schwächung der Männlichkeit, auf deren »Kastration«, hinauszulaufen, so dass man vornehmlich in »männlichem Protest«[22], umgeben von Langrohrgeschützen, Raketen und Gewehrläufen, seine »phallische« »Potenz« sich erhalten zu können glaubt. Einzig der Krieg erlaubt es, seinen Mann zu stehen, ja, er verklärt sich in den Augen waschechter »Soldaten« zu dem Augenblick der Wahrheit und Bewährung im Leben eines »Mannes«. Im Kampf erst zeigt sich der »Charakter«, heißt es jetzt[23].

Die Angst um die Mutter und die Angstflucht vor der Mutter führen daher auf immer weiteren Wegen zu immer verzweifelteren Beweisen einer unmenschlich gewordenen Männlichkeit; das Bild der Mutter erscheint dem Soldaten im Grimm'schen Märchen wie der Fluch einer »Hexe« und ihm bleibt nun nichts anderes übrig, als sich mit ihr, der Muttergestalt seiner Kindheit, auf die er jetzt, als Erwachsener, »abends«, »im Walde«, stößt, bewusst auseinanderzusetzen.

Denn so, wie diese Frau jetzt auftritt, wird sie sich gegenüber dem Soldaten, ihrem Sohn, in psychoanalytischer Betrachtung seit eh und je verhalten haben: »Wer gibt einem verlaufenen Soldaten etwas?« sagt sie, als er sie um ein Nachtlager und um ein wenig Nahrung bittet; rein »kaufmännisch« kennt sie keinerlei Grund, mit »so einem« sich abzugeben. Dann aber existiert doch ein Motiv, das sie anderen Sinnes werden lässt: »Doch will ich barmherzig sein«, beteuert sie. Das klingt gerade so, wie dieser Mann es jetzt in seiner Lage braucht und wie er es als

---

[22] Siehe ANMERKUNGEN auf S. 107
[23] Siehe ANMERKUNGEN auf S. 107

Kind bereits bei seiner Mutter ganz gewiss gesucht hat: Barmherzigkeit! Es wäre das Wort, das die ganze so verstörende Ambivalenz des Mutterbildes aus dem Erleben nehmen könnte, doch so gebraucht es diese Frau gerade nicht. »Barmherzig« will sie nur sein, »wenn du tust, was ich verlange«. Barmherzigkeit wird hier also geknüpft an die Bedingung völliger Willfährigkeit, so dass es scheint, als wollte diese »Hexe« die Ausbeutung des Soldaten von Seiten des »Königs«, seines Vaters, jetzt noch in einer eigenen weiblichen Variante fortsetzen; damit spricht sie allerdings aus, was all die Zeit, seit Kindertagen schon, gegolten haben wird: Die Botschaft einer solchen Hexen-Mutter an ihr Kind lautet gerade nicht: »Ich liebe dich«, sie lautet im Gegenteil: »Ich setze meine Zuwendung wohlkalkuliert als Mittel ein, um dich gefügig zu halten; ich belohne dich, wenn du dich gänzlich meinen Stimmungen und Launen unterwirfst; ich möchte und bejahe dich, wofern du meinen Willen zu dem deinen machst. Widrigenfalls bestrafe ich dich mit Abweisung und Entzug meiner >Barmherzigkeit<.«

Man muss dabei beachten, dass diese Frau in solcher Art als »Hexe« auftritt in Korrespondenz zu einem Manne, der im Hintergrund als »König« residiert.

ARNO GRUEN fasst das angedeutete Schema dahin zusammen, dass er in einer derartigen Kombination die typische Grundlage für die Entwicklung vor allem männlicher »Psychopathen« erblickt, bedingt durch zwei Merkmale: »Erstens: Der Vater wird gehasst und verachtet, aber es findet keine offene Auflehnung gegen ihn statt, weil Hass und Verachtung die Gefühle der Mutter zum Vater widerspiegeln, nicht die eigenen Gefühle. Sie revoltiert nicht, sondern ist in einen täglichen Kampf verstrickt, um dem Vater seine Schwäche ... zu beweisen. Dieser Kampf mündet nicht darin, den Vater zu verlassen, sondern in einen subtilen, unausgesprochenen Vorwurf.

Zweitens: Die Mütter dieser Männer haben kein Eigenleben. Sie können voller Ehrgeiz sein, aber ihr Lebensgrundsatz ist die Verherrlichung der Macht des Mannes. Die zu besitzen ist ihr Ziel, nicht die Kraft ihrer eigenen Weiblichkeit. Das kann auf unterschiedliche Weise erreicht werden. Richard Nixons Mutter war zum Beispiel ehrgeizig, Hitlers Mutter spielte ihr Leiden aus. Das Gemeinsame ist, dass dem Sohn beigebracht wird, eine außerordentliche Bedeutung und Wichtigkeit für die Mutter zu haben, ganz im Gegensatz zum Vater. Dieses Versprechen macht es unmöglich, die eigene Kraft zu finden. Sie werden dauernd auf ihre Mutter eingestimmt sein. Sie verachten sich und ihre Mütter für diese Schwäche wie auch dafür, dass ihre Mütter vorgeben, sie für ihre >Stärke< zu lieben, wo sich die Söhne im Grunde eher als unzureichend empfinden. Übrig bleibt nur, der Bewunderung der Mutter zu entsprechen und sich der Größe zu verpflichten«[24].

Auf diese Weise formt sich die Psychologie von »Psychopathen« - von Leuten, die zu eigenen Gefühlen außerstande sind, die sich bedingungslos fremden Befehlen fügen und sich doch gleichzeitig als »Helden« vorkommen, indem ihr kleines, stets überfordertes Ich voller Unsicherheit maßlosen Idealvorstellungen von Größe und Bedeutung nachstrebt. So wird man ein »treuer« »Soldat« und, im Enttäuschungsfall, ein mitleidloser Rebell und Tyrann in Identifikation mit dem bekämpften Vater und in Distanz zu der ebenso begehrten wie verachteten Mutter. Mit der Gestalt Seiner Majestät des Vaters wird der Soldat sich noch des Weiteren auseinandersetzen müssen; als erstes tritt die Mutter ihm entgegen, und da ist es die stets nur bedingungsweise Liebe, die jede mütterliche Nähe »hexenartig« macht.

---

[24] Siehe ANMERKUNGEN auf S. 107

Womit hatte er es eigentlich zu tun? Es bleibt nichts anderes übrig: Der »Soldat« muss seine Beziehung zur Mutter in dem Bild der Hexe ganz wörtlich »durcharbeiten« oder abarbeiten, und dies geschieht denn auch in den drei folgenden Aufgaben.

Die Tätigkeiten, welche an den nächsten Tagen die Hexe dem Soldaten aufträgt, sind, wie die beiden Seiten einer Münze, aus zwei Blickrichtungen lesbar: einmal als echte (reale) Wünsche der Hexe nach Erleichterung und Hilfe, zum andern (auf der symbolischen Ebene) als Anfragen und Infragestellungen, die sich stufenweise auf dem Wege der Bewusstwerdung an den Soldaten richten: Was war, was ist es um seine Einstellung zur Mutter?

»Dass du mir morgen meinen Garten umgräbst«, lautet die erste Forderung der Hexe. Sie dürfte, nach gewohnter Vorstellung, wohl eine Frau in hohem Alter sein, und da scheint ihr ein junger Mann als Gartenhilfe hochwillkommen; das, zweifellos, ist gut begreifbar, stellt aber nur die *eine* Münzenseite dar. Die andere betrifft diesen Soldaten selbst, und für ihn hat die jetzt gestellte Aufgabe eine wesentlich *symbolische* Bedeutung.

Dass einem Manne, meist auf der Suche nach seiner Geliebten, drei Aufgaben gestellt werden, die an sich unerfüllbar, manchmal sogar tödlich sind oder sein sollen, ist in den Märchen ein sehr weit verbreitetes Motiv[25], - man denke etwa an die Grimm'sche Erzählung Der Trommler (KHM 193)[26]. In unserer Geschichte vom Blauen Licht jedoch ist alles anders; hier geht es nicht um die Gewinnung der sogenannten »Preisjungfrau«, hier geht es um die Gewinnung eines eigenen Daseins, und während sonst das schier Unmögliche durch den Beistand freundlicher Wesen und hilfreicher Tiere zu aller Überraschung schließ-

---

[25] Siehe ANMERKUNGEN auf S. 107
[26] Siehe ANMERKUNGEN auf S. 107

lich doch gelingt, vermag es der Soldat in keinem Falle, mit seinen Arbeiten an ein befriedigendes Ende zu gelangen; im Gegenteil: die Tätigkeiten bleiben unerledigt, und alles endet erst einmal mit einem »Reinfall«. Nur: was soll das alles dann?

»Gärten« verströmen in den Mythen und den Märchen an sich bereits eine fast magische Faszination. Der Garten Eden in der Bibel, das Paradies, aus dem die Stammeltern der Menschheit durch einen »Sündenfall« vertrieben wurden, um zu Ackerbau im Schweiße ihres Angesichts verflucht zu werden (Gen 3,17-19), könnte nach Meinung vieler Prähistoriker eine Erinnerung darstellen an jene Zeit vor rund 10 000 Jahren, als mit Beginn des Neolithikum die Menschen lernten, Tiere nicht länger nur zu jagen, sondern vor allem Schafe und Ziegen in größeren Beständen zu züchten und die Erde in der Nähe fester Siedlungen zum Anbau essbarer Pflanzen urbar zu machen[27].

Von »Gärten« allerdings kann man bei solchen Äckern noch nicht sprechen; zum »Garten« gehört die private ästhetische Nutzung, die relative Leichtigkeit der Pflege, die Heiterkeit und Muße, sich darinnen zu ergehen, - etwas Luxuriöses, zweckfrei Gewordenes verbindet sich damit, eine Synthese aus Natur und Kultur, Arbeit und Erholung, Pflicht und Freude, die aus dem »Garten« einen Ort der Einkehr und der Stille macht[28]. Aber als erstes ist und bleibt ein Garten nach wie vor auch ein Stück Erde, und das, verlangt die Hexe, soll von dem Soldaten umgegraben werden, und zwar solange der Tag währt, bis zum Abend. Das Bild macht Sinn und ist nicht schwer verständlich, doch die gestellte Aufgabe zu lösen gelingt in praxi offenbar nur mühsam oder gar nicht.

---

[27] Siehe ANMERKUNGEN auf S. 107
[28] Siehe ANMERKUNGEN auf S. 107

Allüberall in Mythen und in Märchen trägt »Erde« eine weibliche Bedeutung - als »Mutter Erde«, als die »Große Mutter«, als
Ort des Ursprungs und des Endes allen Lebens[29], so auch hier.
Bezeichnenderweise soll der Soldat den Garten der Hexe nicht
bepflanzen - es geht nicht schon um eigene Entfaltung -, das
»Umgraben« verrät vielmehr die Pflicht zu einem sorgfältigen
Nachschauen: Auf welchem Boden und in welch einer »Kultur-
landschaft« wurde ich selber aufgezogen? Wie eigentlich agierte
meine Mutter, und welchen Spielraum hatte ich, darauf zu antworten? Mit jedem Spatenstich, mit jeder umgelegten Scholle
müsste ein Stück der eigenen Vergangenheit neu sichtbar werden. Buchstäblich kommt es darauf an, das Unterste zuoberst zu
kehren. Alles, was unbesehen im »Boden« steckte, gilt es, ins
Licht zu wenden, es sich bewusst zu machen, sich zu fragen, wie
es jetzt erscheint und wie man es heute bewerten möchte.
Selbsterkenntnis als eine quasi archäologische Grabungskam-
pagne.

Freilich, die Grenzen dieser Aufklärungsarbeit sind äußerst
eng gesteckt, denn alles, was der Soldat tut, geschieht noch immer auf Befehl, in fremdem Auftrag. Es verschafft ihm für (kurze) Zeit ein Aufenthaltsrecht bei der Hexe, doch nach wie vor
gibt es das nicht, was unbedingt zur Aufarbeitung der eigenen
Vergangenheit gehören müsste: ein offenes Gespräch, einen
wirklichen Dialog, eine Auseinandersetzung um die so unterschiedlichen Erlebensweisen als Kind und als Erwachsener im
Gegenüber seiner Mutter, eine ehrliche Aussprache mit dem
Ziel, die chronische »Verhextheit« des »Mutterbildes« endlich aufzulösen. Mit keinem Wort ist von all dem die Rede.
Schon weil dieser Soldat nur tut, was ihm gesagt wird, tut er das

---

[29] Siehe ANMERKUNGEN auf S. 107

an sich Richtige in falscher Weise und deshalb auch mit küm-
merlichem Resultat: Die »Hexe« bleibt die Hexe, und er selbst
kann seine Arbeit bis zum Abend nicht beenden.

Dafür ergeht schon für den nächsten Tag an ihn ein neuer Auftrag: »Ich will«, erklärt die Hexe ihm am Vorabend, »dich noch
eine Nacht behalten, dafür sollst du mir morgen ein Fuder Holz
spalten und klein machen.« Ein »Fuder« ist ein rundes Raum-
maß - *eine* Wagenlast. Auf einen bäuerlichen Leiterwagen pass-
te vor jetzt 200 Jahren sicherlich wohl eine Menge Holz, doch
nicht so viel, dass ein Mann von Kräften und Statur, ein aus dem
Krieg entlassener Soldat, damit in einem Tag nicht hätte fertig
werden können, es sei denn, seine Verwundungen wären von
solcher Schwere gewesen wie bei den Kriegskrüppeln, die OT-
TO DIX und GEORGE GROSZ vor Augen standen; doch solche Leute kämen wohl von vornherein zum Gartenumgraben
und Holzhacken gar nicht in Frage. Nein, es bleibt rätselhaft,
warum auch an diesem zweiten Abend der Soldat seine Aufgabe
kaum zu erledigen vermocht hat. Die Sache wird jedoch verständlich, wenn man die Art der Arbeit in Betracht zieht: anders
als noch am Vortag bei der Gartenarbeit tritt jetzt, beim Holzhacken, ein ausgesprochen aggressiver Zug hervor.

Holz, wusste bereits SIGMUND FREUD, ist wieder weiblich
zu assoziieren, - er wies, um diese Gleichung zu begründen, auf
die Verwandtschaft zwischen mater und materia im Lateinischen
hin: der »Urstoff« ist rein biologisch eben die Mutter[30]. Das
Holzspalten könnte daher bedeuten, dass der Soldat seine Beziehung zu der Hexe(nmutter) auseinandernehmen - analysieren,
differenzieren, konkretisieren - müsste; damit setzte er fort, was
schon am Vortag angefangen wurde. Inhaltlich wird es sich auch
so verhalten, nur dass sich im Gefühl jetzt etwas gänzlich Neues
ankündigt.

---

[30] Siehe ANMERKUNGEN auf S. 108

Nicht wenige Männer gehen, wenn sie wütend sind, in den Stall und hacken Holz, - sie reagieren ihren Ärger ab. Ex-Kaiser Wilhelm II. in seinem holländischen Exil in Doorn, gekränkt, frustriert vom Lauf der Welt, ließ keinen Tag verstreichen, ohne Unmengen Holz zu hacken[31], - es fällt nicht schwer, sich vorzustellen, auf was für »Holzklötze« oder gleich »Holzköpfe« aus seiner Entourage von einst er dabei einschlug. Der Soldat hier handelt noch ganz im Auftrag der Hexe, doch in dem, was er tut, kann er all seinen Groll entladen, den er seit Kindertagen in sich trägt. Der große Holzklotz da - der Vater! Und gleich daneben - noch einmal: der Vater! Und nach und nach all seine Nachfolger! Er schwingt die Axt, schlägt zu und sieht sie auseinanderfallen. Er genießt seine Kraft. Er kriegt sie alle klein ... Das Missliche ist nur, dass wieder kein Gespräch stattfindet; alles bleibt ein stummes Tun, - schon deshalb kann es an kein befriedigendes Ende kommen. Dafür aber braut sich im aktuellen Erleben jetzt etwas zusammen, das sich seit Kindertagen an Angst, Anklammerung, Kooperationsbereitschaft, bitterer Enttäuschung, geheimer Wut und unterdrückter Auflehnung gegen die Hexe(nmutter) angesammelt hat.

3. Das blaue Licht oder: Die Hinrichtung

Die dritte Aufgabe der Hexe ist nicht allein das Endglied einer Steigerung an Einsicht und an innerer Beteiligung, sie ist zugleich ein Wendepunkt, - danach wird alles anders sein. »Du sollst mir morgen nur eine geringe Arbeit tun«, erklärt sie, und spätestens an dieser Stelle spürt man ihre Hinterhältigkeit; denn

---

[31] Siehe ANMERKUNGEN auf S. 108

von einer nur geringen Arbeit spricht sie im vollen Wissen darum, dass nach ihrer eigenen Absicht der nächste Tag für den Soldaten identisch sein soll mit dem Untergang. Es wird eine tödliche Lage sein, in die ihn zu bringen sie beabsichtigt, um sich in den Besitz von etwas äußerst Wünschenswertem zu setzen: dem blauen Licht. Was es damit auf sich hat, kann der Soldat hier noch nicht einmal ahnen, die Hexe aber weiß es umso besser: Sie habe es im Brunnen hinter ihrem Haus verloren, sagt sie, und es scheint, als sei es wirklich einmal dieses Licht gewesen, das sie in den Ruf einer Hexe gesetzt hat; doch man kann auch diesen Worten nicht ohne weiteres Glauben schenken. Weit wahrscheinlicher ist, dass die Hexe jetzt erst die Gelegenheit erhält, dieses sonderliche, nie verlöschende Licht sich aus dem ausgetrockneten Brunnen holen zu lassen, ja, dass sie den Soldaten überhaupt nur zu diesem Zwecke angestellt hat. Man verstünde dann, warum sie weder die Gartenarbeit noch das Holzhacken zu Ende bringen ließ, - offenbar lag ihr daran gar nicht, und sie wollte mit diesen harmlos wirkenden Tätigkeiten den Soldaten nur unvorsichtig stimmen gegenüber der Gefahr, die ihm nunmehr bei ihrem dritten Auftrag droht.

Tatsächlich steht der Soldat denn auch am Morgen brav und gehorsam bereit, dass ihn die Hexe in einem Korb in den Brunnen hinablasse; schnell findet er das blaue Licht und gibt ein Zeichen, wieder heraufgeholt zu werden, doch dann - der Korb befindet sich bereits auf Höhe des Brunnenrandes - kommt es zu einem Eklat: Die Hexe möchte, dass er das Lichtlein ihr gleich übergebe, und diese Eile und Direktheit machen den Soldaten - endlich - misstrauisch. Von der »Barmherzigkeit« der Hexe ist nichts mehr übriggeblieben, - sie war erkennbar nur der Köder für die Falle, in welcher der Soldat sich jetzt befindet; und schlimmer noch: er muss begreifen, dass die Hexe ihn auf der

Stelle fallen lassen wird, sobald er ihr das blaue Licht aushändigt. Soviel ist ihm nun klar: sie spielt ein falsches Spiel. Aber warum?

Vermutlich wohl, weil sie das Licht allein und ungeteilt besitzen möchte; im Unterschied zu dem Soldaten weiß sie ja von dessen rätselhaftem Vermögen, einen Geist herbeizurufen, der jeden Wunsch erfüllen wird; *zwei* Leute mit sehr unterschiedlichen, gar gegensätzlichen Bedürfnissen könnten sich in der Nutzung eines solchen Lichtes sehr leicht ins Gehege geraten. Doch das Problem ließe sich lösen, - man müsste halt verhandeln und vereinbaren, zu welchen Zeiten und für welche Zwecke man sich des Lichts bedienen dürfte. Genau das aber will die Hexe nicht. Sie zeigt sich absolut auf sich bezogen, dialogunwillig, herrisch, aber ersichtlich nicht aus innerer Stärke, sondern vornehmlich aus Schwäche: sie braucht (männliche) Hilfe, hat aber nie gelernt, zu bitten oder freundlich nachzufragen.

Was sie zu sagen hat, ist ein Befehl, noch ein Befehl, noch ein Befehl. Freilich schließt das nicht aus, dass sie sich subjektiv durchaus als »barmherzige« Wohltäterin empfinden mag: ihr junge muss nach ihrer Schätzung dafür dankbar sein, dass er für eine Weile bei ihr leben konnte. Egoismus und Selbstverlust wirken auf diese Weise unheilvoll zusammen. Es ist so, wie ERICH FROMM schrieb: »Im Ganzen besteht kein großer Unterschied zwischen der Wirkung einer >selbstlosen< und der Wirkung einer selbstsüchtigen Mutter; tatsächlich ist die Selbstlosigkeit oft weit schlimmer, weil sie verhindert, dass die Kinder an ihrer Mutter Kritik üben. Sie stehen unter der Verpflichtung, die Mutter nicht zu enttäuschen, unter einer tugendhaften Maske wird ihnen Abneigung gegen das Leben beigebracht.«[32]

---

[32] Siehe ANMERKUNGEN auf S. 108

Ein Kind, das so aufwächst, lernt, sich chronisch selber zu verachten, es kann nicht lieben, und es wird bei nächster Gelegenheit die chronische Selbstverneinung als tödlichen Hass gegen eine Welt voller vermeintlicher Feinde rückentäußern. Der Soldat im Grimm'schen Märchen aber musste offenbar in eben einer solchen Ambivalenz der Gefühle gegenüber der Mutter seine Kindheit verbringen.

Denn am wichtigsten: so wie es hier, in dieser Momentaufnahme, sichtbar ist, wird sich die Hexe all ihr Leben lang schon verhalten haben. So wird sie der »Soldat« als Kind bereits erlebt haben. Das eben macht sie als Mutter zu einer Hexe: dass sie die eigenen Bedürfnisse nicht klar und offen mitteilt, sondern ihre Befriedigung hintenherum als Wiedergutmachung für ihre »Mildtätigkeit« einfordert. Dass man - als Kind - bei ihr sein darf, quittiert sie mit schier unerfüllbaren Ansprüchen, und was sie sich von ihrem Sohn erträumt, ist wirklich solch ein »kleines Männchen«, das ihr in Windeseile jeden Wunsch erfüllt. Es mag sein, dass ihr dieses »Männchen« verlorenging, als ihr Sohn sich von ihr entfernte und zum Soldaten wurde; jetzt jedenfalls will sie allein den Geist der Willigkeit. Der Rest ist ihr egal, die Person ihres Kindes gleichgültig, das Leben des Soldaten wertlos, - für sie nur eine Hülle, die sie ohne Schaden in die Grube fallen lassen kann. Es ist geradezu lebensrettend, dass der Soldat im letzten Augenblick noch merkt, mit wem er es zu tun hat, und ihr das Licht nicht aushändigt. Er hätte sowieso den »Reinfall«, den die Hexe für ihn vorgesehen hat, auch mit noch so viel an Bravheit nicht verhindern können, - genauso hat sie es gewollt, mit oder ohne Lampe.

In dem Moment lernt man ihr ganzes Wesen kennen. »Vernünftigerweise« hätte sie den Soldaten erst einmal mit dem kostbaren Licht aus dem Brunnen klettern lassen sollen; sie hätte, begrenzt, darauf vertrauen können, dass der Soldat nicht im Geringsten auch nur wissen kann, was für phantastische Möglichkeiten in dem Besitz des blauen Lichtes schlummern. Doch diese Frau denkt nicht »vernünftig«. Aus lauter Angst, der Soldat könnte das Licht am Ende wirklich noch für sich behalten, lässt sie ihn - einschließlich des Lichtes! - zurück in den Brunnen fallen; wenn nicht ausschließlich ihr, dann soll das Lichtlein keinem etwas nützen. So extrem in der Egozentrik ihrer Angst denkt und agiert diese Person; - man kann nur noch einmal sagen: Eben deshalb *ist* sie eine Hexe.

Und der Soldat? Er sitzt jetzt in dem Brunnen, der zu seinem Glück längst ausgetrocknet ist, und er fühlt sich dem Tode nahe. Doch eine Chance bietet die »Depression«: er hat viel Zeit, über sich selbst und seine Lage nachzudenken. Sie ist verzweifelt, seine Lage, und wenn es jetzt noch weitergehen soll, dann nur in einer vollkommenen Änderung seiner Persönlichkeitseinstellung. Doch worin sollte die bestehen? Es könnten und es müssten einige Gedanken sein, in denen er seinen bisherigen Lebensverlauf zum ersten Mal womöglich sich bewusst vor Augen stellt, betrachtet freilich von dem Tiefpunkt aus, an dem er sich derzeit befindet. War, wenn ihm endlich jetzt ein »Licht« aufgeht, sein ganzer bisheriger Lebensweg nicht wie eine Sackgasse, die logisch mit dem »Reinfall« enden musste?

Im Grunde ist der Brunnenschacht das sprechendste Symbol für sein gesamtes bisheriges Leben. Er hat den mütterlichen Schoß, als dessen Bild der Brunnen gelten darf[33], niemals wirklich verlassen. Nur scheinbar hat er sich vom Einfluss seiner (Hexen)Mutter abgelöst, als er zu den Soldaten ging. Gewiss, da war die Atmosphäre rauer, »männlicher« - ein Gegenstück zum Eingehülltsein in den Armen seiner Mutter; und doch hat er sich

---

[33] Siehe ANMERKUNGEN auf S. 108

mitgenommen, wie er war: gehorsam, unterwürfig, untertänig, begierig beinah, kommandiert zu werden, geformt wie ein Stück Plastikmasse in den Händen eines anderen, an sich amorph, unfähig, selbst sich zu gestalten, nur immer gerade das, was andere von ihm verlangten, ein Mutterschoßbewohner nach wie vor, verhockt in kindlichen Ängsten (vor seinem Vater) und passiven Erwartungen (gegenüber der Mutter), in Wahrheit noch ein Kind bei allem Großmannsgetue und -gehabe. Die Epauletten und Kokarden, die Rangabzeichen und Verdienstkreuze mögen ihn schmücken wie die Standarte einen Spielmannszug, - tatsächlich braucht es schon viel Alkohol und mutwillige Selbstverdummung, um dem latenten Elend eines solchen Lebens nicht ins Auge sehen zu müssen. Jetzt ist es manifest. Das kalte, blaue Licht seines Bewusstseins leuchtet, und es bescheint die Wände einer inneren Gefangenschaft: ein Troglodytentum der schlimmsten Prägung, primitiv geblieben, undifferenziert, innerlich ungeordnet, »brav« einzig auf Befehl, »bös« einzig auf Befehl, als eigenes Ich gar nicht vorhanden - das ist er, ein Nicht-Ich, eine Unperson, ein Uniformierter, genau jenes entfremdete Stück Dreck, in das er sich auf dem Kasernenhof im Vorlauf zum Soldatentum schon hat verwandeln lassen. Und wie jetzt weiter?

Es ist fatal, dass der Soldat den »Reinfall«, den er gerade erlebt hat - aus seiner Sicht sogar verständlich! -, allein der Schuld der »Hexe« zuschreibt. Sie hat ihn »fallenlassen«, sie hat ihn ausgebeutet und betrogen, sie hat sein ganzes Leben mit ihrer unbegreifbaren, dämonischen, halt hexenartigen Hinterlist verwüstet. Das alles erkennt der Soldat im hellen Schein des blauen Lichts - kühl, klar und mitleidlos[34], und er will sich davon trennen, so wie ein Feldscher ohne jegliche schmerzlindernde Narkose den Knochen eines Schwerverletzten absägt.

---

[34] Siehe ANMERKUNGEN auf S. 108

Jetzt ist der Augenblick gekommen, den Spieß umzudrehen. Nur allzu lange hat man's mit ihm machen können, ab sofort wird er's ihnen zeigen, er wird es ihnen heimzahlen. Soviel kann man hier bereits sagen: Es ist ein kaltes, ressentimentgeladenes »Licht«, das seinem Bewusstsein jetzt den Weg ins »Freie« weist.

In einer Zeit, da man Rauchen in der Öffentlichkeit aus Gründen der Gesundheitspolitik unter Verbot gestellt sieht, fällt es zunehmend schwerer, noch zu verstehen, welch eine magische Anziehungskraft ein bisschen Tabak gerade in Krisenaugenblicken auf Soldaten auszuüben imstande war und ist. Die fast legendäre Machorka-Papirossa in russischen Gefangenenlagern - ein letzter Zug aus einer Kippe verhieß den Atem von Kultur und Luxus, von Genuss und Freiheit, er war wie die als Rauchwölkchen entschwebende Erinnerung an ein Leben voller Träume, Wünsche und Möglichkeiten"[35]. In solchem blauen Dunst aus Phantasie und Vorstellung, entzündet an dem kalten Licht des neu erwachenden Bewusstseins, erscheint diesem Soldaten »ein kleines schwarzes Männchen«. Schon die Gestalt des Gnoms sollte ihm Warnung sein, tritt ihm darin doch sinnfällig nur entgegen, was er in Wahrheit selbst geworden ist: Es ist die Miniaturausgabe des Menschlichen, die ihm da gegenübertritt[36]; sie zeigt, dass er geistig noch immer ein klein gebliebener junge ist, infantil in seinem Fühlen, retardiert in seinem Denken, weit entfernt von der Bereitschaft, eigene Verantwortung für sein Leben zu übernehmen.

Man braucht sich nur die Alternative vorzustellen, die der Soldat durchaus besäße, um zu erkennen, was das Bild des kleinen

---

[35] Siehe ANMERKUNGEN auf S. 109
[36] Siehe ANMERKUNGEN auf S. 109

schwarzen Männchens sagen will. »Erwachsen« würde der Soldatin dieser Stunde, wenn er sich auf sich selbst besinnen würde, statt resignierte Vorwürfe gegen die (Hexen)Mutter in die Luft zu blasen. Natürlich bildet sie die Hauptursache dafür, dass er, gleich einem Embryo vor der Geburt, noch immer nicht wirklich zur Welt gekommen ist; doch mittlerweile ist er alt genug, und endlich würde es die höchste Zeit, sich nicht mehr länger in der Frage zu vergraben, was man als Kind mit ihm gemacht hat, sondern das Augenmerk darauf zu richten, was er selber heute machen kann und wirklich macht. Es wäre der einzige Weg, sich selber aus dem Brunnenschacht ans Tageslicht hochzuarbeiten. Das kleine schwarze Männchen aber ist vonnöten, solange der Soldat sich selbst in seinen Kinderphantasien weiter einzurichten sucht. Das allerdings tut er auf seine Weise recht erfolgreich, und er wird bis zum Schluss nicht merken, wie dieser sein Erfolg lediglich sein Kinder-Ich in eine Art Gefängnisneubau des Erwachsenenlebens überführen wird.

Man sollte sich an dieser Stelle nicht verlocken lassen, die Geschichte vom blauen Licht als eine bloße Adaption des jedem Kind bekannten Märchens Aladin und die Wunderlampe zu betrachten; denn so sicher das Bildmotiv aus der orientalischen Märchensammlung von Tausendundeine Nacht stammen dürfte[37], so eigenständig und so eigensinnig ist doch die Bedeutung, die ihm die Grimm'sche Erzählung zuspricht. Was dieses kleine schwarze Männchen hier verkörpert, ist die totale Dienstbeflissenheit, die sklavische Gehorsamstreue, die der Soldat seit Kindertagen beibehalten hat, die jetzt aber als etwas Ichfremdes, von ihm Abgespaltenes auf ihn zurückkommt: Und gerade sie hilft ihm, als erstes dem Brunnenschacht der dumpfen, depressiven Opferhaltung zu entrinnen.

---

[37] Siehe ANMERKUNGEN auf S. 109

Von jetzt an ist er selbst es, der Befehle gibt; von nun an richtet sich die Welt nach seinen Wünschen, und an die Stelle des Gefühls der Ohnmacht und der Nichtigkeit treten nun Allmachtsphantasien und Größenwahnideen. Um nicht das vernichtende Empfinden von Minderwertigkeit und Unbedeutendheit verewigen zu müssen, legt sich für den Soldaten dies als einziger Ausweg nahe: der Ausstieg aus dem Brunnenschacht (des Mutterschoßes) als Aufstieg zu gesellschaftlicher Anerkennung im Status majestätischer Bedeutung und absoluter Hoheit! Das alles, wohlgemerkt, soll sich realisieren vermöge ganz und gar kindlicher Wunschträume und Persönlichkeitseinstellungen; doch immerhin: man muss dem in sich selbst Gefangenen zubilligen, dass er auf diese Weise aus dem »Loch« entkommen kann. Rein subjektiv fühlt sich die Phase der Ichaufblähung (Egodiastole)[38] immer noch besser an als die Hilflosigkeit, Niedergedrücktheit und Verlassenheit bisher; und *diese* Wende kann das kleine schwarze Männchen, wie es soll, bewirken.

Doch das ist nur der erste Schritt auf jenem Kreuzzug der Egomanie, der nunmehr anhebt.

Kaum mit zwei Füßen nämlich wieder auf der Erde, macht der Soldat das »Männchen« zum Instrument von exzessiven Rache- und Revanchegelüsten. Im Zwergendasein seines eigenen Dienenmüssens haben sich offensichtlich alle möglichen dunklen, bösartigen, hasserfüllten Gefühle und Gedanken angesammelt und werden nun in dem »schwarzen« Männchen verkörpert. Es ist, genau betrachtet, nicht die eigene Wut des Soldaten, die danach drängt, sich auszutoben, es ist und bleibt ein abgespaltener, verselbständigter Teil des Unbewussten seiner Psyche, - und es ist dieser aggressiv besetzte Mutterkomplex, der auch von seiner

---

[38] Siehe ANMERKUNGEN auf S. 109

Seite her keine Aussprache mit dieser Hexenmutter zulässt: »Ich habe Angst, ihr zu begegnen; schon ihre Nähe lähmt mich tagelang, ich kann bei ihr nicht denken, ich habe keinen Willen mehr, ich fühle mich wie seelenlos, ich tue dies und das, ohne innerlich dabei zu sein, ich muss sie meiden, denn sie ist wie der sprichwörtliche Teufel: gibt man ihr den kleinen Finger, nimmt sie die ganze Hand.« So sprechen viele, die noch als Erwachsene an ihrer Kindheit leiden, - die noch heute von all der Not und Widersprüchlichkeit der eigenen Mutter sich überwältigt zeigen. Vor ihr fliehen sie. Sie sind unfähig, in ein neues, realistisches Verhältnis zu ihr einzutreten. Sie setzen sich mit ihr nur virtuell noch auseinander, - eben im Bannkreis und mit Hilfe dieses kleinen schwarzen Männchens.

Bei der Behandlung schwerer Depressionen ist es oft ganz unerlässlich, die resignierte Fügsamkeit, die blande Blindheit einer quasi masochistischen Selbstpreisgabe an die Befehle anderer in Vorstellungen zu übersetzen, die der Ich-Abgrenzung und der Selbsterhaltung dienen. Es scheint paradox, trifft aber den Nagel auf den Kopf, wenn man feststellt, dass dieser Soldat, der physisch sich durchs Leben zu prügeln und zu schlagen versteht, es psychisch nie gelernt hat, sich zu distanzieren oder gar zu wehren. Ja, es hängt offensichtlich gerade so zusammen: Er hat die seelische Wehrlosigkeit, die völlige Unfähigkeit, sich gegenüber seiner Mutter geistig zu verteidigen, lediglich nach außen hin zu kompensieren gesucht mit martialischer Gewalt. Er hat seine allzu verwundbare Seele zu schützen versucht, indem er wenigstens den Körper unverwundbar machte, - indem er lernte, schneller als alle zu stechen und zu schießen. - Wird man so ein Soldat? Ja, sicher! Unter anderem!

Kein Märchen erklärt alles, doch das Bild, das sich in der Geschichte von dem Blauen Licht jetzt immer deutlicher abzeichnet, verweist auf einen Hauptbeweggrund, warum Menschen, innerlich gefangen im Brunnenschoß der Mutterhexe, das kalte Licht ihres Verstandes dazu nutzen, das kleine schwarze Männchen Rache am Rest der Welt üben zu lassen. Es lässt zudem verstehen, warum Menschen bereit sind, die Gegenwelt des Kriegs als Auftrag zu empfinden.

Die Kunst wohl jeder Psychotherapie im Umgang mit depressiven Gemütszuständen besteht darin, mitten in der Tiefe der Selbstentwertung und der Selbstentleerung die »Schätze« wiederzuentdecken, die hier das Männchen dem Soldaten in dem Brunnen zeigt. Es sind all die Habseligkeiten, welche die Hexe dort versteckt hat, oder, anders gesagt, die Reichtümer, die der Soldat in seinem Dienstgehorsam angesammelt hat. Die meisten Depressiven sind die Opfer einer Art von falscher Buchführung: Sie haben so viel Wertvolles zu tun versucht - für andere; auf deren Konto wurde es dann gutgeschrieben, während es auf ihrer eigenen Habenseite nicht zu Buche schlug. Wie aber, wenn die eigenen Leistungen und Fähigkeiten mal eingesetzt werden dürften für sich selber? Was der Soldat mit seiner Fügsamkeit und Folgsamkeit erreichen wollte, muss ja an sich nicht falsch gewesen sein, wenn es sich jetzt nur in die eigene Regie übernehmen ließe. - Die »Selbstheilung« jedoch, die der Soldat in der Erzählung der Gebrüder Grimm vornimmt, ist nicht ein solcher Wandel reifenden Bewusstseins, sie geschieht als ein Diebstahl am Besitz der Hexe, verübt von seinem Kinder-ich in der Gestalt des Gnoms. Der Ausgebeutete macht sich fremden Besitz zur Beute, - das kann wohl nicht die Lösung sein; es ist eine bloße Umkehrung, kein Durcharbeiten in eigener Zuständigkeit, keine Selbstbehauptung in wachsendem Vertrauen in die eigene Tüchtigkeit.

Und ganz genauso wie mit seinen Leistungen und Fähigkeiten steht es jetzt mit seinen Aggressionen: sie wandeln sich im Schein des kalten blauen Lichtes zu einem Hinrichtungsbefehl über die Hexe. - Um Depressionen therapeutisch aufzulösen, ist es sehr wichtig, Ärger, Frustration, Enttäuschungen, Empörung, Zorn ... sich selbst bewusst zu machen und in eine Form zu bringen, die mitteilbar, verhandlungsfähig und dann auch kompromissbereit zu sein vermag. Das Ich lernt, sich in seinen Wünschen und Bedürfnissen als berechtigt anzuerkennen, und es gewinnt die Fähigkeit, sich auch mit den divergierenden oder konträren Wünschen und Bedürfnissen anderer auseinanderzusetzen. Aus den verdrängten, schwer kontrollierbaren Aggressionen von einst wird dadurch eine Energie der Ichdurchsetzung, aber auch des Gelten-lassens fremder Ansprüche. Zu all dem ist diese »Selbstheilung« des Soldaten nicht imstande. Um aus dem Mutterschoßgefängnis des »Brunnens« zu entkommen, ist ihm nur die eine Lösung vorstellbar: die Mutter umzubringen oder, richtiger, beseitigen zu lassen.

Ganz richtig sah schon SIGMUND FREUD, dass in der kindlichen Psychologie der Todeswunsch, gerichtet gegen die eigenen Eltern und Geschwister, die Nein-Vokabel wiedergibt[39]. Der Soldat muss und will sich von der Hexenmutter lösen, - dazu gehört notwendigerweise ein Akt auch der Verneinung; doch anders als bei einem Kinde dürfte man von ihm erwarten, dass er darüber Klarheit schaffen könnte, was er an seiner Mutter ablehnt und warum, wovon im Einzelnen er auf Distanz geht, um zukünftig sich ein eigenes Leben aufzubauen, und was hinter manchen Vorwürfen er vielleicht doch an seiner Mutter bejahen kann. Das alles aber gelingt ihm nicht; stattdessen bleibt er bei der kleinkindhaften pauschalen Negation, und die organisiert er

---

[39] Siehe ANMERKUNGEN auf S. 109

zudem noch in einer Art Privatjustiz: Er selbst, als wäre er der Oberste Gerichtshof, spricht der Hexe - scheinbar im Namen der Gerechtigkeit - das Todesurteil, und augenblicklich lässt er es von dem kleinen schwarzen Männchen exekutieren. Es bedarf keiner formellen Anklage, keiner Zeugenbefragung, keiner Anhörung, - wie bei einem Militärtribunal ist die Straftat bzw. das, was dafür gilt, auf der Stelle »standrechtlich« zu ahnden.

Dass man dem Militär überhaupt eine Sondergerichtsbarkeit zugesteht, und zwar auch und gerade in Staaten, die sich als demokratisch ausgeben, ist in sich schon ein höchst bedenkliches Symptom für dieses Schattendasein der Gewalt tief unterhalb der Sphäre von Kultur und Zivilisation, das mit der Tatsache des Krieges und schon der Kriegsvorbereitung notwendig einhergeht. Was aber diesen Soldaten angeht, so folgt er selbst vor dem Hintergrund der archaischen Militärgerichtsbarkeit einer durch und durch egozentrischen Logik.

Es kommt in Grimm'schen Märchen nicht gerade selten vor, dass Hexen hingerichtet werden - man denke nur an Brüderchen und Schwesterchen (KHM 11)[40] oder an das Schneewittchen[41] (KHM 53) dort aber hat mit Regelmäßigkeit die psychische Not der zentralen Person nach einem langen und schmerzhaften Prozess der seelischen Integration ihre glückliche Auflösung gefunden, und zwar gerade eben dadurch, dass der zuvor verdrängte Schattenanteil der eigenen Seele aus seiner zwergenähnlichen, tierhaften oder gar dämonischen Zerrform herausgewachsen ist in das aufblühende Ich und dass die damit einhergehende Bewusstheit und innere Differenzierungsfähigkeit entsprechend der symbolischen Handlungsabfolge hinreichend nachgereift ist; doch eben das vermisst man hier bei dem Soldaten: Sein Ich ist

---

[40] Siehe ANMERKUNGEN auf S. 109
[41] Siehe ANMERKUNGEN auf S. 109

angefüllt mit wütenden Vergeltungsphantasien für sein gestohlenes und entfremdetes Leben, und der Gnom als Leitfigur der aggressiven Wunscherfüllung symbolisiert mehr denn je den infantilen Entwicklungszustand seiner Psyche[42].

Von welcher Qualität seine »Rechtsprechung« ist, zeigt sich in der »Entführung« der Hexe »auf einem wilden Kater«: Es ist die zu einer bestialischen Furie entartete Wut des Soldaten, welche die Hexe dem Galgen entgegenträgt[43]; und doch hat er selber als Person damit scheinbar nichts zu tun, - er hat es so gewollt, sein Gefühl aber ist davon abgespalten; nicht er selber, - das kleine schwarze Männchen bringt die Hexe vor Gericht; und dieser Tatbestand macht den Soldaten für sich selbst und alle, denen er begegnet, unheimlich, ja, gefährlich. Natürlich hat er lernen müssen, seine Empfindungen zu zügeln.

Wenn er im Kampfe einen Gegner tötete, dann nicht aus einem persönlich empfundenen Affekt heraus, sondern weil es ihm befohlen war, weil es sein musste, weil es zu geschehen hatte. Und ganz entsprechend handelt er jetzt: Da gibt er einen Mord in Auftrag, doch er wird »kalt« exekutiert. So vorzugehen, wie gesagt, ist das gewöhnliche Handwerk von Soldaten; hier aber, in der symbolischen Auseinandersetzung mit der eigenen Mutter, zeigt sich, dass die militärischen Usancen psychologisch eine oft lange Vorgeschichte in der Biographie der jeweils Beteiligten besitzen: die Abspaltung der aggressiven Gefühlsregungen, die in den Trainingslagern eingedrillt und auf dem »Schlachtfelde« vorausgesetzt wird, lässt sich nur einer seelischen Verfassung aufprägen, die schon in Kindertagen als Überlebensstrategie hat lernen müssen, konfliktreiche Gefühle - gegenüber der Mutter und dem Vater - zu isolieren und

---

[42] Siehe ANMERKUNGEN auf S. 109
[43] Siehe ANMERKUNGEN auf S. 109

in ein Geschehen scheinbar ohne innere Beteiligung umzuwandeln. Es ist der zweifellos tragischste Charakterzug dieses Soldaten, dass in ihm die beruflich erzwungene Disziplinierung der Gefühle mit Persönlichkeitsstrukturen einhergeht, die ihn für all das Unmenschliche des Soldatendienstes förmlich prädestiniert haben.

Am gefährlichsten aber ist die Aggressionsverarbeitung bei diesem Mann wohl dadurch, dass er sich bei all seiner rachelüsternen Bosheit absolut im Recht fühlt. Er spaltet seine Aggressionen nicht nur von sich ab, er projiziert sie zugleich in ein objektiv sich gebendes Jus talionis hinein: Dass eine Hexe, krumm gebeugt, mit einer Katze auf dem Rücken, durch die Gassen geht, ist ein Stereotyp, das jedem Kind bekannt vorkommen dürfte; - in dem Symbol der Katze soll das Hexenartige seine tierhafte Ausdrucksform finden[44]. Warum, ist nicht ganz leicht zu sagen. Die Katze gilt - entgegen dem Protest aller Katzenliebhaber - im Volksmund als ein Ausbund an Falschheit und Verschlagenheit, und das wohl vorwiegend wegen ihrer Strategie beim Beutefang: im Unterschied zu Hunden, die als Hetzjäger ihre Opfer »ehrlich« mit Gekläff aufscheuchen und dann über lange Strecken vor sich hertreiben, sind Katzen Überraschungsjäger, die plötzlich anspringend sich aus dem Hinterhalt auf ihre ahnungslose Beute stürzen. Die Katzen können nichts dafür, dass sie nach der willkürlichen Wertung menschlicher Moral als heimtückisch gelten und deshalb Hexen zugeordnet werden. Wenn aber in dem Märchen der Gebrüder Grimm ein wild gewordener Kater mit der Hexe durchgeht und sie, die (vor Angst) schreit, zum Galgen trägt, so fließen hier offenbar der Hinrichtungswunsch männlicher Aggression und die »Begründung«: wegen weiblicher Durchtriebenheit, in dem Bild der rasenden Katze ineinander.

---

[44] Siehe ANMERKUNGEN auf S. 110

Bekannt sind aus dem Nahen und Mittleren Osten Darstellungen, welche die Große Göttin auf dem Rücken eines Raubtiers aus der Familie der Katzenartigen (der Feliden) zeigen, was ehedem Majestät und Souveränität verriet, ist in der Hexenszene hier herabgesunken zu dem grässlichen Spektakel einer Hetzjagd zum Hinrichtungsplatz.

Man muss schon sagen: Auf diese Weise schafft sich der Soldat seine Hexenmutter gewiss vom Leibe, doch kommt er in der eigenen seelischen Entwicklung damit nicht weiter. Tödliche Rache kann vernichten, aber niemals lösen. Ein Schritt der Reifung erforderte eine nachsichtige, vielleicht sogar wohlwollende Trennung von der Mutter und letztendlich die innere Aussöhnung mit ihr, - doch das verweigert er. Jetzt, da er sein Bedürfnis, sich an ihr zu rächen, befriedigt hat, steht er infolgedessen noch weit ärmer da als vorher. Die Hexe hängt am Galgen, doch die Nabelschnur, die ihn mit ihr verbindet, ist nicht durchtrennt. Im eigenen Erleben ist der Soldat zwar fortan die Hexe los, - sie existiert nicht mehr für ihn. Doch was er nicht sieht, ist eine ganz einfache, sichere Tatsache: mit dem Todesurteil über sie hat er sich selbst verurteilt zu einem Unleben in der Komplizenschaft des kleinen schwarzen Männchens.

Fürs erste allerdings hat er damit zur Ruhe gefunden; das »Männchen« kann »nach Haus gehen«. So unversöhnlich wie gegenüber der Hexe fühlt er sich nunmehr mit sich selber ausgesöhnt. Doch welch ein Irrtum! Sein Rachefeldzug ist noch lange nicht zu Ende, und ganz am Ende wird sich nur bestätigen, wie sehr er die ganze Zeit auf der Stelle getreten ist. Es mag schon sein, dass man seit Kindertagen diesen Mann fertiggemacht hat; jetzt aber, wo er sich darauf verlegt, andere fertigzumachen, verurteilt er sich selbst dazu, dass hier bereits sein Leben endet, ohne je sich zu vollenden: Es stagniert.

4. Des Königs Macht und seine Tochter oder: Vom trügerischen Sieg, der im Soldatsein liegt

Dabei, nach außen hin, ist er jetzt ein gemachter Mann. Rein räumlich kehrt er sogar in die Stadt zurück, aus der er kam, - er scheint tatsächlich bei sich selber angekommen, er ist »heimgekehrt«. Doch paradox: An diesem Heimatort erkennt ihn keiner wieder, er hat keine Bekannten, es gibt niemanden, der ihm zuhört und den er ins Vertrauen ziehen könnte. Nach dem Ende des »Mitleids«, nach der endgültigen Abspaltung des Gefühls zugunsten einer rein zweckrationalen Gedankentätigkeit, nach der schizophren anmutenden Verselbständigung ganzer Teile seiner selbst in einer geisterhaften Wunscherfüllungsautomatik, die keine Kompromisse, nur noch eine alternativlose Selbstdurchsetzung kennt, ist der Soldat jetzt wirklich bei dem angelangt, was Kindheit und »Beruf« aus ihm gemacht haben. Der ehedem »Diensthabende« nimmt nun die anderen in Dienst: es ist dies die Prämie späterer Wohlversorgtheit, mit der das Militär überall Soldaten anwirbt, - doch fälschlich oft, wie sich gerade in der Gestalt dieses Grimm'schen Kriegsinvaliden zeigt.

In gewisser Weise freilich geht für unseren Soldaten die Rechnung auf: jetzt, nach Plünderung der Hinterlassenschaften der aufgehängten Hexe, steht er als Zivilist wohlhabend da, und er genießt es, ab sofort in Saus und Braus zu leben. So hält er Einzug »in den besten Gasthof«, er lässt sich »schöne Kleider machen« und sein Zimmer einrichten »so prächtig als möglich«. Die Zeit der Leiden ist dem Leben nach dem Lustprinzip gewichen, - jetzt endlich will er was vom Leben haben, und er kann es sich leisten; denn er kann zahlen, - bezahlen, auszahlen, heimzahlen. Die Welt des Kampfes und des Raubes ist nunmehr käuflich und rentabel; und wie zur Wiedergutmachung all der erlittenen Schikanen von einst strebt der Soldat jetzt nach dem Anschluss an dieselbe Schickeria, die ihn vordem so lang gequält und ausgepresst hat. Nicht in seiner Lebensauffassung hat sich etwas zum Günstigeren, Tiefsinnigeren, Milderen verändert, es wurde lediglich die Lebensausrichtung gedreht - von Last zu Lust, vom Durchhalten zum Hofhalten, vom Leisten-Müssen zum Sich-etwas-leisten-Können. Und was soll auch dagegen zu sagen sein? möchte man womöglich fragen. Hat er sich's nicht verdient? Hat er etwa kein Recht, sein unverhofftes Glück nach all dem Elend in vollen Zügen zu genießen? Wirklich, wer wollt' es ihm verdenken?

Nun, ganz so unschuldig sind Leute selten, die plötzlich mit gefüllter Brieftasche ins Dorf einziehen, und der Soldat, der sich gerade an (s)einer Hexen(mutter) bereichert und sie anschließend aufgehängt hat, scheint in seinen Revanchegelüsten erst jetzt so recht in Fahrt zu kommen. »Ich habe«, spricht er zu dem schwarzen Männchen, »dem König treu gedient, er aber hat mich fortgeschickt und mich hungern lassen, dafür will ich jetzt Rache nehmen. «Was aber schwebt ihm als »Rache« vor? erkundigt sich sein Dienstgeist ganz zu Recht. Will er jetzt etwa auch den König an den Galgen bringen? Natürlich nicht.

Ein König im Märchen ist nicht ein König im Geschichtsbuch. Wohl führt er Krieg und hält sich seine Soldateska, ganz wie es leider immer wieder die Herrschenden getan haben und tun, - insofern dient die Interpretation einer Erzählung wie der vom Blauen Licht unmittelbar der Aufklärung über die zahlreichen Praktiken und psychologischen Faktoren, die im Kriege üblich sind und Menschen dahin bringen, bei Kriegen mitzumachen -; dann aber ist ein Märchenkönig, objektal (als eine real existierende Person) gedeutet, stets auch eine Gestalt, die in ihrer zentralen Autorität als »Landesvater« die Gefühle gegenüber dem

Familienvater in der frühen Kindheit auf sich zieht. Die Rache des Soldaten an dem »König« richtet sich daher gleichermaßen gegen beide Instanzen: gegen den Vater, der von seinem Sohn schon »Treue« forderte im Sinne von Ergebenheit und Unterwürfigkeit, Ausbeutbarkeit und Dienstbarkeit, und gegen den Monarchen, der, vom Vatergott im Himmel eingesetzt, auf Erden sozial erweitert die Vaterrolle weiterführt[45].. »Vater« und »König«, Patriarch und Monarch, gehen psychologisch so sehr ineinander über, dass aus der Schilderung des einen auf die Charakterart des anderen zu schließen ist; beide verschmelzen projektiv zu einer Einheit der wechselseitigen Verweisungen. Und nur so lässt sich jetzt der nachfolgende Racheplan verstehen: dass der Soldat den »König« kränken möchte, indem er seine Tochter in Besitz zu nehmen sucht. »Da du mir nicht gegeben hast, was ich seit Kindertagen schon verdient hätte und brauchte, so nehme ich mir das, woran dein Herz am meisten hängt.«

Auch »Königstöchter« und »*Prinzessinnen*« haben in Märchen eine doppelte Bedeutung: natürlich gab und gibt es sie an Fürstenhöfen in Europa; dann aber sind sie auch Symbole einer bestimmten Art zu lieben. Jeder, der seine Freundin ansieht und anredet als »meine Königin«, » meine Prinzessin«, erlebt das Glück der Liebe wohl wie solch ein Märchen, das soeben sich erfüllt; was er schon immer sehnlichst sich gewünscht hat, das wird jetzt Wahrheit. Alles drängt ihn, seiner Geliebten, seiner Angebeteten, seinem Engel, seiner guten Fee ... sein Herz zu Füßen zu legen, dass sie darüber befehle wie eine Königin, zu der er aufschaut, wie eine Königstochter, die ihn an ihrer Seite selber einsetzt als neuen »Herrscher« in dem Reich der Liebe.

---

[45] Siehe ANMERKUNGEN auf S. 110

Alle Worte von Macht und Hoheit formen sich in der Sprache des Herzens, welche die Märchen reden, zu Bildern, die Stimmungen von höchster Faszination, Verehrung und Verzauberung beschreiben. Zur »Königin« des Herzens braucht es weder blaues Blut noch designierte Erbfolge, - ein jedes Mädchen auf der Straße, wenn es nur recht geliebt wird, taugt zu einer »Königstochter«[46].

Allerdings erzählen Märchen mit Vorliebe davon, dass die begehrte Königstochter »verhext« sei von dunklen Mächten und nur durch Wagestücke, wie einzig Liebe sie bestehen lässt, erlöst werden kann; wenn das freilich geschehen ist, haben die Hexen, Zauberer, Dämonen, Riesen oder Räuber ausgespielt, dann treten sie demonstrativ von der Bühne des Seelendramas in den Märchen ab, - sie sterben, werden hingerichtet oder brauchen gar nicht mehr erwähnt zu werden. Für Psychoanalytiker erklärt sich diese typische Handlungsabfolge als Konsequenz der ursprünglichen Bindung des jungen an seine Mutter, die mit den Ängsten und Enttäuschungen, die sie ihrem Sohn bereitet hat, die Beziehung zu seiner späteren Frau mit enormen Hoffnungen und Erwartungen, aber auch mit der Furcht vor neuerlichen Zurückweisungen aufzuladen vermag; die Widersprüche der Mutterbeziehung übertragen sich auf jedwede neue Partnerschaft und können die Gefährtin sowohl überhöhen als auch dämonisieren, - die Geliebte wird zu einer erwünschten oder verwunschenen Königstochter.

Andererseits gehört zu der »ödipalen« Grundsituation auch die Konkurrenz mit dem Vater um die Mutter als um die ursprüngliche Geliebte des jungen; viele Märchen erzählen dementsprechend, dass der Brautwerber um die Gunst der »Königstochter« erst einmal einige schwer lösbare Aufgaben ableisten muss, die

---

[46] Siehe ANMERKUNGEN auf S. 110

ihm der »König«, als ihr Vater, stellt, um seine Tochter für sich
selber behalten zu können; eine gelingende Liebe wird deshalb
immer auch das Bild relativieren müssen und können, mit dem
der Vater sich in das Herz seiner Tochter eingeprägt hat, - insofern befreit in gewissem Sinne jeder Liebende seine Geliebte,
eine »Königstochter«, aus den Händen ihres Vaters, des »Königs«[47].

Ganz so erzählen es denn auch die Zaubermärchen, wenn sie
von den geheimnisvollen Wegen zu berichten wissen, auf welchen Liebende trotz aller Widerstände am Ende doch noch zueinander finden. Das Märchen vom *Blauen Licht* aber ist ganz
und gar kein Zaubermärchen; es kündet, statt von Liebe, nur von
Hass, Revanche und Machtgier, - von einer Perversion aller
menschlicher Beziehung, wie sie allein im Herzen eines solchen
kriegsversehrten »Heimkehrers« vorstellbar ist.

Was hier geschieht, hat psychoanalytisch keinen Namen, - es
ist das Gegenteil des Ödipuskomplexes. Zu lieben, um zu rächen, oder, weit richtiger: zur Liebe gar nicht erst zu kommen,
weil die Rachegelüste gegenüber dem Vater-König ihrer Entfaltung keinen Raum mehr lassen, - wer einen Namen dafür sucht,
könnte vielleicht von einem Achilles-Komplex sprechen und mit
dem Begriff daran erinnern, wie jener Held vor Troja die gefangene Briseis wesentlich für sich beanspruchte, um seinem Heer-
führer, dem unfähigen Agamemnon, das gebrochene Versprechen ihrer Auslieferung heimzuzahlen[48]. Frauen als Kampfpreis
und als Streitobjekt - für Helden in den Heerlagern der Völker
scheint das ganz normal. Doch der Soldat des Grimm'schen
Märchens ist kein Held, er ist zu klein, um ein Achill zu sein; er

---

[47] Siehe ANMERKUNGEN auf S. 110
[48] Siehe ANMERKUNGEN auf S. 110

streitet auch nicht offen um den Besitz der Königstochter, er lässt sie des Nachts schlafend von seinem kleinen schwarzen Männchen aus dem Palast des Königs holen, pünktlich um Zwölf, zur Geisterstunde, und nicht aus Liebessehnsucht, sondern einzig und allein, weil er »jetzt Rache nehmen« will. Dass er sich damit selber in Gefahr bringt, wie das Männchen ihm warnend vorweg bedeutet, ignoriert er großzügig; die Genugtuung seines Revanchebedürfnisses ist für ihn absolut vorrangig.

Jedoch im Schatten dieser Rache an dem Vater(König) definiert der Soldat zugleich auch seine Einstellung gegenüber der Königstochter. Statt sich um ihre Liebe oder Wertschätzung zu bemühen, ist seine Form erster Kontaktaufnahme - ihre Vergewaltigung oder, nur scheinbar etwas milder ausgedrückt, die Ausnutzung ihrer Wehrlosigkeit.

Zu den schlimmsten Erscheinungen eines jeden Krieges gehört es, dass siegreiche Soldaten nicht nur wahllos die Zivilbevölkerung ausplündern und marodierend ganze Landstriche verheeren, sondern dass sie besonders über alle Frauen hergehen, die ihnen in die Hände fallen[49]. FRANCISCO GOYA hat auf dem Gemälde Ermordung einer jungen Mutter (etwa 1808-1812) eine Szene aus den Gräueltaten der Franzosen im Raume Avila während des Aufstandes der Spanier gegen Napoleons Bruder Joseph im Jahre 1808 festgehalten: vergeblich fleht diese Frau um Mitleid; man hat ihr bereits die Kleider vom Leibe gerissen, und einer der großen schwarzen Männer zerrt der am Boden Liegenden soeben das weinende Kind aus den Armen, während ein anderer, aus dem Schattendunkel eines Baumes hervortretend, sich gerade bereitmacht, der Geschändeten den »Gnadenstoß« zu versetzen[50].

---

[49] Siehe ANMERKUNGEN auf S. 110
[50] Siehe ANMERKUNGEN auf S. 111

Verhaltensforscher mögen die grässliche Regelmäßigkeit, mit welcher solche Gräuel Kriege zu begleiten pflegen, biologisch mit dem Egoismus der Gene begründen - es gelte eben, die Bevölkerung des »Gegners« an der Reproduktion zu hindern und umso mehr das eigene »Volkstum« auszubreiten[51] -, doch sind derartige Erklärungen vom subjektiven Erleben der Akteure weit entfernt. Was sich in ihrem Handeln ausdrückt, ist die Verachtung gegenüber allem Schwachen, ist der sadistische Genuss grenzenloser Gewalt gegenüber Gefesselten und Ausgelieferten, ist der komplette Ersatz von Partnerschaft und Liebe durch die gröbste Form des »Geschlechterkampfes«: durch die Erniedrigung der Frau zum Beuteobjekt bloßer Sexualbegierde.

Der Soldat aus dem Grimm'schen Märchen steigert sich nicht hinein in einen solchen orgiastischen Sadismus, jedoch im Ansatz folgt er durchaus dem gleichen Handlungsschema von Ausbeutung und von Erniedrigung und die Traumsymbolik selbst redet in den latenten Bedeutungsinhalten eine durchaus derbe Sprache. Wenn ihn der König (schon auf dem Kasernenhof) zu einem blinden Gehorsam hat hindrillen lassen, bis er alle Befehle wie »im Schlaf« verrichtete, so demonstriert er diesem »König« jetzt am Beispiel seiner eigenen Tochter, als was für einen Albtraum er solch ein Dienstverhältnis erlebt hat: Er lässt die schlafende Prinzessin holen und spornt sie an: »Frisch an die Arbeit!« Man kann es krasser wohl nicht sagen: Für ihn ist eine Frau nur eine Dienstmagd, - eine Putzfrau mit dem Auftrag: »hol den Besen und kehr die Stube. « Mehr - oder schlimmer - noch: sie ist sein Stiefelputzer, seine Fußabtreter, seine Wichsbürste, die ihm die Stiefel von den ausgestreckten Füßen zieht und die er demütigt, indem er »sie ihr dann ins Gesicht« wirft, so dass sie diese »aufheben, reinigen und glänzend machen« muss.

---

[51] Siehe ANMERKUNGEN auf S. 111

Man wird sich vorzustellen haben, dass in dieser Art die ganze nächtliche Beziehung zwischen Mann und Frau unter Soldatenregie abläuft: »stumm und mit halbgeschlossenen Augen«, »ohne Widerstreben«, wie in Trance, folgt diese Frau, eine geborene Prinzessin, jeder Anweisung, die der Soldat ihr gibt. Und denken muss man, auch ohne viel von FREUDs Darlegungen vorauszusetzen, dass diese Grundeinstellung sich insbesondere im Sexuellen geltend machen wird, als dessen Symbolbilder *Fuß* und *Schuh* (oder Stiefel) in der Traumpsychologie recht gern und oft auftreten[52]. Es soll und kann diesen Soldaten nicht entschuldigen, dient aber doch der Einfühlung in seine seelische Verfassung, wenn man betont, dass er sich vor der Königstochter genauso aufspielt, wie er vor seinen königlichen Kommandeuren strammzustehen hatte; er gibt nur weiter, was man ihn gelehrt hat: die einzige ihm vertraute Art der menschlichen Beziehung ist Befehlen und Gehorchen, passiv bisher, aktiv seither. Eine furchtbare Reduktion des Menschlichen, wie sie ganz offensichtlich das Soldat-sein mit sich bringt!

Und weil die »Mägdedienste« der »Königstochter« in den Augen des Soldaten sich anscheinend so überaus erfolgreich ausnehmen, sollen sie jetzt in Serie gehen, allnächtlich »bis zum Hahnenschrei«. Die Nachtstunde, der Traumcharakter einer solchen Dienstbeziehung, gibt vielleicht einen Hinweis, dass der Soldat so gar nicht handeln will, wie er es tut, dass er nicht eigentlich bewusst, in tageshell Klarheit des Verstandes, seine Befehle gibt; es ist sein dumpfes, dunkles Revanchebedürfnis, das ihn dahin treibt; und wie es meistens geht: aus Angst vor einem offenen Konflikt mit dem »König« als der eigentlichen »Zielperson« seiner aufgestauten Aggressionen vergreift er sich

---

[52] Siehe ANMERKUNGEN auf S. 111

an dessen Tochter als an einer Schwächeren, einer völlig Un-
schuldigen, einem reinen Ersatzobjekt, dem er all das zufügt,
was er in Wirklichkeit dem König selbst antun möchte. Noch
fürchtet der Soldat, den König auf direktem Weg herauszufor-
dern, - er soll und darf nicht merken, was da Nacht für Nacht mit
seiner Tochter vor sich geht; und doch: der »Traum« der Königstochter, ihre Müdigkeit am Morgen, liefern dem Vater genug Anhaltspunkte, sich zu sorgen und beim nächsten Mal
schon besser auf der Hut zu sein. Selber soll die Prinzessin eine
Spur zum Hause des Entführers legen, indem sie aus einem
Loch in ihrer Tasche Erbsen auf die Straße streuen lässt.

Tricks dieser Güte sind in Märchen recht beliebt, - *Hänsel und
Gretel* (KHM 15) zum Beispiel bedienen sich der gleichen
List[53]; aber das kleine schwarze Männchen weiß um die Gefahr
und weiß des Königs Anschlag zu vereiteln: es streut so viele
Erbsen, als hätten sie des Nachts geregnet, so dass die verräteri-
sche Spur sich verwischt. Da geht Geheimhaltung einher mit der
Vervielfältigung der Kette der Indizien, - man erdrückt den
»Beweis« durch die Vermehrung der Beweismittel, man legt so
viele Spuren, dass sie alles, also nichts beweisen. Doch ganz so
einfach geht auch das nicht: je öfter sich die Königstochter
nachts entführen lässt, desto deutlicher tritt ihr Verhältnis an den
Tag. Die ausgestreuten Erbsen essen am Morgen die armen
Kinder in den Straßen - ähnlich wie die Vögel des Himmels sich
über Hänsels Brotstückchen hermachen -; wenn aber die Königstochter einen Schuh bei dem noch unbekannten Täter versteckt zurücklassen würde, so könnte man ihren Entführer damit
überführen.

---

[53] Siehe ANMERKUNGEN auf S. 111

Es ist das erste Mal, dass das kleine schwarze Männchen gegen diese List des Königs kein Gegenmittel kennt. Warum, muss man sich fragen. Die Antwort liegt in dem gerade angedeuteten Symbolgehalt, der einem Schuh zukommt. Träumte eine Frau, sie trüge des Nachts ihre Schuhe über den Flur eines Hotels, so würde gewiss jeder Psychoanalytiker darüber nachsinnen, wohin die sexuellen Wünsche seiner Patientin unterwegs seien. Der »*Schuh*«, mit einem Wort, ist unter anderem ein Bild der Weiblichkeit; und so erklärt es sich am einfachsten, dass schöne Schuhe in den Auslagen der Kaufhäuser auf Frauen eine ungleich größere Anziehungskraft auszuüben pflegen als Herrenschuhe auf Männer. Im Märchen von dem *Aschenputtel (KHM 21)* ist es denn auch der *Schuh* des Mädchens, den der Königssohn auf der Treppe festleimt und mit dem er auf die Suche nach seiner Geliebten geht[54]; die beiden Ballveranstaltungen zuvor haben offenbar bereits eine Verbundenheit zwischen ihm und seinem Aschenputtel aufgebaut, die dieses Symbol intimer Zuneigung erlaubt und nahelegt. Doch wieder bietet dieses beliebte Zaubermärchen vom *Aschenputtel* nur den hellen Hintergrund, um desto deutlicher die Perversion zu offenbaren, die in der Seele des Soldaten sich ereignet hat: Er liebt die Königstochter nicht, - er eignet sie sich ungefragt und gegen ihren Willen an, er nimmt sie in Besitz wie ein Gespenst zur Geisterstunde, und für die wachsende Beziehung zwischen Mann und Frau, die nach zwei Nächten denn doch wohl zustande kommt, muss er befürchten, vor des Königs Tribunal gestellt zu werden.

Welche Möglichkeiten bleiben einem Manne, der miterlebt, dass jegliche Kontaktaufnahme zu einer Frau von der Vaterautorität (dem »König«) mit dem Todesurteil (FREUDS »Kastration«) abgestraft wird?

---

[54] Siehe ANMERKUNGEN auf S. 111

Die Angst vor der Frau, die sich in der Hexe verkörperte, hat
den Soldaten unfähig gemacht zu lieben und ihn dahin verleitet,
die Liebe zu erniedrigen, gemein zu machen und in ein reines
Herrschaftsverhältnis umzukehren: »Solange ich befehle, brauche ich vor der Überlegenheit meiner Frau und ihrer hexenartigen Ausbeutung keine Angst zu haben«, scheint er sich zu sagen. Gleichzeitig aber, da sich seine unbewusste Mutterbindung
fortsetzt und sich auf jedwede Frau überträgt, die in den Kreis
seiner Gefühle tritt, *überhöht* er auch das Bild der Frau, die er
eigentlich lieben möchte, in etwas Adliges, Könighaftes und
muss seine Frau (eine Königstochter!) jetzt umso mehr bekämpfen, je höher er, ein einfacher Muschkote, sie in seiner Vorstellung auf das überragende Piedestal seiner Mutterfixierungen
gestellt hat. - Doch all das ist, wie wir jetzt wissen, nur die eine
Hälfte des Konfliktes; die andere ergibt sich aus der Unterwürfigkeit und Rebellion des Sohnes gegenüber dem Vater. Dieser,
der schon in Kindertagen den Weg des Sohnes zur Mutter hin-
derte, sorgt nun dafür, dass der Soldat sich die Annäherung an
eine Frau nur als Entführung, Raub und als Gewaltakt denken
kann, gerichtet gegen das Gebot des Königs selbst[55].

Im Prinzip könnte der Soldat davon ausgehen, dass ein Vater
letztendlich nichts dagegen haben wird, wenn er seine Tochter
eines Tages in eines anderen Mannes Armen zu ihrem Glück
aufblühen sieht; unser Soldat müsste dann alles ihm Mögliche
daransetzen, den »König« von seinen edlen Absichten als Liebhaber und Ehemann zu überzeugen, und wäre, im Falle ihm dies
gelänge, nicht nur geliebt von der Königstochter, sondern auch
akzeptiert am Königshofe. Jedoch: die Angst vor der He-
xe(nmutter), welche als Angst vor der Frau die Liebe verhindert

---

[55] Siehe ANMERKUNGEN auf S. 111

und Sicherheit nur in der Machopose des Befehlshabers und Quälgeistes zulässt, muss jeden (Königs)Vater in der Fürsorge um seine Tochter gegen einen solchen Brautwerber aufs heftigste einnehmen. Und damit ist der Teufelskreis geschlossen: Die Angst vor der Mutter erweitert sich zur Angst vor der Frau, und deren Erniedrigung aus Angst führt zu der ganz berechtigten Strafangst vor ihrem Vater.

Mit einem Wort: Wie ehemals auf dem Schlachtfeld steht der Soldat jetzt auf einem Duellplatz, angetreten gegen den König auf Leben und Tod, auf Sein oder Nichtsein, auf Ich oder Er. Die List mit dem verräterischen Schuh gelingt, - der Soldat wird verhaftet »und ins Gefängnis geworfen«. All das geschieht so überraschend, dass es den eben noch so selbstsicher auftrumpfenden Soldaten völlig aus der Bahn wirft. Er verliert die Contenance. Seine eiskalte Rachestrategie, verkörpert in dem blauen Licht, kommt ihm abhanden; er vergisst, dieses sein einziges Rettungsmittel in jedweder Notlage mit sich zu nehmen. Was ihn vor seiner sicheren Hinrichtung bewahrt, ist ein verbliebener Rest an Menschlichkeit: ein Kamerad, der wie ganz zufällig vorbeikommt und doch so überlebenswichtig nötig ist, hebt den Soldaten wieder in seine alte Macht.

Wenn irgend von der Mentalität eines Soldaten sich etwas scheinbar Gutes sagen lässt, so ist es diese Fähigkeit zur Kameradschaft[56]. Sie unterscheidet sich von Freundschaft. Freundschaft ist gänzlich an die Zuneigung zu der Person eines anderen gebunden; zur Ausbildung eines Soldaten aber gehört wesentlich die Entpersönlichung; die einzige Beziehungsform, die ihm außerhalb von Macht und Unterwerfung daher verbleibt, ist Kameradschaft. Sie gründet in der undiskutierbaren Bereitschaft, für einen anderen buchstäblich durchs Feuer zu ge-

---

[56] Siehe ANMERKUNGEN auf S. 111

hen, und zwar nicht, weil er einem als Person besonders nahe stünde, sondern rein situationsbedingt: weil er dieselbe Uniform trägt, weil er derselben Einheit angehört, weil er unter dem gleichen Befehl steht, - weil alle im gleichen Boot sitzen. Kameradschaft bindet Menschen funktional zusammen, die aufgehört haben, sich als Personen zu erleben. Der andere ist unerlässlich durch das, was er tut, nicht durch das, was er ist. Nur so vermeintlich bildet sich die unbedingte Zuverlässigkeit, die zur Bewältigung gemeinsamer Gefahren nötig ist. Gefühle wären allzu subjektiv und instabil; ihre Klärung im Ernstfall zu langwierig; aber die Unterordnung aller unter den *einen* Befehl, der alle als uniforme Aktionseinheit zusammenschweißt, - das macht aus den Einzelnen die Rädchen im Getriebe einer beliebig einsetzbaren Maschinerie des Todes. Dass es so ist, macht das Gefühl von Kameradschaft aus.

Ein nicht ganz unwichtiger Teil der Kameradschaft ist eine gewisse Fairness im Umgang miteinander. Anders als in Freundschaftsbeziehungen gibt es hier nichts umsonst, - wo nur das Tun verbindet, muss man schon etwas dafür tun, dass andere für einen selber etwas tun. Für den Soldaten hinter Gittern ist es aus Gründen, die er nicht erklären kann, unendlich wichtig, das geheimnisvolle blaue Licht und eine Dosis Tabak zurückzuerhalten, - »das kleine Bündel«, wie er vorsichtigerweise sagt; doch dafür muss er seinen letzten Dukaten, den er zufällig noch bei sich trägt, einsetzen. Umsonst würde sein Kamerad für ihn gewiss nicht hin und her zur Hilfe eilen; auch für die Aussicht, später reich entlohnt zu werden, würde er sich nicht unbedingt zu irgendeiner Gefälligkeit bewegen lassen: woher sollte ein Gefangener schon später noch mal Geld bekommen? Nicht eigene Voraussicht oder gar Berechnung, - das reine Glück, dass er gerade noch einen *Dukaten* bei sich trägt und zufällig ein Kamerad vorübergeht, ermöglicht seine Rettung. - Auch das darf wohl als typisch für Soldaten gelten: wenn sie davonkommen, so nicht, wie meistens dargestellt, durch Männlichkeit und Mut und Kraft und Klugheit, sondern durch nichts anderes als eine Schicksalslaune, - *so* verhält es sich.

Freilich, kaum dass er sich wieder im Besitz der ihm so nötigen Utensilien befindet, erwächst ihm auch die alte Kaltblütigkeit neu, die Fähigkeit zur hinhaltenden Inszenierung für den rechten Zeitpunkt zum »Draufhauen«. Schon hat der Richter ihn zum Tod verurteilt, schon führt man ihn hinaus (zum Galgen), da bittet er den König noch »um eine letzte Gnade«. Und diese »letzte Gnade«, die der König ihm gewährt, erweist sich als entscheidender Schwachpunkt inmitten einer Welt der Ungnädigkeit; ja, es ist hier das eiskalte Kalkül des Kriegers, dass er den König um Gnade angeht: nur weil dieser mitleidig sich die Blöße dieser Schwäche gibt, einen zum Tode Verurteilten nicht ganz einfach streng und unerbittlich hinzurichten, gewinnt der Soldat die Oberhand. Jetzt schlägt er um sich, teilt er aus, macht er den König »platt«. Jetzt lässt er ungehemmt in alle Richtungen seine aufgestauten Aggressionen heraus.

Es ist eine Selbstheilung nach Art des Kasperletheaters, wo Kasper mit dem Knüppel so lange auf das Krokodil einschlägt, bis es von der Bühne abtritt. »Ich hab' das Sagen, hab' das Sagen, hab' das Sagen«, sagt jeder Hieb auf König, Richter und Gehilfen. Wie der Soldat schon in seiner Beziehung zu der Hexe außerstande war, sich durch Verhandeln auf Kompromisse festzulegen, so zeigt er sich auch jetzt unfähig, neben sich einen anderen Standpunkt zuzulassen; doch während jene (Mutter)Hexe »hinterhältig« vorging, um ihre Ziele zu erreichen, spaltet der Soldat seine aufgestauten Affekte ab und lässt sie dann überfallartig los. So wurde er Soldat, so handelt er jetzt als Soldat. Und er erreicht, was er sich vorgenommen.

Der König retiriert, er, der Soldat, ist jetzt der »King«, der »Größte« und der Einzige. Jetzt ist er anerkannt von allen, denn er hat, was sie, wenn es drauf ankommt, alle schätzen: Macht und Geld. Er kann sich jeden Wunsch erfüllen. Er hat das Recht auf alles. Er ist jetzt sogar im Besitz der Königstochter. Nur eines hat er nicht: sich selbst; nur eines ist er nicht: er selbst.

Dies ist vielleicht die bitterste Lektion, die das Soldatenmärchen der Gebrüder Grimm beim Leser hinterlässt: Ganz wie ein Sieg im Krieg alles erringt, was sich erkämpfen und erobern lässt, und doch im Augenblick des glänzenden Triumphs alles zerstört, was menschlich wertvoll ist, so ereilt den Soldaten, diesen Handlanger des Krieges, genau das gleiche Schicksal: Er hat nach außen absolute Macht gewonnen, und doch - da er sich selbst nicht kennt, kann er über sich selber nicht befehlen; er ist der designierte Ehemann der Königstochter, und doch weiß er von Liebe gar nichts. Ja, der Erfolg, den er erreicht hat, wird ihn verdammen zu Bequemlichkeit und Unbeweglichkeit. Alle ringsum hat er fertiggemacht, - jetzt ist er selber fertig. Er hat alles erreicht, - nun ist er mit sich selbst am Ende. Er lebt, ohne je noch zu merken, wie alles in ihm tot ist. Er ist mit einem kranken Körper heimgekehrt, die Seele hat er irgendwo im »Krieg« zurückgelassen. Was eigentlich also bewundert man, wenn wieder mal Konfetti auf die heimkehrenden Helden regnet? Man sollte einen Sieg als Trauertag begehen, meinte der weise LAOTSE und dachte an die Opfer aller Kriege - wer aber dieses Märchen der Gebrüder Grimm aufmerksam liest, der lernt bereits die Krieger als die ersten Opfer aller Kriege[57] kennen: sie gingen sich bereits verloren, längst ehe sie zu den Soldaten gingen.

---

[57] Siehe ANMERKUNGEN auf S. 112

ANMERKUNGEN
Vorwort

1 Vgl. JÖRG FRIEDRICH: *Der Brand*, 63-176: Strategie.

2 Vgl. JOHANNES B. HIRSCHMANN: *Die katholische Lehre über die Wehrpflicht,*1956, in: Ja zu Gott im Dienst an der Welt, 90-94; Hirschmanns Auftritt als »Experte« im Deutschen Bundestag hätte um ein Haar das Gesetz über die Anerkennung der Wehrdienstverweigerung aus Gewissensgründen in der Bundesrepublik verhindert.

3 Vgl. JOHANNES B. HIRSCHMANN: *Kann atomare Verteidigung sittlich gerechtfertigt sein?* 1958, in: A.a.O., 95-109. Vgl. auch Helmut Kramer - Wolfgang Wette (Hg.): Recht ist, was den Waffen nützt, zu den Versuchen, das Grundrecht auf Kriegsdienstverweigerung auszuhöhlen und die Gegner der Wiederbewaffnung zu kriminalisieren.

4 Vgl. JÖRG FRIEDRICH: *Yalu*, 68-76: Generalplan Weltkrieg.

5 Vgl. JÜRGEN WAGNER: *Außenpolitik*, in: Gabriele Gillen - Walter von Rossum (Hg.): Schwarzbuch Deutschland, 77-91, S. 77-82: NATO, EU, Deutschland: Von der Verteidigung zum Angriff.

6 Vgl. LÜHR HENKEN: *Rüstungspolitik*, in: Gabriele Gillen - Walter von Rossum (Hg.): A. a. O., 488-496

7 Vgl. RAINER RUPP: *Alle Signale auf Krieg*, in: Junge Welt, 30./31. Okt./1. Nov. 2009, S. 1.

8 Wie die Amerikaner Saddam Hussein in den Krieg gegen Kuwait lockten, beschreibt WILHELM DIETL: *Schwarzbuch Weißes Haus*, 211-248: Saddam Hussein: Heute gut und morgen böse, *S. 236-237:* Die Botschafterin und der Präsident; vgl. auch RAMSEY CLARK: *Wüstensturm*, 29-71: Die Planung der US-amerikanischen Herrschaft über den Golf.

9 Vgl. zu dem Thema bes. RAMSEY CLARK: *Wüstensturm*, 239-272: Der Wüstensturm.

10 Zum Somalia-Krieg vgl. LUCIANO GARIBALDI: *Das Jahrhundert der Kriege*, 422-425: Der Krieg am Horn von Afrika 1991-1994.

11 Zum Bombardement auf dem Balkan und zum »neuen Humanismus« in der Kriegsbegründung vgl. NOAM CHOMSKY: *War Against People*, 14-15; 61-62; zur Rolle Fischers vgl. JUTTA DITFURTH: *Neue Kriegspartei. Der Weg der Grünen in die NATO*, in: junge Welt, 26.3.2007, Thema, S. 10-11. Zum »Hufeisenplan« vgl. HEINZ LOQUAI: *Der Kosovo-Konflikt - Wege in einen vermeidbaren Krieg:* 138-144: Der »Hufeisenplan« - ein Plan der serbisch-jugoslawischen Führung zur systematischen Vertreibung der kosovo-albanischen Bevölkerung?

12 Vgl. WERNER PIRKER: *Krieg in Europa,* in: junge Welt, 24.3.2,09, S. 3.

13 Obwohl politisch kurzschlüssig, unterstützte die SPD auch in der Rolle der Opposition im Febr. 2010 noch das Afghanistan-Mandat der Merkel-Regierung. Vgl. RÜDIGER GÖBEL: *SPD hält Stellung,* in: junge Welt, 17. Febr. 2010, S. 1.

14 Vgl. RALF BESTE u. a.: *Das Ende der Unschuld,* in: Der Spiegel, 38/2009, S.76. - KONSTANTIN VON HAMMERSTEIN, HANS HOYNG, HANS-JÜRGEN SCHLAMP, ALEXANDER SZANDAR: *Das Afghanistan-Abenteuer, in:* Der Spiegel, 47/2006, 19-30, S. 23, verwiesen schon vor fünf Jahren darauf, dass Worte wie »Kampfeinsatz« vermieden und durch »Friedensmission« oder »Stabilisierungstruppe« ersetzt würden. »Die Deutschen müssen das Töten lernen«, titelte die Spiegel-Ausgabe.

15 DANIEL BRÖSSLER - PETER BLECHSCHMIDT: *Westerwelle: In Afghanistan herrscht Bürgerkrieg,* in: Süddeutsche Zeitung, 11. Febr. 2010, S. 1, berichten, dass der Afghanistan-Krieg inzwischen als »nicht internationaler bewaffneter Konflikt« eingestuft wird; damit wird das Handeln der Soldaten an das Völkerrecht gebunden, das einen weit größeren Spielraum lässt als das Strafrecht.

16 Vgl. MARCO EVERS, UWE KLUSSMANN, CHRISTIAN NEEF, GABOR STEINGART: *Pakt mit dem Teufel,* in: Der Spiegel, 4/2010, 81: »1522 Soldaten der Koalition sind seit 2001 in Afghanistan gestorben, auch die Zahl der zivilen Opfer steigt. Vergangenes Jahr wurden über 2400 Zivilisten getötet, so viele wie nie zuvor innerhalb eines Jahres seit dem Sturz der Taliban ... Allein die USA werden Ende dieses Jahres für den Hindukusch-Krieg bereits 300 Milliarden Dollar ausgegeben haben, und 7 Millionen Dollar internationale Hilfsgelder fließen täglich ins Land. - Zudem wackelt die Heimatfront, fast überall in den Ländern der Koalition: Die Zustimmung der Bevölkerung zur Afghanistan-Mission sinkt, die Zahlen sind dramatisch. Ob in Kanada, Großbritannien, den Niederlanden oder Deutschland: Eine Mehrheit der Bürger hält den Einsatz inzwischen für einen Fehler.«

17 S. o. Anm. 14, S. 72.

18 JOSEF JOFFE: *Krieger, denk mal!* in: Die Zeit, 4.2.10, S. 1.

19 Vgl. ERIC LAURENT: *Die Kriege der Familie Bush,* Kap. 6, S. 120-152, bes. S. 143-145: »Zum Wohle der Welt«. HERFRIED MÜNKLER: *Die neuen Kriege,* 207-243: Militärische Interventionen und das Dilemma des Westens.

20 So Erzbischof Joseph Becker (Paderborn), anlässlich der Vereidigung der Rekruten Anfang 2010.

21 Vgl. E. DREWERMANN: *Das Lukas-Evangelium,* I 116-136: Lk 2,1-20: Die Geburt Jesu und die Anbetung der Hirten oder: Vom Frieden der Gnade.

22 Vgl. E. DREWERMANN: A. a. O., II 534-537.

23 Entsprechend dem Kriegsdrama von RANDALL WALLACE (Reg.): *Wir waren Helden,* USA 2002, mit Mel Gibson, Madelaine Stowe, Sam Elliott u. a. Der Film ist gewidmet den 400 Mann, die 1965 unter Colonel Moore in der Tal-Ebene von la Drang in eine Falle des Vietcong gerieten und aufgerieben wurden. Gezeigt werden Leute, die, ehe sie in den Krieg ziehen, in die Kirche gehen, bei Tisch beten und sich um ihre Familien sorgen. Frage: »Wie kann man Soldat und Vater sein?« Antwort: »Indem ich das eine gut mache, mache ich das andere besser.« - »Gott hat einen Plan für mich, aber ich hoffe, Waisen zu beschützen, nicht zu machen.« - »Also bitten wir Ihn: Behüte die jungen Männer. Ich bin Dein Werkzeug ... Und was unsere Gegner angeht: Höre ihre heidnischen Gebete nicht an und schick sie in die Hölle.« Frage eines Kindes an seinen Vater: »Was ist Krieg?« Antwort: »Krieg ist, was nicht vorkommen soll, aber das tut's. Da wollen in einem fremden Land Menschen anderen das Leben nehmen. Und es ist die Aufgabe von Soldaten, das zu verhindern.« Und Präsident Johnson sagt dazu: »Wir machen den Kommunisten klar, dass wir mit Waffengewalt nicht zu besiegen sind. Wir werden der zunehmenden Aggression widerstehen. Ich werde (General) Westmoreland geben, was er braucht. Wir setzen eine neue Technik (die Luftkavallerie) ein, aber wir kämpfen gegen einen Feind mit 20 Jahren Erfahrung im Gelände.« - Ansprache vor dem Ausrücken: »Wir begeben uns in das finstere Tal des Todes. Wir verlassen die Heimat. Wir tragen die Heimat immer in uns. Wir kämpfen gegen einen hartnäckigen Feind, der niemals aufgibt. Aber ich schwöre: Ich werde der erste sein, der das Schlachtfeld betritt, und der letzte, der es verlässt. Tod oder lebendig - wir werden alle gemeinsam zurückkommen.«

24 Vgl. ELI CLIFTON: *Der Krieg kehrt heim,* in: junge Welt 16./17.1.10: »Von Januar bis November 2009 begingen 147 aktive Soldaten Selbstmord, 20 mehr als im gleichen Vorjahreszeitraum. Die Zahl der Suizide unter Reservisten erhöhte sich im selben Zeitraum von 50 auf 71« - CORDULA MEYER: *Dämonen im Kopf* in: Der Spiegel, 12/2010, S. 129, schreibt:

»Etwa jeder fünfte US-Uniformierte, der den Krieg am Hindukusch oder am Euphrat überlebt, quält sich mit traumatischen Neurosen. Schätzungsweise 300000 US-Veteranen leiden an PTBS - an Posttraumatischer Belastungsstörung.«

25 ERICH MARIA REMARQUE: *Im Westen nichts Neues,* 84-85.

26 Der Koloss, vor 1812, Öl auf Leinwand, 116 x 195 cm, Prado, Madrid; vgl. JOSÉ GUDIOL: *Francisco Goya,* Nr. 30, S. 130.
PAOLO LECALDANO: *Goya. Die Schrecken des Krieges,* 78.

27 Vgl. NAOMI KLEIN: *Die Schock-Strategie,* 19.

28 ILJA JEFIMOWITSCH REPIN: *Rückkehr in die Heimat,* 1878, Öl auf Leinwand, 50,8x34,2cm, Tretjakow-Galerie, Moskau. In: JOACHIM UHLIZSCH: *Der Soldat in der bildenden Kunst,* Abb. 211, S. 255.

29 ROBERT MOORE - DOUGLAS GILLETTE: *König, Krieger, Magier, Liebhaber,* 111.

30 A. a. O., 111.

31 Vgl. LUCIANO GARIBALDI: *Das Jahrhundert der Kriege,* 116-121: Der Japanisch-Chinesische Krieg 1937-1938, S. 131. Vgl. ANNETTE BAUMEISTER (Buch): *John Rabe,* 3Sat 23.4.10. John Rabe war Leiter der Siemens-Werke in Nanking und rettete 200000 Chinesen das Leben durch die Einrichtung einer Sicherheitszone, die er, ein überzeugter NSDAP-Mann und Verehrer des »Führers«, mit Hakenkreuz-Fahnen als Terrain des mit Japan verbündeten Deutschen Reiches markiert.

32 IVO FRENZEL: *Nietzsche,* 86, spricht von einer Kriegserkrankung im September 1870: »Ruhr und Rachendiphtherie«.

33 FRIEDRICH NIETZSCHE: *Also sprach Zarathustra,* 1. Teil: Vom Krieg und Kriegsvolke, S. 48-49.

34 Vgl. ERNST JÜNGER: *In Stahlgewittern,* 251-288: Die Große Schlacht, S. 261: »Im Vorgehen erfasste uns ein berserkerhafter Grimm. Der übermächtige Wunsch zu töten beflügelte meine Schritte. Die Wut erpreßte mir bittere Tränen. - Der ungeheure Vernichtungswille, der über der Walstatt lastete, verdichtete sich in den Gehirnen und tauchte sie in rote Nebel ein.«

35 CARLOS CASTANEDA: *Reise nach Ixtlan,* Kap. 9: Die letzte Schlacht auf Erden, S.90-91.

36 HANS JAKOB CHRISTOFFEL VON GRIMMELSHAUSEN: *Der abenteuerliche Simplicissimus,* 2. Buch, 27. Kap., S. 182-186: Wie es dem Profosen in der Schlacht bei Wittstock ergangen.

37 Vgl. LUISE WAGNER-ROOS: *Ein deutsches Trauma - Der Fall von Magdeburg,* in: Hans Christian Huf (Hg.): Mit Gottes Segen in die Hölle, 145: »Es war ein Tag, der die Welt veränderte. Am 20. Mai 1631 legte eine entfesselte Soldateska das protestantische Magdeburg >für die katholische Sache< in Schutt und Asche. Dabei kam es zu einem Massaker, das Abscheu und Entsetzen in ganz Europa auslöste.«

38 Vgl. JEREMY SCAHILL: *Blackwater,* Kap. 2: Der kleine Prince, 31-49.

39 Vgl. EUGEN DREWERMANN: *Die Spirale der Angst,* 57-60: Das Prinzip des Territorialismus.

40 Vgl. WALTER KRICKEBERG: *Altmexikanische Kulturen,* 104-105; 209.

41 Vgl. Die Edda. Bd. 1: Heldendichtung, Nr. 15: Die Vogelweissagung, Strophe 8, S. 131: »Es schläft auf dem Berg / die Schlachtjungfrau; um sie lodert / der Linde Feind (sc. das Feuer, d. V.) / Yggs (sc. Odins, d. V.) Dorn stach sie: / Andre fällte / die Armbandgefn (sc. die Armbandgöttin Freyja, d. V.), / als er gebot.« Vgl. Nr. 17: Die Erweckung der Walküre, S. 139-142. Zu den Kampfspielen vgl. Das Nibelungenlied, 7. Abenteuer: Wie Gunther Brunhilden gewann, S. 111-133.

42 Vgl. TACITUS: *Annalen,* Buch XIV 35-37; S. 350-351; CASSIUS DIO: *Römische Geschichte,* Epitome des Buches 62, Bd. 5, S. 48-59. - Zur Gestalt der Amazone vgl. MANFRED HAMMES: *Die Amazonen,* 12-50, der die skythische Abstammung des Amazonen-Mythos hervorhebt.

43 Vgl. LUCIANO GARIBALDI. *Das Jahrhundert der Kriege,* 102-115: Der Spanische Bürgerkrieg 1936-1939, S. 103.

44 GABI KUBACH (Reg.): *Die Frau des Heimkehrers,* Buch: FELIX HUBY, Hauptdarstellerin: Christine Neubauer, Deutschland 2006.

ANMERKUNGEN
Das blaue Licht

1   Vgl. STANLEY MILGRAM: *Das Milgram-Experiment,* 216: »Was haben wir nun gefunden? Nicht Aggression ... Etwas weitaus Gefährlicheres kommt ans Licht: Die Fähigkeit des Menschen, seine Menschlichkeit abzustreifen, ja geradezu die Unvermeidlichkeit, dass er dies tut, wenn er seine individuelle Persönlichkeit mit übergeordneten institutionalen Strukturen verbindet.«

2   Vgl. FRANK BRENDLE: *Offiziere im Unterricht,* in: junge Welt, 13./14.2.10, S. 4; MICHAEL SCHULZE VON GLASSER: *Werben fürs Sterben,* in: junge Welt, 27./28.3.10, S. 5; LENNY REIMANN: *Kriegspropaganda abgelehnt,* in: junge Welt, 3./4./5.4.10, S. 5: »Am 26. Februar hatte das Mainzer Bildungsministerium eine Kooperationsvereinbarung mit der Bundeswehr abgeschlossen und so die Einbindung von Jugendoffizieren in den Unterricht festgeschrieben. Der Vertrag sieht zudem die Möglichkeit vor, dass Offiziere die Aus- und Fortbildung von Referendaren und Lehrkräften mit bestreiten.«

3   Vgl. JOSHUA KEY mit LAWRENCE HILL: *Ich bin ein Deserteur,* 234; 241. Wie man Desertion in Deutschland beurteilte, dazu vgl. WOLFRAM WETTE - DETLEF VOGEL (Hg.): *Das letzte Tabu,* 54-57: Fortwirken der Schmähungen gegen Verräter nach 1945.

4   Vgl. E. DREWERMANN: *Atem des Lebens, II* 258-260.

5   OTTO GRIEBEL: *Drei Frontsoldaten,* 1923, Aquarell, Feder, Tusche, 49 x 57,5 cm, Museum für Geschichte der Stadt Dresden, in: JOACHIM UHLITZSCH: *Der Soldat in der bildenden Kunst,* Nr. 197, S. 243.

6   OTTO DIX: *Großstadt,* Triptychon, Mischtechnik auf Holz, 2 Flügel, 181 x 101 cm, Mittelteil 181 x 200 cm, 1928, Galerie der Stadt Stuttgart, in: RAINER BECK: *Otto Dix.* 1891-1969. Zeit, Leben, Werk, Nr. 221, S. 132-133.

7   Vgl. ROGER H. MARIJNISSEN: *Hieronymus Bosch,* 52-58: Der Heuwagen.

8   Vgl. RAINER BECK: *Otto Dix, 127.*

9   Vgl. RAMSEY CLARK: *Wüstensturm,* 82-89: Der dreckige Rest; 141: Nuklearer Fallout; 142-144: Die radioaktive Bedrohung. WILHELM DIETL: *Schwarzbuch Weißes Haus,* 244-246: Schwere gesundheitliche Schäden.

10 GEORGE GROSZ: *Sonnenfinsternis,* Öl auf Leinwand, 207,3 x 182,6 cm, 1926, Huntington (NY), Collection of the Heckscher Museum, in: PE-TER-KLAUS SCHUSTER (Hg.): *George Grosz, S.* 346.

11 PETER-KLAUS SCHUSTER (Hg.): *George Grosz,* 347.

12 WALTER SCHERF: *Lexikon der Zaubermärchen,* 26, sieht denn auch von Anfang an im Märchen »die große Vater-Sohn-Herausforderung« dargestellt, doch arbeitet er den familiären Hintergrund (die »Hexe«) an dieser Stelle nicht weiter durch.

13 Zur Gestalt der Hexe vgl. HANS JÜRGEN WOLF: *Hexenwahn und Exorzismus,* 19-40: Einführung und Standpunkt.

14 GEORGE *GROSZ: Grauer 'Tag.* Magistratsbeamter für Kriegsbeschädigungsfürsorge, Öl auf Leinwand, 115 x 80 cm, 1921, Berlin Nationalgalerie, in: PETER-KLAUS SCHUSTER: *George Grosz, S.* 336-337.

15 MARIANNE OSTERREICHER-MOLLWO (Bearb.): *Herder Lexikon Symbole,* 178-179: Wald, meint richtig: »Die Psychoanalyse sieht im W. oft ein Sinnbild des Unbewussten, eine Symbol-Beziehung, die sowohl in Traumbildern wie in realer Angst vor dem dunklen W. manifest werden kann; verschiedentlich wird er auch als ein Symbol der Frau gedeutet (bes. der bewaldete Hügel).«

16 Am deutlichsten wird diese Sehnsucht wohl in der altägyptischen Vorstellung von der Himmelsgöttin Nut, die wie die Sonne am Westhimmel, so auch den Verstorbenen in ihren Armen aufnimmt, um ihn - verjüngt - zu neuem, ewigem Leben zu gebären. Vgl. JAN ASSMANN: *Tod und Jenseits im Alten Ägypten,* 220-234: Nuttexte: Die Sarglegung als Heimkehr in den Mutterschoß.

17 Vgl. RICHARD VAN DÜLMEN (Hg.): *Hexenwelten,* 9: »In allen Kulturen der Welt hat es mehr oder weniger ausgeprägte Formen des Hexenglaubens gegeben. « MARIO JACOBY: *Die Hexe in Träumen, Komplexen und Märchen,* in: Das Böse im Märchen, 211, bemerkt: »Für jedes Kind spielt bekanntlich die Hexe eine wichtige Rolle. Jedes Mal, wenn die an sich gut eingestellte wirkliche Mutter überfürsorglich ist und den Selbständigkeitsprozess durch zu große Bindung hemmt, wird sie unbewusst als Hexe erlebt.«

18 Vgl. WALTER SCHERF: *Die Hexe im Zaubermärchen,* in: Richard van Dülmen (Hg.): Hexenwelten, 225: »Konfliktverarbeitung geschieht ... auch, verbunden mit einer kräftigen Sohn-Vater-Abrechnung, in einem Märchentyp, der es zu besonderer Beliebtheit in den Kasernen des 19. Jahrhunderts gebracht hat und in deftig schwadronierenden Soldatenerzählungen überliefert ist:

>Das blaue Licht< (KHM 116, AT 562 ...). Hauptthematik ist die fantasmatische Auseinandersetzung eines jungen Mannes mit der Vatergestalt des ihn angeblich ungerecht behandelnden Königs ... Doch wer sich diesem Gang der Dinge, dem Zu-sich-selbst-Kommen der Identifikationsgestalt, heimlich in den Weg zu stellen versucht, ist die Hexe ... wiederum bietet der Märchenerzähler seinen Zuhörern oder Lesern eine Hexengestalt an, um das Aufarbeiten der Ablösungskonflikte von dem verwöhnenden, aber unfrei machenden Anteil fehlgerichteter Mütterlichkeit zu ermöglichen.«

19 OTTO RANK: *Der Mythus von der Geburt des Helden*, 143, verwies darauf, dass »die extreme Form des Mythus den Vater nur als fremden Tyrannen, die Mutter dagegen als hilfreiches Säugetier kennt«.

20 Vgl. GEOFFREY GORER: *Die Amerikaner*, 53-54; 85-89.

21 Vgl. JOACHIM C. FEST: *Hitler*, 31-40, *zu* den Gestalten von Vater und Mutter; 50, zum Tod der Mutter am 21.12.1907; bes. 6. Buch, 2. Kapitel: Blick auf eine Unperson, S. 697-741.

22 Vgl. ALFRED ADLER: *Über den nervösen Charakter*, 163; 239.

23 Vgl. noch einmal JOACHIM C. FEST: *Hitler*, 1027-1042: Die Unfähigkeit zu überleben, bes. S. 1034: »Im Grunde betrachtete er die Größe als eine statuarische, vorzüglich in Denkmälern verwirklichte Kategorie, und es bedarf keiner umständlichen Deutungsversuche, um den psychopathischen Charakter darin zu erfassen: den naiven, puerilen Zug, der in diesen Vorstellungen wirksam ist ...«

24 ARNO GRUEN: *Verratene Liebe - Falsche Götter*, 86-87.

25 Vgl. WALTER SCHERF: *Lexikon der Zaubermärchen*, 512: Unlösbare Aufgaben.

26 Vgl. E. DREWERMANN: *Der Trommler*, 44-54.

27 Vgl. E. DREWERMANN: *Strukturen des Bösen*, III 194-153.

28 Zum Symbol des Gartens vgl. WOLFGANG TEICHERT: *Gärten*, 10-18: Vom Tod zum Leben.

29 Vgl. ERICH NEUMANN: *Die Große Mutter*, 176-180, mit bes. Bezug zur mexikanischen Mythologie; WILHELM LAIBLIN: *Das Urbild der Mutter*, in: Wilhelm Laiblin (Hg.): Märchenforschung und Tiefenpsychologie, 140: »Das erdhaft weibliche Prinzip tritt im mythischen Bilde einerseits sehr sinngemäß als *Tier* auf, das dem *Jäger ...als* dem uranisch-männlichen Prinzip gegenübertritt, andererseits ... als Wasserfrau«. ...die Urmutter vereinigt in ihrem Schoße das ewige Gebären und das ewige Verschlingen des Lebens, ist >Madonna< und ... Teuflin zugleich.«

30 Vgl. SIGMUND FREUD: *Die Traumdeutung,* Ges. Werke II/III 360. Vgl. ERICH NEUMANN: *Die Große Mutter,* 12. Kap.: Die Herrin der Pflanzen, 229-253, zu der Einheit von weiblicher Göttin und Baumsymbolik.

31 Vgl. MICHAEL KLOFT: *Wilhelm II Der letzte Kaiser,* Spiegel TV 2009.

32 ERICH FROMM: *Psychoanalyse und Ethik,* in: Gesamtausgabe, II 86.

33 Vgl. ERICH NEUMANN: *Die Große Mutter*, 59: »Zum Reich des Erd-Wassers gehören nicht nur der Teich und der See, sondern auch die Quelle. Während beim Brunnen der Gefäß- und Elementarcharakter des Weiblichen noch deutlich ist ..., ist in der Quelle der aufsteigend durchbrechende Charakter des >Geborenwerdens< ... stärker betont.« SIGMUND FREUD: *Aus der Geschichte einer infantilen Neurose,* in: Ges. Werke, XII 136, meinte sogar: »Die Wiedergeburtsphantasie ist wahrscheinlich regelmäßig eine Milderung, sozusagen ein Euphemismus, für die Phantasie des inzestuösen Verkehrs mit der Mutter.« - K. HECKSCHER: *Brunnen,* in: Lutz Mackensen: Handwörterbuch des deutschen Märchens, I 341-347, er verweist auf den Brunnen als »Eingangstor zum unterirdischen Zauberreiche« und »Sitz von Dämonen« chthonischer Eigenart (341).

34 Das Motiv von der Hexe und dem Licht findet sich auch bei HANS CHRISTIAN ANDERSEN: *Das Feuerzeug* (1835), in: Sämtliche Märchen und Geschichten, I 5-12. - SIBYLLE BIRKHÄUSER-OERI: *Die Mutter im Märchen,* 46, verweist auf die Zerstörungskraft unbewusst gelebter Mütterlichkeit; S. 219: »Dann darf die Mutter ihre Mütterlichkeit nicht mehr einfach nur unbewusst ausleben, sondern muss sich dieser Macht in ihr bewusst werden, was auch eine gewisse Distanzierung mit sich bringt. Das heißt, sie muss ihre eigene Mütterlichkeit aus ihrem Naturzustand erlösen.« HANS DIECKMANN: *Märchen und Symbole,* 79, beschreibt anhand orientalischer Märchen ganz analog *»ein* dynamisches Kräftespiel zwischen gutartiger, bewusster Mutterfigur und dämonischer, unbewusster Anima«. RUDOLF GEIGER: *Märchenkunde,* 347, meint richtig, man betrete hier »die Sphäre des Magischen«; WALTER SCHERF: *Lexikon der Zaubermärchen,* 29, sieht in der Erzählung vom magischen Feuerzeug »eine abgeleitete Märchenform, in der ein zentrales Motiv mit der Ausgangslage eines übertragenen Sohn-Vater-Konflikts verschmolzen wurde.« Doch gerade diese »Verschmelzung« der Auseinandersetzung mit Vater *und Mutter* ist das Entscheidende in der Grimm'schen Geschichte.

35 Vgl. WARLAM SCHALAMOW: *Durch den Schnee.* Erzählungen aus Kolyma I, 196: »Besseres als Zeitungspapier lässt sich für Machorka nicht finden. Die Spuren der Druckerschwärze verderben ihr Aroma keineswegs, sie unterstreichen es sogar auf die beste Weise. Ich hielt das Papierstäbchen an die glühende Kohle im Ofen und steckte es an, zog gierig den widerlichen süßlichen Rauch ein.« ... »ich habe das Rauchen niemals aufgegeben. Es war ein schrecklicher Gedanke, mir aus eigenem Willen dieses einzige große Häftlingsvergnügen zu nehmen.«

36 Das »schwarze kleine Männlein« ist, wie in der Geschichte vom *Rumpelstilzchen* (KHM 55), nahe verwandt dem *Teufel;* es verkörpert den Schatten der zu klein gebliebenen Persönlichkeit; vgl. E. DREWERMANN: *Von der Macht des Geldes,* 17-71: Rumpelstilzchen, bes. S. 48-60.

37 Vgl. AARNE-THOMPSON, Nr. 561; vgl. Die Erzählungen aus den 1001 Nächten, IV 659-791: Die Geschichte von Âlâ ed-Din und der Wunderlampe.

38 Vgl. LEOPOLD SZONDI: *Triebpathologie,* I 106: »Das Ich dehnt sich dadurch aus, dass Triebstrebungen aus dem Unbewussten in das Bewusstsein hineindrängen. Dieser Ichvorgang heißt *Egodiastole.«*

39 SIGMUND FREUD: *Die Verneinung,* in: Ges. Werke, XIV 15, erklärte »die Verneinung« als zugehörig zum »Destruktionstrieb«.

40 Vgl. EUGEN DREWERMANN: *Brüderchen und Schwesterchen,* 82-86: Die Rettung der »Kinderfrau«.

41 Vgl. EUGEN DREWERMANN: *Schneewittchen,* 89-92: Strafen oder Verstehen - von einer Möglichkeit mehr als ein Märchen.

42 Vgl. R. PETSCH: *Gestalten und Umwelt im Märchen,* in: Lutz Mackensen: Handwörterbuch des deutschen Märchens, II 608: »Das >Schicksal< des Helden ist nichts Unpersönliches, Begriffliches oder Unbestimmt-Dämonisches, sondern ist immer irgendwie durch jene peripherischen Gestalten der guten oder bösen Geister, der hilfreichen Tiere und der schrecklichen Räuber und Zauberer bestimmt. Zwischen ihnen steht *der Mensch,* der nicht Herr seines Schicksals, sondern gleichsam der Gegenstand ist, um den die beiden Hälften der >anderen< Welt miteinander ringen.«

43 HANS CHRISTIAN ANDERSEN: *Das Feuerzeug,* in: Sämtliche Märchen und Geschichten, I 8, erzählt die Geschichte so, dass der Soldat der Hexe, als sie ihm nicht sagen will, was sie mit dem Feuerzeug machen will, mit dem Säbel den Kopf abschlägt.

44 Vgl. MARIANNE OESTERREICHER-MOLLWO: Herder Lexikon Symbole, 85: »Katze, ambivalentes Symboltier ... Im Mittelalter galten (vor allem schwarze) Katzen als Hexentiere, bes. der schwarze Kater als Sinnbild des Teufels.« MARIO JACOBY: *Die Hexe in Träumen, Komplexen und Märchen,* in: Das Böse im Märchen, 211, hält die »Hexenverbrennung« für eine »archetypische Voraussetzung des menschlichen Reifungsprozesses«. Das ist gewiss in den meisten Märchen der Fall, doch nicht so hier!

45 Geflügelte nackte Göttin des »Burney-Reliefs«, Anfang 2. Jt.; Sammlung Norman Colville, Terrakotta, Höhe 50 cm, Abb. in: ANDRÉ PARROT: *Assur,* Abb. 358, S. 287.

46 Vgl. WALTER SCHERF: *Lexikon der Zaubermärchen, 29,* der in dem Märchen den Ausdruck »eines übertragenen Sohn-Vater-Konflikts« erblickt. ROBERT MOORE - DOUGLAS GILLETTE: *König, Krieger, Magier, Liebhaber,* 73, heben hervor: »In vieler Hinsicht entspricht die Königsenergie der Vaterenergie. Nach unserer Erfahrung liegt der König zwar dem Vater-Archetyp zugrunde, er ist jedoch weitschichtiger und elementarer als der Vater.«

47 Vgl. E. DREWERMANN: *Aschenputtel,* 63-68: Die Tänzerin.

48 Vgl. OTTO RANK: *Das Inzestmotiv in Dichtung und Sage,* 164-188: Der Kampf zwischen Vater und Sohn. Zur Psychologie des Verwandtenmordes, S. 167168: »In dieser Sage (sc. von Ortnit und Alberich, d. V.) erkennen wir leicht eine typische Knabenphantasie in ihrer Umarbeitung wieder. Es ist die Phantasie des Sohnes, der sich bei seiner ungetreuen Mutter an die Stelle des Vaters setzt und ihr ein Kind, wie er selbst ist, zeugt« Vor allem die Rache am Vater durch die Übernahme seiner Machtfülle gehört zu der Phantasie des Helden«; vgl. OTTO RANK: *Der Mythus von der Geburt des Helden,* 79-80.

49 Vgl. HOMER: *Ilias,* I 184: Brieséis war die Tochter des Briseus und bildete den Grund für die Zwietracht zwischen Achilleus und Agamemnon: sie war die Gattin des Mynes, den Achilleus mitsamt ihren Brüdern tötete (II 689 ff; XIX 295 ff.); doch Agamemnon beanspruchte sie für sich (I 320 ff.) und gab sie erst zurück, als der Krieg wegen Achills Fernbleiben vom Kampf sich zu Ungunsten der Achäer entwickelte (XIX 246 ff.).

50 Vgl. REGINA MÜHLHÄUSER: *Eroberungen,* 2010, die den Mythos von der »anständigen« Kriegsführung der Deutschen in Russland gründlich widerlegt. - Vgl. auch JAN FRIEDMANN: *Schlagkraft statt Sühne,* in: Der Spiegel 12/2010, 39-40.

51 FRANCISCO GOYA: *Ermordung einer jungen Mutter, Öl* auf Leinwand, 30,5 x 40 cm, etwa 1808-1812, Frankfurt, Städelsches Kunstinstitut; vgl. PAOLO LECALDANO: *Goya.* Die Schrecken des Krieges, Abb. 171, S. 185.

52 E. DREWERMANN: *Der Krieg und das Christentum,* 57-60: Das Prinzip des Territorialismus, 69-74: Rassenkämpfe.

53 Vgl. SIGMUND FREUD: *Fetischismus,* in: Ges. Werke, XIV 314-315: »So verdankt der Fuß oder Schuh seine Bevorzugung als Fetisch ... dem Umstand, dass die Neugierde des Knaben von unten, von den Beinen her nach dem weiblichen Genitale gespäht hat; Pelz und Samt fixieren ... den Anblick der Genitalbehaarung, auf den der ersehnte des weiblichen Gliedes hätte folgen sollen.« - Das Schuhmotiv erscheint auch in dem verwandten Soldatenmärchen *Der Stiefel von Büffelleder* (KHM 199) und *Die zertanzten Schuhe* (KHM 133).

54 Vgl. E. DREWERMANN: *Hänsel und Gretel,* 22-27: Der Zwiespalt von Außen und Innen oder: Der Zwang zum ständigen Lügen.

55 Vgl. E. DREWERMANN: *Aschenputtel,* 68-77: Die dreimalige Flucht.

56 Vgl. OTTO RANK: *Das Inzest-Motiv in Dichtung und Sage,* 368-413*:* Die Beziehungen zwischen Vater und Tochter.

57 Vgl. SIGMUND FREUD: *Massenpsychologie und Ich-Analyse,* in: Ges. Werke, XIII 113, der »Kameradschaft« als »die desexualisierte, sublimiert homosexuelle Liebe zum anderen Manne« interpretiert, »die sich an die gemeinsame Arbeit« knüpfte.

58 LAOTSE: *Tao te king,* Nr. 31, S. 71: >Waffen sind unheilvolle Geräte, / alle Wesen hassen sie wohl ... Menschen töten in großer Zahl, / das soll man beklagen mit Tränen des Mitleids. / Wer im Kampfe gesiegt, / der soll wie bei einer Trauerfeier weilen.«

Quellenhinweis:

Aus: Eugen Drewermann; Heimkehrer aus der Hölle.
    Märchen von Kriegsverletzungen und ihrer Heilung.
© Patmos-Verlag der Schwabenverlag AG, Ostfildern 2010

Anne-Ev Ustorf

DIE KINDER DER KRIEGSKINDER

Die Folgen von Krieg, Flucht und Vertreibung für die nächste Generation

Das Kriegsende liegt nun schon über 66 Jahre zurück. Viele Zeitzeugen leben heute längst nicht mehr. Und selbst die Kriegskinder sind nun ins Alter eingetreten. Und doch ist der Zweite Weltkrieg noch allgegenwärtig - ein Blick in die Politik, die Literatur, in aktuelle Film- und Fernsehproduktionen reicht aus, um das festzustellen. Die Schatten des Krieges sind lang – bisweilen so lang, dass auch meine Generation noch davon betroffen ist. Denn von den schrecklichen Ereignissen des Krieges kann man selbst dann geprägt sein, wenn man ihn gar nicht erlebt hat. Welch vielfältige Folgen die Kriegskindheit der Eltern noch für meine Generation haben kann, davon möchte ich Ihnen heute berichten.

Für mein Sachbuch „Wir Kinder der Kriegskinder: Die Generation im Schatten des Zweiten Weltkrieges", im Herbst 2008 veröffentlicht, führte ich viele Gespräche mit Männern und Frauen, die zwischen 1955 und 1975 geboren wurden. Ihre Eltern waren zwischen 1930 und 1945 zur Welt gekommen. Obwohl eine Generation später geboren, waren auch die Leben meiner Gesprächspartner noch stark geprägt von den Kriegserfahrungen der Eltern, von elterlichen Ängsten, die direkt mit dem Krieg zusammenhängen, von Verlust- und Mangelerfahrungen, die mittlerweile mehr als sechzig Jahre zurückliegen.

Auch in meiner Generation können psychische Probleme – wie Ängste oder Depressionen zum Beispiel – bisweilen vor dem Hintergrund der frühkindlichen Kriegserfahrungen der Eltern gesehen werden – davon bin ich inzwischen überzeugt.

Doch zunächst: Was bewog mich, dieses Thema überhaupt aufzugreifen, geschweige denn ein Buch drüber zu schreiben? Zunächst ein kleiner Exkurs in meine Familiengeschichte. Ich bin Jahrgang 1974, meine Eltern sind beide 1945 geboren, wenige Tage nach Kriegsende. Lange war die Kriegs- und vor allem Nachkriegsvergangenheit meiner Eltern überhaupt kein Thema für mich. Ich hatte zwar Geschichte studiert und wusste eine Menge über die Kriegsjahre, konnte aber keinen besonderen persönlichen Bezug verspüren. Es war für mich Geschichte, mehr nicht – Geschichte zwar, die in politischer und kultureller Hinsicht noch bis in die Gegenwart hineinzuwirken vermochte, mich aber auf einer persönlichen Ebene nicht mehr tangierte. Das dies jedoch ganz und gar nicht der Fall ist, bekam ich vor einigen Jahren schmerzlich zu spüren. Mit Mitte zwanzig nahm ich aufgrund einer Depression eine Psychotherapie auf. Im Laufe der Therapie setzten bei mir wiederkehrende Träume mit immer gleichen Inhalten ein: Ich träumte von zerbombten Städten und brennenden Ruinen, von fünfköpfigen Familien, die inmitten der Trümmer saßen und am ganzen Körper Kriegsverletzungen aufwiesen.

Und ich entwickelte ein beinah zwanghaftes Interesse: Als Journalistin begann ich, über die Schicksale in Deutschland lebender Flüchtlingskinder zu arbeiten, wieder und wieder, bis ich kaum noch die Zeit fand, andere Aufträge anzunehmen. Von meinen unablässigen Versuchen, Anerkennung für die Leidenserfahrungen der Kinder aus Afghanistan oder Serbien zu erlangen, konnte ich mich kaum mehr distanzieren. Es dauerte eine Zeit, bis ich zu verstehen begann.

Die Debatte um das Leid der deutschen Bevölkerung während des Krieges und die Erfahrungen der Kriegskinder ließen mich auch über die Geschichte meiner Eltern nachdenken. Wenige Tage nach Kriegsende geboren, waren auch ihre Kindheiten von Hunger, Armut, Zukunftsängsten und Unsicherheit geprägt. Meine Großmütter verbrachten ihre Schwangerschaften überwiegend in Luftschutzkellern, meine Großväter überlebten den Krieg nur knapp und waren anschließend viele Monate in Kriegsgefangenschaft. Sie sahen ihre Kinder – meine Eltern - erst, als diese schon krabbelten. Die Nachkriegsjahre waren für beide Familien schwierig, geprägt vom Kampf ums Überleben. Hinzu kam in der Familie meiner Mutter kurz vor Mauerbau noch eine traumatische Flucht von Ost- nach Westdeutschland mit monatelangen Aufenthalten in Flüchtlingslagern und anschließendem mühsamen Neuanfang in der BRD.

Erst in meiner Therapie begann ich zu spüren, welch materielle und vor allem emotionale Entbehrungen meine Eltern hatten hinnehmen müssen – und wie sich diese wiederum auf meine beiden Geschwister und mich ausgewirkt hatten. Hinter der ausgeprägten Leistungsorientiertheit meiner Eltern, hinter ihrer Disziplin und ihrer emotionalen Nüchternheit verbargen sich Bedürftigkeit und Ängste, die nie bearbeitet hatten werden können. Wir Kinder hatten eine Menge davon auffangen müssen – obwohl wir doch selbst stets gefordert waren, zu funktionieren. Doch es war kaum möglich, das alles zu reflektieren. Über Gefühle zu sprechen, die eigenen Ängste anzuschauen, die eigenen Schwächen zu akzeptieren, das hatten meine Eltern nicht lernen können und das hatten auch wir nicht lernen können. Erst in der Therapie begann ich, meine eigenen Gefühle besser spüren und mitteilen zu können.

Als ich anfing, mich bewusst mit der Kriegskindheit meiner Eltern, speziell der meiner Mutter, auseinanderzusetzen, ließ auch der innere Zwang nach, mich mit den Schicksalen der in

Deutschland lebenden Flüchtlingskindern zu beschäftigen. Nachträglich hatte ich wohl etwas aus der Geschichte meiner Mutter wieder gut machen wollen. Die Kriegsverletzungen, die mir im Traum so deutlich erschienen waren, hatten bei meinen Eltern und auch bei uns Kindern deutliche Spuren hinterlassen.

Ich begann, mich zu fragen, ob nur in meiner Familie die Kriegskindheit der Eltern derart Schatten zu werfen vermocht hatte oder ob dies nicht vielmehr in vielen deutschen Familien der Fall sein könne. Ich begann zu recherchieren und stellte fest, dass es bereits einige psychologische Forschungsprojekte zu diesem Thema gab. Unter anderem beschäftigte sich eine Gruppe von Psychoanalytikern in Hamburg mit der transgenerationalen Weitergabe von Kriegserfahrungen der Kriegskinder an deren Kinder – in der Hoffnung, so neue Einsichten in psychoanalytische Behandlungstechniken zu gewinnen. Der Ausgangspunkt dieses Forschungsprojektes war, dass Psychotherapeuten immer häufiger beobachteten, dass die Kriegskindheit der Eltern auch noch ins Leben ihrer Klienten, der Dreißig- bis Vierzigjährigen wirkte – ohne, dass dies den Kindern im Geringsten bewusst war, denn oft wussten sie gar nichts über die Geschichte ihrer Eltern. Auch am Universitätsklinikum Hamburg erforschen Psychologen derzeit die Langzeitwirkungen des Hamburger Feuersturms über mehrere Generationen.

In Fachkreisen war das Thema also bereits angekommen – doch in der allgemeinen Öffentlichkeit anscheinend noch nicht. Ich begann, Fachleute zu diesem Thema zu interviewen und Literatur zu sichten, um schließlich Artikel darüber zu schreiben. Daraufhin erhielt ich so viele Leserbriefe von Kindern von Kriegskindern und auch von Kriegskindern selbst, dass die Entscheidung in mir reifte, ein Buch über dieses Thema zu schreiben.

Mir wurde schnell klar: Wie meiner Familie geht es wohl auch vielen anderen deutschen Familien. Meine Generation, die Kinder der Kriegskinder, ungefähr zwischen 1955 und 1975 geborenen, stellt die mittlerweile dritte kriegsbetroffene Generation in Deutschland dar – wenn auch indirekt kriegsbetroffen. Die Kriegskindheit unserer Eltern hat auch bei uns Spuren hinterlassen: Wir haben Gefühle übernommen, Ängste geerbt, Rollen eingenommen, die in Bezug stehen zu den Kriegserlebnissen unserer Eltern. Unser Lebensgefühl ist geprägt von emotionalen Erfahrungen, die gut sechzig Jahre zurückreichen.

Die vielen Interviews, die ich mit Kindern von Kriegskindern führte, zeigten mir, dass die Kriegskindheit der Eltern vielfältige Folgen haben kann: Der schmerzhafte Heimatverlust, den viele Flüchtlingskinder erleben mussten, kann auch noch bei **uns**, der nächsten Generation, zu einem Gefühl der Heimatlosigkeit führen, zum Glauben, sich nirgends verwurzeln oder nirgends heimisch werden zu können. Die lebenslangen Existenzängste vieler Kriegskinder – eine Folge ihrer extremen Armuts- und Mangelerfahrungen in der Kriegs- und Nachkriegszeit – können auch in uns, der nächsten Generation, mitunter ein extremes Sicherheitsdenken bewirken– oder im Gegenzug das Bedürfnis, alle Sicherheiten über Bord zu werfen und ein möglich ungebundenes, manchmal auch unsicheres Leben zu führen. Auch die emotionale Sprachlosigkeit vieler erwachsener Kriegskinder kann es uns, ihren Kindern, noch erschweren, die eigenen Gefühle wahrzunehmen und zu kommunizieren. Sexuelle Missbrauchserfahrungen während Krieg und Flucht können auch noch uns, die Töchter und Söhne, in unserer Beziehungsgestaltung beeinflussen.

Doch wie kommt es, dass auch die Kinder der Kriegskinder noch an den Erfahrungen der Eltern zu tragen haben?

Traumatische Erlebnisse können, wenn sie nicht bearbeitet werden, eingekapselt an die nächste Generation weitergereicht werden – das ist längst bekannt. Bereits 1913 skizzierte Sigmund Freud in „Totem und Tabu" das Phänomen der „transgenerationalen Weitergabe" und schrieb: „Wir dürfen annehmen, dass keine Generation imstande ist, bedeutsamere seelische Vorgänge vor der nächsten zu verbergen." In den 1970ern dann stellten israelische und amerikanische Psychologen und Psychiater fest, dass auch die Kinder der KZ-Überlebenden an seelischen Problemen litten, die unmittelbar mit den traumatischen – dabei aber oft verschwiegenen – Erfahrungen der Eltern zusammenhingen. Ähnliche Modelle der transgenerationalen Weitergabe erkannten Psychiater und Psychologen später bei den Kindern der Vietnam-Krieg-Veteranen und den Kindern von Kriegsflüchtlingen, zum Beispiel aus dem Kosovo. Der Psychiater Peter Heinl, der seit Jahren über die Spätwirkungen kindlicher Kriegserfahrungen der zwischen 1930 und 1945 geborenen Deutschen forscht, erklärt: „Kriege versprühen ihr Gift weit über den Lebenszyklus direkt Betroffener in die Seele sehr viel später Geborener. Und manchmal erzeugen sie sogar generationsübergreifende Traumatisierungen".

Auch die deutschen Kriegskinder gaben ihre kindlichen Verlust- und Mangelerfahrungen und mitunter auch Traumatisierungen unbewusst und - natürlich - ungewollt an ihre Kinder weiter. Denn auch sie konnten ihre Erfahrungen meist nicht aufarbeiten – das noch nicht ausgebildete Langzeitgedächtnis vieler Kriegskinder und die große Not der schwierigen Nachkriegsjahre verhinderten lange eine Beschäftigung mit dem Erlittenen. Die 1934 geborene Psychoanalytikerin und Trauma-Expertin Luise Reddemann erklärt dies folgendermaßen: „Wir haben ja von klein auf erfahren, dass wir nicht wichtig waren.

Uns wurde ja gesagt: Ihr seid so klein, ihr habt nichts mitbekommen, alle anderen haben es viel schwerer gehabt. Also denkt man als Kind: Nimm dich nicht so wichtig, streng dich an!".

Und obwohl sich viele Kriegskinder später als Erwachsene auch in Psychotherapien mit ihren Lebensproblemen auseinandersetzten, kamen sie dabei nur selten auf die spezifischen Belastungen ihrer Kriegskindheit zu sprechen. Kein Wunder: Viele hatten dieser Zeit jahrzehntelang keine Beachtung geschenkt, schließlich drang dieses Thema erst in den letzten Jahren ins öffentliche Bewusstsein, oft verbunden mit der schrittweisen Verrentung der Kriegskinder. Über dem langen Schweigen lag aber vor allem wohl auch die Schuld der Deutschen am Holocaust, die unausgesprochene Überzeugung, dass man angesichts der millionenfachen Morde an den Opfern der Nationalsozialisten nicht über das eigene kleine Schicksal klagen dürfe. Eine Beschäftigung mit dem eigenen Erlittenen war also kaum möglich – und so gelangte das „Gift des Krieges", wie Peter Heinl es nennt, bisweilen noch in die Seelen der Kinder der Kriegskinder.

Doch bevor uns die Spätfolgen des Krieges für meine Generation genauer anschauen, zunächst zu den Kriegskindern. Was haben sie überhaupt erlebt, unsere Eltern, dass auch wir, deren Kindern, sechzig Jahre später unter Umständen noch im Schatten der elterlichen Erfahrungen stehen?

Kurz vorab: Natürlich hatten nicht alle Kriegskinder an den Folgen des Krieges zu tragen. Gerade in ländlichen Gegenden Deutschlands gab es Kinder, die von Luftangriffen und Hungersnöten nicht allzu viel mitbekamen, die ein stabiles Umfeld und ihnen zugewandte Bezugspersonen hatten und nicht allzu große Entbehrungen hinnehmen mussten. Auf eine große Zahl der zwischen 1930 und 1945 Geborenen trifft das jedoch nicht zu.

Laut psychologischer Studien der Uni Leipzig sind 30 Prozent aller im Zweiten Weltkrieg geborenen Deutschen im klinischen Sinne traumatisiert – durch Heimatverlust, Trennungen, Bombardierung, Hungersnot, Flucht, den Tod nahestehender Angehörige. In den Jahren 1944/1945 verloren 5,5 Millionen Kinder ihre Heimat. Jeder zweite Deutsche war auf der Flucht, Hunderttausende verloren dabei ihr Leben. Durch den Bombenkrieg starben eine weitere halbe Million Menschen, vor allem Frauen, Kinder und Ältere. Viele Väter fielen im Krieg - jeder achte männliche Deutsche.

Auch die Kinder, deren Väter noch lebten, sahen diese oft jahrelang nicht: Im Frühjahr 1947 waren noch 2,3 Millionen Kriegsgefangene in Alliiertenlagern und 900.000 Kriegsgefangene in sowjetischen Lagern. Ein Viertel aller Kinder wuchs dauerhaft ohne Vater auf. Es gab 1,7 Millionen Witwen und 2,5 Millionen Halbwaisen. Tod, Hungersnot, Armut, Depression und ein großes Wertevakuum prägte diese Zeit. Man lebte in einer psychischen Ausnahmesituation. Vielen Kriegskindern aber, die es ja gar nicht anders kannten, erschienen diese Belastungen lange als normal - weil es eben allen anderen auch so gegangen war.

Doch nichts war normal. Noch heute haben diese traumatischen Erfahrungen für viele Kriegskinder zahlreiche Spätfolgen: Zum Beispiel Depressionen, Ängste, Schlaflosigkeit, psychosomatische Beschwerden, Flashbacks. Dr. Elmar Brähler, Professor für medizinische Psychologie an der Uni Leipzig, untersuchte in einer Studie die Langzeitfolgen von Ausbombung und Vertreibung für die zwischen 1930 und 1945 Geborenen und stellte fest, dass überdurchschnittlich viele Menschen dieser Geburtskohorte später von einer geringen Lebenszufriedenheit berichteten und unter ausgeprägten Ängsten, Bindungsschwierigkeiten und Depressionen litten.

Er fand auch heraus, dass körperliche Erkrankungen wie Herz- und Kreislaufbeschwerden oft in Zusammenhang mit den Kindheitserlebnissen standen.

Zu ähnlichen Ergebnissen kam eine Studie der Deutschen Psychoanalytischen Vereinigung unter 400 Patienten, die zwischen 1990 und 1993 eine Psychoanalyse beendeten. Bei 54 Prozent der Probanden hatte der Krieg Spuren hinterlassen: körperliche Langzeitschäden durch Mangelernährung, psychosomatische Beschwerden, Empathiestörungen, Identitäts- und Beziehungsstörungen. Belastend sei dabei aber nicht nur die Kriegszeit, sondern ebenso die Nachkriegszeit gewesen, stellten die Psychoanalytiker fest. Denn auch über den Krieg hinaus hätten viele Kriegskinder noch jahrelang für ihre emotional erstarrten Mütter gesorgt, die durch Ausbombung, den Verlust des Ehemannes oder durch Vergewaltigung traumatisiert waren. Kehrte der Vater zerrüttet aus der Gefangenschaft zurück, war auch er meist nicht in der Lage, Vaterfunktionen wahrzunehmen. Angesichts dessen war es vielen Kriegskinder nicht möglich, eigene emotionale Entwicklungsaufgaben wahrzunehmen. Und natürlich prägten auch die Erziehungsideale des frühen 20. Jahrhunderts und des Nationalsozialismus viele Kriegskinder: Die eigenen Gefühle wahrzunehmen, gut für sich selbst zu sorgen, das hatten viele von ihnen nicht lernen können in einer Zeit, in der Ängste, Schmerzen und Zärtlichkeiten als „Schwäche" abgewertet wurden. Und auch in Bezug auf ihre Beziehungsfähigkeit haben viele Kriegskinder noch an den Folgen ihrer frühen Erfahrungen zu leiden. Die Siegener Psychologieprofessorin Insa Fooken untersuchte in einer Studie den so genannten „späten zweiten Scheidungsgipfel", den Trend zur Scheidung nach langjährigen Ehen, den man seit Beginn der 1990er in Deutschland beobachten kann.

Vor allem in den Partnerschaften der um die 1940 Geborenen sei häufig die Fähigkeit zur Intimität eingeschränkt, erklärt die Psychologin. Fooken glaubt, dass die untersuchten Kriegskinder noch im Bann ihrer früheren und sehr ambivalenten Bindungserfahrungen stehen.

In Bezug auf ihr Wohlbefinden, ihr Gefühlsleben und Beziehungsverhalten sind viele Kriegskinder also noch heute geprägt von ihren frühen Kindheitserfahrungen. Dies gilt aber nicht nur für diejenigen älteren Kriegskinder, die sich noch an konkrete belastende Ereignisse erinnern können. Das Gegenteil ist der Fall: Gerade die Jahrgänge 1942 bis 1945, die kaum oder keine Erinnerungen an ihre ersten Lebensjahre im Krieg oder die Zeit unmittelbar danach haben, sind – wie meine Eltern – besonders von ihren frühen Erfahrungen geprägt. Oft, ohne es zu wissen. Die Journalistin Sabine Bode, die in ihrem Buch „Die vergessene Generation" ein Porträt der Kriegskinder lieferte, berichtete in einem Interview: „Die älteren Kriegskinder, die ihren Eltern während der Kriegs- und Nachkriegszeit unterstützend zur Seite stehen konnten, haben diese Zeit häufig relativ gut überstanden, ohne Traumatisierung. Oft waren sie später sogar sehr erfolgreich, viele von ihnen gingen in helfende Berufe. Aber die kleineren Kinder, die in den letzten Jahren des Krieges geboren wurden, die haben die Katastrophen umso schlimmer erlebt. Je kleiner sie waren, umso schwerer hatten sie's. Obwohl es zu dieser Zeit überhaupt nicht die Empfindung gab, dass die Kleinen viel gelitten hätten."

Dies ist kaum verwunderlich: Gerade pränatale Erlebnisse und frühe Erfahrungen in den ersten drei Lebensjahren wirken sich maßgeblich auf unsere seelische und körperliche Gesundheit und emotionale Entfaltung aus. Babys lernen von ihren Bezugspersonen, ihren eigenen inneren Zustand zu deuten:

So gut oder schlecht wie die Bindungsperson – meist die Mutter – die eigenen Gefühle und die ihres Babys regulieren kann, lernt auch das kleine Kind nach und nach, die eigenen Gefühle zu regulieren oder - anders gesagt – sich zu beruhigen. Es ist also auf einen schützenden Erwachsenen angewiesen, der ihm hilft, das Erlebte einzuordnen und zu bewältigen. Deshalb stammen unsere Fähigkeiten, Gefühlszustände anderer zu erkennen, Empathie zu empfinden und uns in aufregenden Situationen beruhigen zu können, aus dieser Zeit – denn all diese Erfahrungen werden in der sich rasant entwickelnden rechten Gehirnhälfte des Babys abgespeichert.

Wir können nicht davon ausgehen, dass die in den letzten Kriegsjahren geborenen Kinder entsprechende Bedingungen für ihre Entwicklung vorfanden. In den letzten Kriegsjahren und der frühen Nachkriegszeit war es Müttern oftmals kaum möglich, ihrem Kind Schutz vor den vielen äußeren Stressfaktoren zu bieten. Auch seelisch waren sie vermutlich oft nicht in der Lage, angemessen auf ihr Baby zu reagieren: Das Trauma von Flucht und Vertreibung, Bombennächten in Luftschutzkellern, Trauer um getötete Angehörige und Freunde, Hungersnot, die nackte Angst ums Überleben – möglicherweise einhergehend mit der Angst vor Vergewaltigung – standen häufig im Vordergrund. Die neuropsychologische Forschung weiß heute, dass viele biochemische Prozesse im Gehirn, die für eine Reihe psychischer Probleme mitverantwortlich sind, nicht angeboren sind, sondern ihre Ursache in der unzureichenden Gefühlsregulation des Kindes haben. Da die rechte Hirnhälfte aber lebenslang von den frühen Bindungserfahrungen geprägt ist, ist es wahrscheinlich, dass viele der gerade in den letzten Kriegsjahren geborenen Kinder mit seelischen oder psychosomatischen Problemen aus dieser Zeit hervorgegangen sind.

Und das hat viele von ihnen für ihr weiteres Leben stark geprägt – insbesondere in Bezug auf ihre Beziehungsfähigkeit und Elternschaft.

In fast allen Interviews, die ich mit Kindern von Kriegskindern führte, hörte ich immer wieder folgende Sätze: „Meine Eltern unterstützen mich zwar, aber es ist ihnen nur schwer möglich, eine tiefe emotionale Beziehung zu mir aufzubauen / Oder / Über Gefühle wurde Zuhause nie gesprochen / Oder / Mit meinen Problemen blieb ich weitgehend allein / Oder / Meine Eltern kommen mir noch heute fremd vor". Viele Kinder berichteten mir, dass sie die Liebe der Eltern zwar spürten, diese ihnen ihre Zuneigung bis heute aber nur verhalten mitteilen können – weniger durch Worte, durch Umarmungen oder ein inneres Zugetan-sein als durch indirekte Liebesbeweise wie zum Beispiel die Zubereitung von Lieblingsmahlzeiten oder das Zustecken einiger Scheine. Dies wurde vor allem dann als besonders belastend erlebt, wenn die Kinder die emotionale Unterstützung der Eltern dringend benötigt hätten – zum Beispiel bei Sorgen, Ängsten oder auch bei ihrer Zukunftsplanung. Der Psychoanalytiker und Altersforscher Hartmut Radebold glaubt, dass die Kinder der Kriegskinder funktionieren mussten und möglichst leistungsfähig sein sollten, um die Abwehr der Eltern nicht zu erschüttern. Er schreibt: „Im unbewussten Vergleich mit ihrer damaligen Situation erwarteten die Eltern offenbar, dass die Kinder – wiederum in familiärer Delegation – mit ihren Nöten selbst zurecht kämen und sie selbst möglichst wenig damit behelligt wurden". Er schreibt weiter, dass sich heute auffällig viele Kinder von Kriegskindern in Psychotherapie befinden. Meines Erachtens ist ein wichtiger Grund dafür auch darin zu finden, dass viele Kriegskinder ihren Kindern das „Fühlen" nicht gut hatten beibringen können. Stattdessen gaben sie ihren Kinder über das Schweigen viel Angst mit – ungewollt, versteht sich.

Das beschert den Kindern mitunter noch heute, als Erwachsene, Probleme – in Beziehungen, am Arbeitsplatz, mit sich selbst. Stellvertretend möchte ich nun von einem Gesprächspartner aus meinem Buch berichten, der erzählt, wie die emotionale Sprachlosigkeit und die Ängste seiner vom Krieg geprägten Eltern auch ihn noch prägte.

In Sicherheit zu leben und frei von der Angst vor Mangel zu sein – so könnte wohl das beherrschende Grundmotiv in Andreas Familie lauten. Nie wieder wollten seine Eltern die Not und Ohnmacht erleben, die sie als Kinder während der Flucht und anschließenden Internierung in Flüchtlingslagern hatten verspüren müssen. Andreas Vater wurde 1934 in Königsberg, Kaliningrad, geboren. Kurz vor Kriegsende, als der Vater elf Jahre alt war, floh die Familie vor der sowjetischen Armee gen Westen. In den letzten Kriegsmonate landete die Familie im besetzten Dänemark landete und blieb dort bis 1948 in einem Lager für deutsche Kriegsflüchtlingslager inhaftiert. Der Vater erzählt bis heute von dieser Zeit, von Hunger, Krankheiten, mangelhaften hygienischen Verhältnissen, Perspektivlosigkeit. „Die Zeit im Lager hat mein Vater nie wirklich verarbeitet", berichet Andreas, „Er trägt dieses Trauma noch immer wie auf einem Tablett vor sich her". Entwicklung, Schulbildung, die schwierige Identitätsfindung der Pubertät – all das konnte der Vater in den Jahren nach dem Krieg nicht nachholen. Es ging ums Aufbauen und ums Überleben, die traumatischen Lagererfahrungen konnten kaum bearbeitet werden. Andreas Mutter ging es nicht anders: Sie stammte aus Potsdam, ihre Familie war 1945 auf der Flucht von den Russen ebenfalls in einem Lager auf der Insel Fehmarn interniert worden und landete wie der Vater später über Umwege in der Pfalz.

Beide Flüchtlingskinder versuchten, nach vorne zu schauen. Sie heirateten und richteten sie sich in einem Leben ein, das vor allem Sicherheit bieten sollte. Für Entwicklung blieb dabei allerdings nur wenig Platz: Schließlich hätten Bildung oder Selbstverwirklichung das Risiko beinhaltet, erneut materielle Entbehrungen eingehen zu müssen. Von der Außenwelt durfte deshalb nur möglichst wenig nach innen dringen, die fragile Balance der Eltern sollte nicht erschüttert werden. „Alles war sehr eng, aber in dieser Enge hatten sie sich eingerichtet", erklärt ihr Sohn Andreas, 1959 geboren.

Die zwar liebevolle, aber von großer Angst und Verunsicherung geprägte Familienatmosphäre wirkte sich auch auf Andreas aus. Weder Mutter noch Vater konnten ihm aufgrund der eigenen Kriegskind-Erfahrungen Selbstvertrauen und Orientierung mit auf den Weg geben. Auch die Werte von Bildung konnten die Eltern dem heute freiberuflichen Grafiker nicht vermitteln. „Ich habe von meinen Eltern vor allem Angst, Barrieren und ein großes Minderwertigkeitsgefühl mitbekommen", erzählt Andreas, „Meine Eltern haben nie gesagt: ‚Das Leben ist so und so'. Sie haben mir immer vermittelt: ‚Wir wissen es selber nicht, Du musst es herausfinden'". Ein Gefühl von Leere und Erschöpfung herrschte vor. Um die Mutter zu entlasten, mussten Andreas und seine Schwester Verantwortung im Haushalt übernehmen: Wäsche waschen, putzen, einkaufen. „Da schwang auch immer ein starkes Schuldgefühl mit", erklärt Andreas, „Ich hatte den Eindruck, für meine Eltern verantwortlich zu sein, dafür sorgen zu müssen, dass meine Mutter gute Laune hat". Andreas führt die depressive Grundstimmung Zuhause auf die enormen Verlust- und Mangelerfahrungen der Eltern in der Kriegs- und Nachkriegszeit zurück. Und auf die Tatsache, dass keiner von beiden je frei war, zu schauen, was sie aus ihrem Leben hätten machen wollen. Der Alltag der Eltern war mehr der Angstabwehr als der Frage nach persönlicher Erfüllung gewidmet.

Urlaube, Museumsbesuche, Konzertbesuche, das gab es alles nicht. „Sie strahlten eine immense Existenz- und Verarmungsangst aus", erzählt Andreas, „Aber reflektieren konnten sie das nie. Man kann sich mit ihnen noch heute nicht auseinandersetzen".

Gerade als Jugendlicher und junger Erwachsener hätte Andreas sich mehr Anleitung oder zumindest eine gemeinsame Auseinandersetzung über seine Zukunftspläne gewünscht. Doch die Eltern hatten weder die Möglichkeiten noch sahen sie die Notwendigkeit, ihren Sohn in seiner beruflichen Orientierung zu unterstützen. Schließlich hatten sie selbst sich ja auch irgendwie durchgeschlagen. Die zwar liebevolle, aber auch depressive und angstbesetzte Grundstimmung des Elternhauses hemmte Andreas berufliche Entwicklung. Er wollte Kunst studieren, hatte auch Talent und sogar Angebote von renommierten Künstlern, mit ihnen zu studieren, doch er schaffte es einfach nicht, sich an den Kunsthochschulen zu bewerben. Seine Schwierigkeiten, sich bietende Möglichkeiten wahrzunehmen, war womöglich auch unterschwellig von Schuldgefühlen diktiert: vom unbewussten Wunsch, nicht erfolgreicher als die Eltern sein zu wollen, deren fragiles Selbstwertgefühl von den Flucht- und Lagererfahrungen und Nachkriegsjahren stark beeinträchtigt war. Wie sehr der Vater unter den eigenen Minderwertigkeitsgefühlen litt, das hatte Andreas oft erleben können. „Ich weiß noch, wie er irgendwann kurz vor Weihnachten in der Küche saß und lamentierte: 'Ich bin nicht gut genug für Dich, ich bin nicht gut genug für Dich'", erzählt Andreas, „Und ich stand da und habe geheult. Ich wollte gar nicht hören, dass ich etwas Besseres als mein Vater sei. Man liebt seinen Vater ja". Vermutlich war es einfacher für Andreas, sich mit dem Minderwertigkeitsgefühl seines geliebten Vaters zu identifizieren, als das Risiko einzugehen, dessen fragile Balance durch eigene Erfolge zu erschüttern.

„Den Minderwertigkeitskomplex meines Vaters, den habe ich eins zu eins übernommen", sagt auch Andreas, „Dieses 'Ich bin nicht gut genug'-Thema. Bei meinem Vater war halt immer alles improvisiert, ohne Struktur. Er hat in keiner Weise Sicherheit ausgestrahlt - nur diese massive Existenzangst".

Mit Ende dreißig hängte Andreas schließlich die Kunst an den Nagel und richtete sich neu aus als Grafiker. Mittlerweile ist er ganz gut im Geschäft, hat aber nach wie vor das Gefühl, sich im Weg zu stehen. Im Nachhinein, sagt Andreas, sei er einen ähnlichen Weg wie sein Vater gegangen, „unverbindlich und irgendwie ziellos". Umso wichtiger ist es ihm, seinem zweijährigen Sohn Paul andere Werte zu vermitteln.

„Ich möchte, dass er das Selbstbewusstsein entwickelt, seine Ziele zu verfolgen", hofft Andreas, „Meine Angst soll er nicht bekommen". Er will seine Vaterrolle anders ausfüllen, will einerseits klare Grenzen setzen und andererseits seinem Sohn mehr Selbstvertrauen mit auf den Weg geben. Er möchte die Orientierung vermitteln, die er selbst nie hatte erfahren können. Trotz aller Ängste und Hemmungen hat Andreas es aber doch geschafft, ein zufriedenes Leben zu führen. Er ist glücklich verheiratet und überlegt mittlerweile sogar, die Kunst wieder aufzunehmen. Seine Motivation ist heute jedoch nicht mehr, der Enge seiner Herkunftsfamilie zu entgehen sondern einfach, Kunst um der Kunst willen zu machen. „Letztendlich habe ich doch immer die Sachen gemacht, die mir wichtig waren", analysiert Andreas, „Obwohl ich sicher kürzere Wege hätte gehen können. Dieses Nicht-Trauen stand mir immer im Weg. Mein Leben ist wohl eine Mischung aus Barrieren und den Versuchen, mir Freiraum zu schaffen".

Nun möchte ich auf die transgenerationale Weitergabe zu sprechen kommen, also auf die unbewusste Weiterreichung konkreter traumatischer Erfahrungen wie Flucht, Vertreibung, Heimatverlust, Bombenangriffe an die nächste Generation. Der Vorgang der „transgenerationalen Weitergabe" ist schwer zu erklären. Wenn in der Elterngeneration traumatische Erfahrungen unerkannt und unbearbeitet bleiben, können diese zur Bewältigung an die nächste Generation weitergereicht werden. All dies sind zutiefst unbewusste Prozesse. Die Weiterreichung des Traumas kann – grob vereinfacht - auf zwei verschiedenen Kanälen erfolgen: Entweder über das Schweigen über das Erlebte oder über das unablässige Reden über das Erlebte. Haben die Eltern beispielsweise ihre traumatischen Flucht- oder Luftangrifferlebnisse tief in sich vergraben, können die Kinder das Trauma der Eltern dennoch auf eine diffuse Art und Weise spüren. Möglicherweise bleiben sie mit der Geschichte der Eltern verbunden, indem sie versuchen, das Trauma zu reinszenieren, also zu wiederholen, um es für sich irgendwie zu konkretisieren beziehungsweise spürbar zu machen. Der Schriftsteller Hanns-Josef Ortheil beschreibt diese Erfahrung des verschwiegenen Traumas sehr treffend in seinem autobiographischen Roman „Die Erfindung des Lebens". Ortheils Mutter war durch den frühen Tod ihrer vier Söhne im Krieg traumatisiert und sprach nicht mehr. Dennoch ahnte der Sohn, dass die Mutter etwas Fürchterliches mit sich herum trug. „Ich fürchtete immer, ihr könnte etwas zustoßen, obwohl ich selbst gar nicht erlebt hatte, dass ihr in meinem Beisein etwas Schlimmes passiert war. Ich wusste aber, dass so etwas früher einmal passiert war und ich wusste auch, dass es etwas ganz besonders Schlimmes gewesen sein musste. Mehr jedoch wusste ich noch nicht, ich kannte keine Details, und ich hörte auch niemals jemanden von dieser Vergangenheit sprechen, obwohl sie doch ununterbrochen gegenwärtig war.

Gegenwärtig war sie dadurch, dass Mutter nicht sprach, gegenwärtig war die Vergangenheit in Mutters Stummsein".

Erzählen die Eltern unablässig von ihren belastenden Erinnerungen – übrigens auch ein ziemlich klares Zeichen für eine Traumatisierung - kann auch diese eine Überfrachtung der kindlichen Bewältigungsmöglichkeiten darstellen. Vielleicht bemühen sich die Kinder dann unbewusst, etwas im Leben der Eltern wieder gut zu machen, indem sie durch eigene Aktivität die Eltern von ihren Ängsten zu befreien versuchen. Die Psychotherapeutin Dagmar Soerensen-Cassier erklärt das Phänomen der transgenerationalen Weitergabe: „Wenn das Trauma der Eltern unerkannt, unbenannt und unbesprochen bleibt, kann es von den Kindern nicht ‚geortet', verbalisiert und symbolisiert werden. In der Folge können die Kinder dieser traumatisierten Eltern dann keine klare Abgrenzung zur Elterngeneration finden und bleiben unaufgelöst über das „Verschwiegene" mit ihnen verbunden".

Exemplarisch möchte ich nun auf das Trauma des Heimatverlusts vieler Flüchtlingskinder eingehen. Auch dies wirkt bisweilen bis in die dritte Generation weiter, bis hin zu den Kindern der Kriegskinder. Im Rahmen der Recherche zu meinem Buch sprach ich mit viele Kindern von Flüchtlingskindern, die mir berichteten, dass auch sie sich - obwohl in der BRD geboren – der alten Heimat der Eltern bisweilen so verbunden fühlten, dass auch sie nie einen Bezug zu dem Ort, an dem sie aufwuchsen, entwickeln konnten. In gewisser Weise fühlten auch sie sich noch wie auf der Flucht. Sie verspürten ein Gefühl von mangelnder Zugehörigkeit und eine im Hintergrund mitschwingende Empfindung, in der Welt nicht geborgen zu sein. Ihr Leben war geprägt von einem Gefühl der Heimatlosigkeit, einer anhaltende Suche nach einem „sicheren" Ort im Leben und einer symbiotischen Verstrickung in die Geschichte der Eltern und Großeltern.

Ein Beispiel dafür ist die Geschichte meiner Gesprächspartnerin Sabine, eine vierzigjährige Sozialpädagogin aus Beckum in Nordrhein-Westfalen. Sowohl Sabines Vater als auch ihre Mutter sind Flüchtlingskinder: Der Vater ist 1932 in Ostpreußen geboren, die Mutter 1934 in Schlesien. Beide erlebten den Heimatverlust und die Flucht als extrem traumatisch, sprachen aber nur selten darüber. Die Eltern hofften, ihre schmerzlichen Verlusterfahrungen zu überwinden, indem sie sich in ihrer neuen Heimat Beckum neu zu verwurzeln versuchten. Über Jahrzehnte hinweg wurde jeder Taler umgedreht, damit der Traum von Eigenheim verwirklicht werden konnte. Vor allem der Mutter sei es wichtig gewesen, ein eigenes Haus zu haben, erklärt Sabine: „Sie hatte immer das Gefühl, sich einen Platz im Leben schaffen zu müssen, eine Lücke schließen zu müssen. Etwas, das sie verloren hat, durch eigene Aktivität wieder herzustellen". Doch dieses Vorhaben wollte nicht gelingen: Der äußere sichere Rahmen konnte den inneren Verlust nicht kompensieren. Die Eltern fühlten sich in Beckum nie zugehörig. Und auch Sabine hatte stets das Gefühl, eigentlich gar nicht nach Beckum zu gehören. Die elterlichen Ängste übertrugen sich auch auf sie: Der Drang, sesshaft zu werden, Sicherheiten zu schaffen und ein geordnetes Leben führen, war bei ihr schon als Kind ausgeprägt: „Man muss vorsorgen, etwas zur Seite legen, für schlechte Zeiten sorgen, seine kleine Welt sichern ... diese Gedanken hatten mich fest im Griff".

Sie zog nach Bochum zum Studieren und lebte dort vierzehn Jahre lang in einer winzigen Studentenwohnung inmitten eines sozialen Brennpunkts – obwohl sie bereits nach vier Jahren ihr Studium abgeschlossen und einen guten Job gefunden hatte. Doch sie hatte weiterhin das Gefühl, sparen zu müssen, um sich abzusichern. Auch die Angst, irgendwo nicht heimisch werden zu können, erschwerten ihr den Auszug aus der Wohnung, die sie eigentlich schrecklich fand.

Sabine fühlte sich nicht frei, an einem neuen Ort Wurzeln zu schlagen. Wie wichtig und schmerzbesetzt das Thema Heimat für sie war, wurde Sabine aber erst richtig bewusst, als die Entscheidung anstand, zu ihrem Mann zu ziehen. Einige Jahre lang hatten Sabine und ihr Mann eine Wochenendbeziehung geführt und waren regelmäßig zwischen Bochum und Remscheid hin- und hergependelt, wo ihr Mann eine Arztpraxis hat. Dann wurde Sabine schwanger - und konnte sich kaum freuen, weil sie nun den Druck verspürte, Bochum verlassen und zu ihrem Mann nach Remscheid ziehen zu müssen. Erst, als ihre Tochter knapp zwei war, schaffte Sabine es, ihrer Wahlheimat Bochum den Rücken zu kehren und nach Remscheid zu ziehen. Nun lebt sie seit zwei Jahren dort und fühlt sich noch immer nicht ganz zu Hause. Als sie kürzlich eine Feier in Bochum besuchte, musste sie feststellen, dass auch diese Stadt ihr langsam fremd wird. Sie erklärt: „Das war ein ganz schlimmes Gefühl für mich, weil ich den Eindruck hatte: Wenn das jetzt weg ist, was bleibt mir dann noch? Sich so wurzellos zu fühlen, macht mir Angst. Heimat hat bei mir ganz klar etwas mit Geographie zu tun. Ich trage sie nicht in mir. Ich hätte sie aber gern in mir, weil ich denke, dass Menschen, die ihre Heimat in sich tragen, viel freier sind".

Wie die Geschichte von Sabine zeigt, kann der traumatische Heimatverlust der Eltern auch noch bei deren Kindern lange Schatten werfen. Nicht nur das Gefühl von Wurzellosigkeit wurde von den Eltern an die Tochter „vererbt". Auch elterliche Aufträge wurden unbewusst an die Tochter weitergereicht: Sabines Bedürfnis, Sicherheiten zu schaffen, etwas zur Seite zu legen, ihre kleine Welt abzusichern, steht in direktem Bezug zu den traumatischen Erfahrungen und Ängsten ihrer Eltern.

Bisweilen kann der Wunsch, das Trauma der Eltern wieder gut zu machen, so mächtig sein, dass er über die eigenen Grenzen und auf Kosten der persönlichen Entwicklung geht.

Ein Beispiel dafür ist die Geschichte meiner Gesprächspartnerin Doris, 1965 in der Nähe von Stuttgart geboren. Die studierte Landwirtin arbeitet heute für einen Bauernverband in Rheinland-Pfalz und sieht einen direkten Zusammenhang zwischen ihrem Engagement für die Landwirte und den kriegsbedingten Verlusterfahrungen ihrer Eltern. Sowohl Doris Mutter als auch Doris Vater stammen aus Familien, die durch den Krieg ihren landwirtschaftlichen Besitz verloren. Die Mutter, 1937 geboren, wuchs als Älteste von fünf Geschwistern auf einem großen Gutshof auf der Insel Rügen auf. 1945 musste die Familie ihren Hof für immer verlassen. Der Vater, 1933 auf einem kleineren Hof in der Magdeburger Börde in Sachsen-Anhalt geboren, musste den Familienbesitz nach dem Krieg ebenfalls aufgeben. Doris erklärt: „Die Familie meines Vaters hat immer geglaubt, sie könnte noch einmal zurück auf den landwirtschaftlichen Betrieb und ihr altes Leben wieder aufnehmen. Aber natürlich kam es nicht dazu. Mein Vater hat darunter immer gelitten. Allerdings wurde nicht viel drüber gesprochen, zumindest habe ich als Kind keine Erinnerungen daran. Ich erfuhr das alles erst bewusst, als ich weit über zwanzig war".

Doch der schmerzliche Verlust war für Doris anscheinend auch ohne Worte spürbar. Nach dem Abitur entschloss sie sich, Landwirtschaft zu studieren. Sie konnte damals selbst nichts sagen, warum – die Eltern rieten ihr eher davon ab. Doch Doris identifizierte sich so sehr mit der Geschichte der Eltern, dass sie als Studienort dieselbe kleine Stadt im Rheinland wählte, in der sich Mutter und Vater Anfang der 1960er Jahre kennen gelernt hatten. Während ihres Studiums wurde Doris klar, was die Eltern verloren hatten, an Land, an Zugehörigkeit, an Werten. Sie begann, auch in ihrem Berufsleben für die Rechte der Landwirte zu kämpfen.

Doris erklärt: „Heute setze mich dafür ein, dass den Bauern Gerechtigkeit widerfährt und dass sie auch unter den heutigen Bedingungen ihr Auskommen haben. Sicherlich versuche ich damit irgendwie, wieder Gerechtigkeit herzustellen, denn genau das wurde meinen Großeltern und Eltern versagt. Aus Liebe hätte ich meine Eltern gern von ihrem Schmerz befreit und ihnen Gerechtigkeit gegeben". Bei Doris verschwimmt die Grenze zwischen den Verstrickungen in die Familiengeschichte und den eigenen Bedürfnissen immer wieder. Sie sagt: „Ich muss immer darauf achten, was ich für mich tue und was ich meine, für meine Vorfahren tun zu müssen. Inzwischen ist es aber nicht mehr mein Ziel, meine Eltern heilen zu müssen. Das kann ich ohnehin nicht".

Diese Erkenntnis ist allerdings noch relativ jung: Seit einigen Jahren kämpft Doris mit Depressionen, im letzten Jahr erlitt sie einen Burnout und verbrachte sechs Wochen in einer Reha-Klinik. Seit diesem Aufenthalt weiß sie, dass sie besser auf sich achten muss. Sie sagt: „Ich darf nicht wieder in Perfektionismus verfallen und mich für die Bauern aufopfern, die ja manchmal gar nicht sehen, wie sehr ich für sie kämpfe". Doris Engagement ist eine schwierige Gradwanderung, dessen Motor die Geschichte ihrer Eltern ist: Der traumatische Heimat- und Besitzverlust auf beiden Seiten ihrer Familie hat auch bei ihr Spuren hinterlassen.

Im Rahmen der Recherche zu meinem Buch traf ich viele Kinder von Kriegskindern, die wie Doris so verstrickt in die Geschichte der Eltern waren, dass sie nur noch schwer zwischen der Geschichte der Eltern und der eigenen Geschichte unterscheiden konnten. Manche von ihnen waren über viele Jahrzehnte massiv in ihrer Lebensgestaltung beeinträchtigt. Viele von ihnen gingen in Psychotherapie, doch längst nicht alle konnten den Bogen zur Geschichte ihrer Eltern schlagen - weil sie nichts über die Erfahrungen ihrer Eltern wussten oder weil sich die Symptome bei ihnen so anders zeigten. Oder auch - wie mir eine Hamburger Psychoanalytikerin berichtete - weil die Psychotherapeuten selbst die transgenerationale Weitergabe der Kriegserfahrungen der Eltern noch nicht genügend auf dem Zettel hatten. Noch immer merken wir oft nicht, wie verstrickt wir sind in die Geschichte unserer Eltern.

Doch heute, nach über 65 Jahren Frieden, haben wir die Chance, eine Auseinandersetzung zu führen mit den Spuren, die der Krieg noch in unseren Leben hinterlassen hat. Denn viele unserer Eltern haben längst angefangen, sich wieder zu erinnern. Erst jetzt können viele von ihnen trauern über ihre belastenden Kindheitserfahrungen, über die vielen Verlust- und Mangelerfahrungen in den Kriegsjahren. Wir können mit ihnen ins Gespräch kommen, darüber, was sie erlebt haben und darüber, wie dies sie und uns geprägt haben mag. Denn wenn wir verstehen, welch schmerzliche Erfahrungen die Kriegskinder machen mussten, gelingt es vielleicht auch uns, Trauergefühle loszulassen und alte Wünsche an unsere Eltern zu verabschieden. Über das empathische Verstehen können wir einander wieder näher kommen. Und vielleicht gelingt uns mit Hilfe dieser Auseinandersetzung bald auch, die positiveren Seiten des Erbes unserer Eltern stärker in den Blick nehmen zu können: Das politische Bewusstsein, dass viele Kriegskinder ihren Kinder vermitteln konnten oder die Fürsorglichkeit - wenn auch oft nicht auf emotionaler Ebene – durch die viele Kriegskinder ihre Kinder prägten. Denn wir haben dieser Generation viel zu verdanken. Ihre enormen Leistungskraft und ihr politisches und gesellschaftliches Engagement ermöglichten uns eine Kindheit in Frieden und Wohlstand. Den Krieg, den kennen wir nur aus ihren Erzählungen. Und dafür können wir dankbar sein.

Dr. Wolf Ollrog

NIE GESAGTE WORTE

Systemische Nachwirkungen des Krieges

Meine Damen und Herren,

„NIE GESAGTE WORTE – systemische Nachwirkungen des Krieges" – so lautet mein Thema, das ich Ihnen nahebringen möchte. Ich gehe dem nach, was vom Krieg Betroffene *nicht ausgesprochen* haben und was ihr *Schweigen* für die nachfolgenden Generationen bewirkt hat.
   Wir haben dafür anderthalb Stunden Zeit. Es ist kein kurzweiliges Thema, über das wir nachdenken, deshalb fällt es vielleicht nicht leicht, die Aufmerksamkeit beim Zuhören immer hochzuhalten. Während meiner Ausbildung zum Pfarrer hat man mir zur Begrenzung ungehemmter Redefreuden von der Kanzel den lehrreichen Satz eingebläut: Du darfst über alles reden – bloß nicht über 20 Minuten. Heute wird es schon etwas länger dauern. Deshalb möchte ich meine Ausführungen in drei verdauliche Abschnitte unterteilen, zwischen denen ich Ihnen als Zuhörern die Gelegenheit geben möchte, für einen Moment aus Ihrer rein rezeptiven Rolle herauszutreten.

Meinem ersten Teil gebe ich die Überschrift: „Kriegserfahrungen".

(1) Kriegserfahrungen

Die beiden Weltkriege des vergangenen Jahrhunderts und ihre Auswirkungen haben viele Menschen, haben nahezu jede Familie in unserm Land (und natürlich auch in vielen anderen Ländern) nachhaltig geprägt. Erst seit etwa 10 Jahren, über ein halbes Jahrhundert nach Kriegsende, wurde das zu einem öffentlichen Thema, dann allerdings mit einer wahren Flut von Veröffentlichungen, als wäre ein Damm gebrochen. Mich selbst hat das Thema, wie ich inzwischen begriffen habe, durchaus schon immer beschäftigt, ja es hat meinem Leben seinen Stempel aufgedrückt. Aber lange war mir das nur wenig bewusst; ich benötigte erst viel Abstand, bis ich mir seine Tragweite eingestehen konnte.

1.1 Ich bin ein Kriegskind, wie wohl etliche von denen, die heute hier sitzen. Erlauben Sie mir deshalb, zunächst an meinem eigenen Beispiel entlangzugehen, wenn ich beschreibe, welche Spuren die Kriegserlebnisse in Kindern und Kindeskindern zogen.

Ich wurde im März 1943 geboren, gut zwei Jahre vor Kriegsende. Ich war der heißersehnte Sohn, den meine Mutter nach zwei Mädels erwartete und der ihre Mutterschaft bekräftigen und erfüllen sollte. Während eines Heimaturlaubs meines Vaters wurde ich in die Welt gesetzt, mit Hoffnung und mit Angst. In Deutschland hatte sich 1942 die Versorgungslage für Lebensmittel deutlich verschlechtert, deshalb stopfte meine Mutter, wie sie mir später erzählte, in sich hinein, was sie zu essen fand, in der Sorge, ihr Kind könnte nicht genug bekommen.

Diesen Hang zum Zuviel-essen legte sie mir in die Wiege, und wie Sie sehen können, bin ich ihm, und damit meiner Mutter, treu geblieben.

Ohne Zweifel war ich aber nicht nur ein Kind der Liebe, sondern auch der Angst. Ich wurde hineingeboren in Sirenengeheul, nächtliche Verdunklungen und atemloses Warten in Luftschutzkellern. Dieses unangenehme, schreckhafte Gefühl, es könnte etwas Schlimmes passiert sein, wenn eine Sirene aufheult, habe ich bis heute nicht verloren. Als ich sechs Wochen alt war und die alliierten Luftangriffe auf die großen Städte immer mehr zunahmen, mussten wir, wie alle kinderreichen Familien, meinen Geburtsort im Ruhrgebiet verlassen. Wir kamen unter bei den Großeltern väterlicherseits in einem Dorf in Thüringen. Auch wenn die meisten Bomber an uns vorbei flogen, wussten die Sirenen das nicht. Sie heulten und verbreiteten Angst.

Mein Vater, geboren 1913, war mit Beginn des Kriegs im Felde. Mein Vater war Soldat, SS-Offizier. Eigentlich hätte er nach dem Abi 1934 gern Geschichte studiert, aber das war von seinen Eltern nicht zu finanzieren. Vergeblich versuchte er beim Forst, bei der Post und bei der Bahn in einer Beamtenlaufbahn unterzukommen; schließlich landete er, aus Not und Zufall, weil dort junge Leute eingestellt wurden, bei der Polizei, genauer gesagt bei den in Eile aufgebauten sogenannten Verfügungstruppen, später Totenkopfbrigaden genannt.

Das System von Befehl und Gehorsam lag meinem Vater. Früh ging er in die Partei, trug seine relativ niedrige Nummer stolz unter der Achselhöhle eintätowiert und den Totenkopf an der Mütze. Er verstand sich immer als Elite-Soldat. Die Totenkopfbrigaden wurden vornehmlich zur Bewachung von Konzentrationslagern eingesetzt und später im Zuge verschiedener Umstrukturierungen teilweise in die Waffen-SS überführt.

Mein Vater machte dann in der Waffen-SS Karriere und wurde persönlicher Adjutant von General Hausser, später SS-Oberst-Gruppenführer und Generaloberst der Waffen-SS. Unter Haussers Kommando waren SS-Einheiten unter anderem maßgeblich und nachweislich an zahlreichen Kriegsverbrechen und schweren Übergriffen sowohl gegen Soldaten der Roten Armee wie gegen die sowjetische Zivilbevölkerung beteiligt.

Meine Mutter, zu Kriegsbeginn 24 Jahre alt, managte als Hausfrau die Familie. Sie war eine gute Köchin, hatte auch, wie für sogenannte höhere Töchter üblich, nach dem Abitur ein Haushaltsjahr hinter sich, aber eigentlich hatte sie nicht gelernt, allein das Leben allein zu meistern. Die Evakuierung nach Thüringen war nicht leicht für sie. Mit den Schwiegereltern verstand sie sich nicht gut. Der Krieg zwang sie zusammen. Oktober 43 wurden ihre Eltern in Kassel ausgebombt. Sie nahm sie bei sich auf, es wurde noch enger. Sommer 1945 floh sie mit ihnen und uns drei kleinen Kindern vor den nach Thüringen einrückenden russischen Soldaten nach Niedersachsen. In vieltagelangen, strapaziösen Märschen, mit einem bis oben bepackten zweirädrigen Handkarren und drei Kleinkindern, zogen wir im Treck nach Westen zu Verwandten in ein Dorf bei Göttingen, wo wir dann lange unter einfachsten Verhältnissen lebten. Von der Flucht wurde uns später nur erzählt, dass der Großmutter ihr silbernes Besteck aus der Tasche gestohlen wurde. Was sonst vielleicht noch passiert ist, blieb ungesagt.

Meinen Vater lernte ich mit knapp 5 Jahren kennen. Eines dunklen Tages im Dezember des Jahres 1947 stand er, eingehüllt in seinen schwarzledernen Militärmantel mit den abgetrennten Dienstgradabzeichen, in der Tür unserer Ein-Zimmer-Flüchtlingswohnung, ein fremder Mann. Er war aus dem amerikanischen Kriegsgefangenenlager getürmt und musste sich danach ein Jahr lang in der mit Kisten und Kartons zugestellten Abseite des Spitzbodens im Nachbarhaus verstecken.

Das Dorf zerriss sich das Maul, als meine Mutter plötzlich schwanger wurde. Immer wieder kam die Militärpolizei vorbei, vor allem frühmorgens, und durchsuchte unsere Wohnung nach ihm.

Als mein Vater zurückkam, war er ein gebrochener Mann. Mit Mühe versuchte er sich seinen Platz in der Familie zurückzugewinnen. Äußerlich zwar unversehrt, überließ er sich lange seinem Magengeschwür. Erst 1961, über 13 Jahre nach seiner Rückkehr, nahm er wieder eine geregelte Arbeit auf. Abrupt war durch die Kapitulation im Mai 45 seine glänzende Karriere beendet worden. Hätte der Krieg ein paar Jahre länger gedauert, wäre er als General zurückgekommen, hat er immer erzählt. Auch nach dem Krieg ließ er sich immer noch mit seinem militärischen Dienstgrad anreden. In der sog. Entnazifizierung als Mitläufer eingestuft, bekam er seit 1951 eine magere Pension. Die Familie lebte hauptsächlich von der Oberstudienratspension meines Großvaters, der mit seiner Frau weiter bei uns wohnte.

1.2 Was ich hier in knappen Worten skizziere, ist für viele von Ihnen, die ihre eigene bittere Geschichte besitzen, vermutlich nichts Besonderes. Vielleicht werden sie Parallelen entdecken. Wir waren bloß eine ganz normale Familie. Wir sind davongekommen. Aus der engeren Familie haben alle überlebt. Verletzung, Invalidität, Vermisstenschicksal, Tod, Entrechtung, Verfolgung, Deportation – all das blieb unserer Familie erspart. Viele wurden ungleich schlimmer getroffen. Aber auch wir sind Gezeichnete. Dabei gehörte unsere Familie, so habe ich das immer empfunden, nicht zur Opfer-, sondern auf die Täterseite der Nazizeit. Das machte es und macht es bis heute für mich – und ich glaube für viele – schwer, genau hinzusehen. Doch, davon bin ich überzeugt, nur das heilt.

Aber das Hinsehen ist nicht leicht. Die nüchternen Zahlen des von Deutschland angezettelten vergangenen Krieges sind völlig unfassbar. Es ist schwierig, das Maß des Grauens zu begreifen, geschweige denn es zu ertragen. Nach seriösen Schätzungen hinterließen Krieg und erste Nachkriegszeit ein Blutmeer von über 50 Millionen Menschen, die meisten Opfer in Russland. Die Zahl der Kriegsopfer in Deutschland schätzt man auf fast 7 Millionen, davon etwa 3,2 Millionen Soldaten und 3,7 Millionen Zivilisten. Mehr als 14 Millionen Deutsche und Deutschstämmige waren bis 1950 von Flucht und Vertreibung betroffen.

Sie verloren ihre Heimat, ihre Habe, ihren Mann, ihre Frau, ihre Kinder, Geschwister, Eltern, Verwandte. Sie machten ungeheure Strapazen durch. Sie verloren ihre Würde und ihre moralischen Maßstäbe. Sie erlebten die Umwertung von Recht und Unrecht und waren auch selbst daran beteiligt.

Wohl kaum ein Mensch, der keine Schuld auf sich lud.

Bei Kriegende waren schätzungsweise 15 Millionen Menschen in Deutschland unterwegs und suchten eine Bleibe oder ihre Angehörigen. Zahllose Familien wurden auseinandergerissen, mehr als 2 Millionen Waisenkindern fehlten die Eltern. Über eine halbe Millionen Menschen verloren bei den Flächenbombardements der Städte ihr Leben. An die 6 Millionen Juden wurden in den KZs und Vernichtungslagern ermordet, dazu vermutlich 3 Millionen Kriegsgefangene, Sinti und Roma, Euthanasieopfer, Homosexuelle, KZ-Häftlinge, Zwangsarbeiter, Deportierte und sonstige Zivilisten. Eine ungleich größere Zahl von Menschen erlitt körperliche und seelische Verletzungen. Kaum eine Familie, die nicht davon betroffen war. Das sind unvorstellbare Zahlen von Einzelschicksalen. Aber irgendwie überhört man sie. Greifbar werden sie erst, wenn man sie einzeln betrachtet.

Es gab nur wenige Familien in Deutschland, die nicht von den Kriegsereignissen *betroffen* waren.

Aber keine einzige blieb davon *unberührt*! Dass Maß der Kriegsfolgen ist, so wird es erst allmählich deutlich, oft unterschätzt worden. Es wurde einfach übergangen. Gewiss, manchmal scheint es so, als hätten Menschen die ungeheuerlichen Erlebnisse dieser Zeit ohne Beschädigungen überstanden. Aber dem misstraue ich. Das kollektive Trauma der Nazi-Barbarei einerseits, die grausigen Einzelschicksale andererseits wurden nur unterschiedlich aus dem Bewusstsein verdrängt.

1.3 Bis vor wenigen Jahren gab es, von Ausnahmen abgesehen, eine Allianz des Schweigens über das Schreckliche, was die Menschen in den Kriegs- und Nachkriegsjahren mit- und durchmachten. Die Eltern haben geschwiegen, die Großeltern haben geschwiegen, die Kinder haben nicht nachgefragt, die Enkel gehen drüber weg. Erst jetzt, mehr als ein halbes Jahrhundert danach, ist eine wachsende Zahl von Menschen bereit, hinzusehen.

- Was ist damals gewesen?
- Wie ist es euch ergangen?
- Warum habt ihr nicht geredet?
- Und auch: Warum haben wir nicht gefragt?
- Und: Was hat das alles mit uns gemacht?

Bei uns zuhause wurde über die Kriegsereignisse nicht gesprochen. So ging das in fast allen Familien. In zahlreichen Berichten und Interviews ist das beschrieben worden. Die Sprachlosigkeit der Eltern macht die Kinder selber sprachlos.

    Wenn wir aus der Schule kamen und manchmal am Mittagstisch aus dem Geschichtsunterricht erzählten, geriet mein Vater immer außer sich, betonte, es sei alles ganz anders gewesen, schimpfte auf die „Sesselfurzer" von Lehrern, die ja „nicht dabei gewesen" sein und hinterher alles besser wüssten.

Mag sein. Die Wirklichkeit draußen im Felde war vermutlich noch viel schlimmer gewesen als die Daheimgebliebenen sich ausmalen konnten. Wir merkten: Das ist kein gutes Thema für zuhause. Erst hinterher wurde mir bewusst, dass mein Vater, wenn er sich so vehement verteidigte, sich eigentlich anklagte. Tatsache ist: Wir Kinder haben die Auseinandersetzungen gemieden. Mein Vater und meine Mutter erzählten nichts, wir haben nicht gefragt. So haben wir uns gegenseitig geschützt.

Unsere Familie war vollständig mit dem Überleben beschäftigt. Sie fing bei null an, lebte unter primitiven Bedingungen. Die sechsköpfige Familie hauste in zwei kleinen Zimmern. Wir Kinder nahmen das als gegeben hin. Meine Eltern schämten sich. Nie hatten wir deshalb Besuch. Im Dorf waren wir Außenseiter, Flüchtlinge. Als einzige Kinder im Ort besuchten wir die höhere Schule. Mein Vater legte Wert auf Abstand und erzog besonders mich streng nach militärischem Muster. Wenn er mit mir redete, musste ich vor ihm strammstehen. Er untersagte mir, mit den anderen Dorfkindern zu spielen. Nur beim Pfarrerssohn machte er eine Ausnahme, und der war, was er nicht wusste, das größte Filou.

Lange hat mich die Frage umgetrieben: Was war mit deinem Vater? Aber erst im Rahmen meiner therapeutischen Ausbildungen konnte ich genauer fragen: Was hat er auf dem Kerbholz? War er beteiligt an der Ausrottung der Juden? Ich war schon über vierzig und hatte schon gelernt, anteilnehmend und nicht vorwurfsvoll zu fragen, da habe ich mich eines denkwürdigen Abends das erste Mal getraut, ihm die harmlos-lächerliche Frage zu stellen: Musstest du mal schießen? Und mein Vater erzählte unter Tränen, er habe nie geschossen, sei einmal beinahe zu einem Erschießungskommando eingeteilt worden, hätte einmal bei einer Patrouillenfahrt durch ein russisches Dorf eine von den Säuberungskommandos übersehene alte Frau *nicht* erschossen.

Ich war gerührt und erleichtert. Wir beide klammerten uns an die Story von der Unschuld.

Später fielen mir nach und nach die Schuppen von den Augen. Ich musste mich der Frage stellen: Was wäre denn, wenn dein Vater an den Deportationen der Juden beteiligt gewesen wäre? Wenn er beispielsweise tausende Juden in die Gaskammern geschickt hätte? Wenn er an den Kriegsverbrechen gegen die russische Zivilbevölkerung beteiligt gewesen wäre? Was hätte es mit mir zu tun? Und will ich das überhaupt wissen?

Noch viel später wurde mir bewusst: Es hat ja nicht nur mein Vater nichts gesagt; auch meine Mutter hat geschwiegen. Nur Belangloses weiß ich über diese Jahre. Und nicht nur das. Noch viel weniger haben meine Großeltern, die nebenan wohnten, ein Sterbenswörtchen über die Lippen gebracht. Dabei waren sie im Oktober 43 in der Kasseler Bombennacht vollständig ausgebombt worden. Nichts blieb ihnen. Dass meine Großmutter bald nach dem Krieg bettlägerig wurde und starb, wurde in der Familie nie mit den Kriegsereignissen, mit Bomben und Flucht in Verbindung gebracht.

Ich denke: Meine Eltern hatten viel zu verschweigen. Wovon man nicht reden kann, davon muss man schweigen. Zwar hinterließ mir mein Vater in seinem Testament eine vielbändige Familienchronik. Nach dem Krieg versuchte er sich in guter Nazi-Tradition als Hobby-Ahnenforscher und entwickelte sich im Selbststudium zum Genealogen. Was er mir und seiner Familie in der Chronik übergab, ist seine Geschichte, so wie er sie sehen wollte und ertragen konnte, wie er sich selbst und seine Familie vor den schlimmeren Wahrheiten geschützt hat. Die Wahrheit, das was wirklich passiert ist, bleibt mir weitgehend verborgen.

Aber es wirkt nach. Alles, was nicht ausgesprochen werden darf, verschwindet sozusagen in den Tiefen der Seele, wird verdrängt und abgespalten. Die Fähigkeit zu verdrängen ist zweifellos eine Überlebenstechnik.

Sie erlaubt einem Menschen, trotz des erfahrenen Traumas dem Überleben Vorrang zu geben. Aber er zahlt dafür einen Preis. Darüber will ich im zweiten Teil meiner Ausführungen nachdenken.

Gruppengespräch/Eigenerfahrungen:
(Ich unterbreche hier meine Überlegungen und möchte Ihnen wie angekündigt Gelegenheit geben, für ein paar Momente aus der Zuhörerrolle auszusteigen. Ich habe mir gedacht, Sie könnten sich zu zweit oder zu dritt mit dem Nachbarn zur Seite oder vor bzw. hinter Ihnen zu der Frage austauschen:
Was hat meine Familie in den Kriegen erlebt? Wie ist es mir selbst ergangen?
Sie hätten dafür etwa 10 Minuten Zeit.)

(2) Systemische Nachwirkungen

Ich wende mich nun meinem zweiten, etwas längeren Teil zu. Ich nenne ihn „Systemische Nachwirkungen".

2.1 Wer sich mit Berichten von Kriegskindern beschäftigt (und meine Vorrednerin *Anne-Ev Ustorf* hat das in ihrem Buch „Wir Kinder der Kriegskinder" und auch in ihrem Vortrag heute in sehr eindrücklicher Weise getan), stößt überall auf diese auch von mir benannte Erfahrung: Die Erwachsenen haben geschwiegen. Nicht nur in meiner Familie wurde geschwiegen, das Schweigen ist ein Massenphänomen, es wurde flächendeckend geschwiegen.

Fast in jedem Bericht ist das ein Thema. Es ist geradezu ein Charakteristikum des Umgangs mit den Gräueln und Traumata der Kriegs- und Nazizeit.

In den ersten Jahrzehnten nach dem Krieg herrschte eine stille Übereinkunft im Lande. Sie lautete: Wir haben andere Sorgen als in den alten Geschichten zu wühlen. „Ärmel aufkrempeln, zupacken, aufbau'n", war die Devise, wie *Franz Joseph Degenhardt* damals sang. Erst die 68er Zeit machte ein öffentliches Thema daraus: Warum habt ihr geschwiegen? Diese Frage war damals vor allem eine Anklage: Wie konntet ihr bloß schweigen?! Und das hieß: Wie konntet ihr bloß mitmachen?!

2.1.1 Will man verstehen, warum unsere Eltern oder Großeltern schwiegen, muss man die Rolle des Anklägers ablegen. Es musste offensichtlich erst noch eine weitere Generation verstreichen, eh die Menschen in unserem Land in der Lage waren, sich diesem Thema zu stellen und dabei anders zu fragen. Vielleicht kann erst die Generation der Enkel nicht-anklagend fragen. Vielleicht ist erst sie in der Lage, zu fragen und zu verstehen: Was ist damals passiert? Wie ist es euch dabei gegangen? Warum habt ihr euch darüber hinweggearbeitet? Warum konntet ihr nicht darüber reden?

Erst nachdem so gefragt wird, öffnen sich zaghaft die Münder. Will man verstehen, warum unsere Eltern und Großeltern geschwiegen haben, wird man auf eine ganze Reihe einleuchtender Gründe stoßen. Einige habe ich schon genannt.

Die Erlebnisse und Bilder der schrecklichen Jahre konnten die Menschen nur ertragen, indem sie sie verdrängten. Wie kann jemand leben mit den Schrecklichkeiten dieser Jahre?! Es sind, wie man aus Untersuchungen weiß, vor allem die Bilder, die nicht aus dem Kopf gehen. Die *Bilder* von der Front, von Angst und nicht endendem Schrecken, von Tod, Verstümmelung, Verletzung, von Unrecht, Grausamkeit und Unmenschlichkeit, von Vertreibung und Deportation, von Säuberung und Vernichtung, von Massen-Erschießungen, von schrecklichsten Verbrechen gegen die Zivilbevölkerung.

Oder die Bilder von Denunziationen und Gestapo und ver-
schwundenen Nachbarn, von KZs, Außen-Lagern und Zwangs-
arbeitern. Oder die Bilder der Brandnächte, von brennenden und
verkohlten Leichen, von zerfetzten Menschen, oder von der
Flucht, von Panik, von Gewalt und Mord und Vergewaltigung,
von auseinandergerissenen Familien – wie soll man mit solchen
Bildern im Kopf leben? Sie graben sich unvergesslich in die
Seele.

Aus der Traumaforschung ist sattsam bekannt und beschrieben, dass ein Weiterleben nur möglich wird, indem man solche
Erfahrungen verdrängt und abspaltet. Der Mensch rettet sich
nach vorn. Der Blick zurück ist tödlich, wie es unnachahmlich
beschrieben wird in der biblischen Geschichte von Sodom und
Gomorrha, wo Lots Frau sich auf der Flucht umdreht und zur
Salzsäule erstarrt (Gn 19,26). „Nach vorne schauen!" hieß das
Rezept, mit dem man die grauenvollen Bilder der Vergangenheit
zu bewältigen versuchte.

Es ist ein Schutzmechanismus. Unsere Eltern und Großeltern
schützten sich. Sie schützten sich selbst, aber auch ihre Famili-
en, indem sie alle Systeme auf Überleben schalteten.

2.1.2 Das führt mich zu einem zweiten, ebenso verständlichen
Grund für das Schweigen der Kriegsgeneration: Sie war völlig
in Anspruch genommen vom *Überleben*, von der Sorge um das
Alltägliche, und, nachdem das einigermaßen gesichert war, vom
Wiederaufbau. Sicher, nicht wenige, darunter auch mein Vater,
waren zunächst paralysiert, psychische Wracks. Viele waren in
ihrer Erwerbsfähigkeit eingeschränkt. Nicht wenige waren oder
wurden krank und begingen Selbstmord. Die Zahl der indirekt
an den Kriegsfolgen gestorbenen Menschen kann man nur
schätzen. Nur ein Sechstel der Kriegsheimkehrer waren arbeits-
fähig.

Lange sind die Spätfolgen der Kriegsereignisse, etwa in der Medizin oder der Psychotherapie, kaum zur Kenntnis genommen worden. Das hat sich inzwischen geändert. *Prof. Hartmut Radebold*, dessen Vortrag wir heute Abend hören können, hat sich eingehend damit beschäftigt und wird uns dazu sicher vieles sagen.

Die meisten Menschen stürzten sich allerdings nach dem Krieg in die Aufbauarbeit. Zunächst einmal ging es, wie gesagt, ums Überleben. Viele hatten alles verloren. Es ging um ein Dach über dem Kopf und etwas zu essen. Es ging um Familienzusammenführung. Es ging darum, irgendwie beruflich Fuß zu fassen und Geld zu verdienen. Es ging um die mühsame Neugewinnung der verlorengegangenen Werte und Normen. Da ist wenig Zeit zum Reflektieren und inneren Aufarbeiten. Die Journalistin *Sabine Bode* spricht in ihrem Buch „Die vergessene Generation" von der „tüchtigen Generation", die anpackte und aufbaute, die nicht fühlte, sondern handelte.

Der Preis dieser Art des Überlebens war, dass das Nichtgesagte abglitt ins Unbewusste. Es machte die Menschen unempfindlich und unfähig, das, was geschehen war, anzuschauen. Es machte sie unfähig zu trauern, wie *Margarete und Alexander Mitscherlich* es 1967 beschrieben, und unfähig zu lernen. Es sei wie bei jemandem, der schwer verletzt wurde und dessen gesamte Kraft sich auf die Erhaltung der primären Körperfunktionen konzentriert, sagt *Wolfgang Schmidbauer* in seinem Buch „Er hat nie darüber geredet" und beschreibt die Macherbereitschaft vieler Männer als Überlebensstrategie.

Darin wirkte auch die Naziideologie fort. Unempfindlichkeit gegen Schmerz, unbedingte Folgsamkeit, Abhärtung und die Abwertung emotionaler Nähe als Verzärtelung waren die anerkannten Erziehungsziele, wie sie in dem unsäglichen Erziehungsratgeber von *Johanna Haarer* „Die deutsche Mutter und ihr erstes Kind" nahezu in jeder Familie befolgt wurden.

Noch weit nach Kriegsende geisterte jenes Wort „Flink wie Windhunde, hart wie Kruppstahl, zäh wie Leder" durch die Familien. Mir selbst wurde jedes Weinen ausgetrieben. Erst in der Therapie lernte ich es wieder.

Meine Generation wurde zwar zunehmend gut versorgt, aber sie zahlte den Preis der Macher- und Aufbaumentalität als Einbuße an Emotionalität und Liebe. Sie bezahlte es mit einer verbreiteten Unfähigkeit, die eigenen Gefühle wahrzunehmen, mit einem Mangel an Sprachfähigkeit und Beziehungsfähigkeit. Viele Kinder wuchsen auf mit der Unsicherheit: Werde ich wirklich geliebt? Auch das ist vielfach beschrieben worden, etwa in dem Buch von *Frau Ustorf*, und ich brauche es nicht neu zu belegen.

2.1.3 Es gab noch einen dritten Grund, warum die Eltern und Großeltern geschwiegen haben, der vielleicht nicht genug gewürdigt wird, der aber nach meinem Gefühl der tiefste und wichtigste ist. Wenn Menschen nichts gesagt haben, ging es ja nicht nur um das, was sie *erlitten* hatten; es ging immer zugleich um das, an dem sie *beteiligt* waren. Was der Generation meiner Eltern deshalb zuerst und vor allem den Mund verschloss, war meines Erachtens die unvorstellbare *Scham* und *Schuld*, die das Dritte Reich allen Deutschen und auch jedem einzelnen persönlich hinterließ. Es war das Bewusstsein: Wir haben mitgemacht. Kein Gefühl ist so unerträglich wie die Scham. Angesichts der Scham kann man nur im Boden versinken. Bis heute spüre ich als einer, der nicht zu den Tätern der Nazizeit gehörte, diese Scham in mir, und ich weiß, es ist die Scham meiner Eltern. Ich habe sie massiv gespürt bei verschiedenen Israelbesuchen, aber ich spüre sie auch dann, wenn jemand (vor allem natürlich, wenn er aus einem anderen Land stammt) auf die Verbrechen der Nazizeit zu sprechen kommt. Man nennt das heute gern „fremdschämen", aber es ist für mich keine fremde Scham.

Sie fühlt sich an wie eine eigene Scham. So wie sich eine Tochter ihrer Sexualität schämt, während doch die Mutter vergewaltigt wurde.

Scham und Schuld stellen sich ein, wenn man etwas nicht zu Entfernendes an sich trägt und weiß, man ist entdeckt. Scham ist eine Fundamentalverletzung der Persönlichkeit, ein Verlust der Würde, ein Bloßgestellt-sein ohne Schutz. Scham ist nicht auszuhalten, ist unerträglich. Mit allen Mitteln versuche ich die Scham zu verleugnen, zu überspielen, mich vor ihr zu verbergen, mich zu verstecken. Aber je mehr ich es tue, desto tiefer sitzt sie in mir. Ähnlich verhält es sich mit der Schuld. Wer die grundlegenden Regeln und Normen der Gesellschaft übertritt, spürt es als Schuld in sich. Mit allen Mitteln versucht er sich ihr zu entziehen. Schuld wird, was jeder Richter weiß, fast immer so lange geleugnet, bis sie unzweifelhaft nachgewiesen wird.

Auch wenn das ungeheure Ausmaß der Schuld den meisten Menschen in Deutschland erst hinterher deutlich wurde, haben sie es doch zugleich gefühlt, dass die Nazis mit ihrer aggressiven Propaganda, ihrem Führerkult, ihrem totalitären Staat und Spitzelwesen, mit ihrer Herrenmensch- und Rassenideologie, ihrem Blut- und Boden-Mythos, mit der Entrechtung des jüdischen Teils der Bevölkerung, dann mit den Territorialansprüchen und dem Angriff auf Polen und so fort die christlich-abendländischen Werte aushebelten, sie haben gespürt, dass sie bei etwas mitwirkten, das grundlegend verkehrt war. Dieser Meinung kann man widersprechen.

Umfragen nach dem Krieg zeigen, dass die Nazi-Ideologie noch weit in die Zukunft hinein tief saß. Viele wollten die schrecklichen Fakten nicht zur Kenntnis nehmen. Bis heute gibt es einige von ihnen. Sie klammerten und klammern sich an das, was Deutschland vermeintlich einmal groß gemacht hat und wofür sie sich einmal begeistert hatten.

Aber gerade das, je mehr sie die Fakten wegschoben und -
schieben, scheint mir ein Beweis dafür zu sein, dass sie in der
Tiefe ihrer Seele sehr wohl fühlten und spätestens mit der Kapitulation sich eingestehen mussten, an welchem ungeheuren
Verbrechen sie mitgewirkt hatten – und sie schämten sich, es
zuzugeben.

2.2 Es gab also mächtige Gründe zu schweigen. Man kann die
Zeit nach dem Krieg überhaupt nicht verstehen, wenn man nicht
begreift, warum das Vergangene den Menschen so umfassend
den Mund versperrte. Wer heute über seine Erfahrungen und
Gefühle über die Kriegs- und Nachkriegszeit anfängt zu erzählen, gehört in der Regel gar nicht mehr zur Elterngeneration. Es
sind vorwiegend die Kriegskinder, die erzählen. Und solange die
Eltern noch lebten, haben sie ebenfalls geschwiegen, nicht
nachgefragt, nicht hingeschaut. Für die Eltern war und ist es
ungleich schwerer, Mund und Augen aufzumachen, als für die
Kinder.
Das Schweigen hat unser Land, unsere Gesellschaft geformt.
Was verschwiegen wurde, was ungesagt blieb, das verschwand
zwar in vielen Familien im Nebel. Aber es hatte und hat bis heute umso stärkere Nachwirkungen. Darüber möchte ich jetzt
nachdenken.

2.2.1 Vor gut 10 Jahren veröffentlichte die amerikanische Fami-
lientherapeutin _Evan Imber-Black_ ein Buch, in dem sie ihre
jahrzehntelange Arbeit mit Familien dokumentierte, und das in
Deutsch unter dem Titel „Die Macht des Schweigens" erschien.
Es handelt von Familiengeheimnissen. Sie beschreibt an vielen
Fallbeispielen, welche für die Beziehungen von Menschen verheerenden Wirkungen es haben kann, wenn in Familien geschwiegen wird.

Das Verschwiegene verschwindet allenfalls aus dem Bewusstsein, aber es wirkt im Geheimen umso mächtiger nach.

Wer wie ich mit Familienaufstellungen arbeitet, stößt unentwegt auf das gleiche Phänomen. Kaum eine Familie ist frei von Geheimnissen. Sie entstehen, wenn Menschen mit einer Erfahrung, einem Schicksalsschlag, einem Problem nicht fertig werden.

Zu den durchgängig mit eisernem Schweigen belegten Geheimnissen in Familien gehören jene für sie unerträglichen Erlebnisse, die sie in der Nazizeit, im Krieg und den Jahren danach zu bewältigen hatten, als alle Normen aus den Fugen gerieten. Wenn zum Beispiel ein Mitglied der Familie dem Euthanasieprogramm der Nazis zum Opfer fiel. Oder wenn eine Familie dort einzog, wo vorher Juden wohnten. Oder wenn die Stadt im Bombenhagel brannte. Oder wenn die Mutter auf der Flucht vergewaltigt wurde. Oder wenn ein Kind weggegeben wurde oder auf der Flucht verloren ging. Oder wenn jemandem nicht Hilfe geleistet wurde und er krepierte. Oder wenn ein Kind entstand, während der Ehemann eigentlich im Felde war. Es gibt so viele Beispiele wie Familien. Wo immer Schuld- und Schamgefühle im Spiel sind, da entstehen Familiengeheimnisse.

Aufstellungen bringen solche Geheimnisse oft ans Licht. Denn obwohl kein Wort gesagt wurde und kein Faktenwissen vorhanden ist, spüren alle Beteiligten die unerträgliche Spannung in der Familie. Sie vermittelt sich allen Mitgliedern der Familie intuitiv. Manchmal stellt jemand seine Familie so auf, dass alle beziehungslos herumstehen, und man spürt: Da ist was passiert, das sie auseinandertrieb. Manchmal stehen alle wie bewegungsunfähig im Raum und fühlen nichts. Manchmal stellt einer seine Familie so auf, dass alle zusammenkleben. Als müssten sie etwas in ihrer Mitte so abschirmen, dass niemand hineinsehen kann. Aber lässt man sie ihren inneren Bewegungen folgen, dann stieben sie auseinander.

Familiengeheimnisse zerstören die Familien. Sie führen zu emotionalen Verhärtungen und psychischen Versteinerungen. Sie machen die Beteiligten ratlos, sprachlos, hilflos. Sie lassen die Gefühle absterben und vereinsamen die Mitglieder. Auch im Rahmen der Bondingtherapie, wo die Bindungsmuster von Menschen zum Thema werden, werden solche Deformationen als tiefe Beschädigungen sichtbar. Sie spitzen sich zu in dem Lebensgefühl: „Ich werde nicht gesehen. Ich werde nicht geliebt".

Familiengeheimnisse korrumpieren die Beziehungen und erzeugen ein brüchiges Selbstbewusstsein. Sie führen nicht selten zu radikalen Beziehungsabbrüchen. Ich vermute, etliche von Ihnen können aus ihren eigenen Familien dazu Beispiele beitragen. Ich kenne es auch aus meiner eigenen Familie. Anstelle des Austauschs tritt das Schweigen oder das inhaltlose Plappern.

Die unerledigten, verdrängten und verschwiegenen Geschäfte der vorausgehenden Generation wirken wie geheime Aufträge und unbewusste Vermächtnisse für die nächste. Nicht bewältigte Erfahrungen, ungelöste Konflikte und Probleme, unerträgliche Scham, vor allem auch nicht gesühnte Schuld werden zwar verdeckt und verdrängt, aber umso nachhaltiger an die nachfolgende Generation weitergegeben. Sie legen den Kindern Lasten auf, die sie nicht tragen können. Das kann zu einer Vielzahl von psychosomatischen Störungen und Krankheiten führen. Diese Erkenntnis setzt sich gerade im Blick auf die transgenerationale Weitergabe von Kriegstraumata immer mehr durch. Weil Familiengeheimnisse heimlich wirken, entfalten sie eine ungeheure Dynamik, die aber von den Beteiligten meist überhaupt nicht verstanden wird. Speziell jene Familiengeheimnisse, mit denen die Erfahrungen der Nazizeit, der beiden Kriege in Deutschland und der Nachkriegszeit verdrängt wurden, haben in aller Regel viel tiefere Spuren in den Familien hinterlassen als man zunächst sieht.

2.2.2 In der Mehrgenerationenperspektive kommt zum Vorschein, dass Kinder unbewusst die ungelebten Gefühle der Eltern übernehmen und sie stellvertretend für sie ausagieren. Das Kind spürt unter der Oberfläche einer funktionierenden Familie die Angst, das Überfordertsein, die Verzweiflung, die Scham, die Schuld der Mutter oder des Vaters und empfindet sie, als wäre es seine. Es kennt zwar nicht die konkreten Lebensumstände, Gründe und Anlässe für die Gefühle der Eltern, es erhält darüber auch oft widersprüchliche, irreführende, verharmlosende, oder – meistens – gar keine Informationen. Aber es spürt sie als mächtige Kraft, je weniger sie bewusst gelebt werden, desto stärker.

Es gibt verschiedene Wege, wie Kinder die Vermächtnisse der Eltern zu erfüllen versuchen. Manchmal *identifiziert* sich jemand mit den Eltern und fühlt wie sie, oder *folgt* einfach ihrem Schicksal *nach*, indem er in seinem Leben wiederholt, was jenen widerfuhr. Das Kind empfindet die gleiche Angst, die gleichen Schmerzen, wird krank, bringt sich um, ohne dass es dafür in seinem Leben einen Grund gäbe, und weist so auf das von den Eltern Ungelöste hin. Manchmal *lebt einer aus*, was jene nur fühlten, aber immer unterdrückten, wird unerklärlich aggressiv, versinkt in befremdliche Depressivität, hat einen Hang zum Unglücklich-sein und Scheitern. Manchmal versucht einer es durch sein Leben, seine Berufswahl oder ein spezielles Engagement *wiedergutzumachen*, was die Eltern nicht hinbekamen oder angerichtet haben.

Ich möchte das an meinem eigenen Beispiel verdeutlichen. Mein Vater, ich sagte es schon, erzog mich mit militärischer Strenge. Ich hatte immer Angst vor ihm. Es war schwer, ihm zu entkommen. Als ich klein war, floh ich zu meinem Großvater, später fand ich in der evangelischen Jugend eine Fluchtmöglichkeit und die Geborgenheit, die ich bei meinem Vater und meiner Mutter nicht fühlte.

So wurde ich, aus religiös völlig indifferentem Hause stammend, Pfarrer. Die Kirche und der christliche Glaube wurden für mich zu einer inneren Heimat und zugleich einem Ort der Freiheit, auf den der lange Arm meines Vaters nicht zugreifen konnte.

Erst viel später begriff ich den tieferen Grund für meine Berufswahl: Ich wollte es gut machen. Obwohl ich mich äußerlich wenig mit meinem Vater verbunden wusste, obwohl ich auch bis heute nicht weiß, ob und in welcher Weise er sich schuldig gemacht hat, habe ich unbewusst gespürt: da ist was gutzumachen. Das geht mich unbedingt an. Deshalb ergriff ich den aus meiner damaligen Sicht besten und moralisch einwandfreiesten alle Berufe. In der Tiefe meiner Seele wollte ich ausgleichen, was mein Vater vielleicht an Schlimmem verbrochen hat.

- Heute sehe ich darin den kindlichen Versuch, dem Bösen zu entkommen, das Böse aus meinem eigenen Leben herauszuhalten. Ich schlug mich auf die Seite des Guten. Heute ahne ich aber auch, dass es so einfach nicht ist. Darauf werde ich gleich zu sprechen kommen.

Familiengeheimnisse wirken heimlich. Sie entfalten, ich sagte es schon, eine nachhaltige Dynamik, auch wenn diese von den Beteiligten meist überhaupt nicht verstanden wird. Wie mein Beispiel zeigt, ist es aber nicht nur so, dass die nächsten Generationen unter dem *leiden*, was ihnen die früheren hinterließen. Sondern die Kinder, manchmal auch die Enkel, *wirken aktiv daran mit*. Sie übernehmen nicht nur die Gefühle, sondern auch die Schicksale ihrer Eltern. Sie springen für das ein, was die Eltern nicht hinbekamen. So machen das nach meiner Beobachtung alle Kinder. Sie springen für die Eltern in die Bresche. Sie gleichen aus. Kinder spüren, dass ihre Eltern unglücklich oder belastet sind, und dann tragen sie die Lasten mit. Daraus werden dann zum Beispiel starke, früh erwachsene Kinder.

2.3 Was wir als ungelöste Themen der Eltern in Form von Familiengeheimnissen von ihnen übernehmen, wirkt aber nicht nur in die erste Generation hinein. Sie können sich, wie in Aufstellungen immer wieder zu sehen, auch über jede konkrete Erinnerung hinaus durch viele Generationen ziehen. Es ist ein grundsätzliches menschliches Thema. Es weist darauf hin, dass der Mensch nur im Verbund leben und auch verstanden werden kann.

2.3.1 Lassen Sie mich darüber noch einen Moment nachdenken. Was mir von meinen Eltern, Großeltern, den Generationen vor mir, meinen Ahnen, letztlich von der Menschheit als Erbe mitgegeben wird, das spüre ich sowohl im Guten wie im Schlimmen, als Lebens*lust* und Lebens*last*. Es trägt mich, aber es lastet auch auf mir. Teilweise liegt es schwer und wie ein Fluch auf mir, und ebenso kann es mir auch zum Segen werden.

Viele empfinden die Geschichte unseres Landes als schwere Last, die sie gern abschütteln würden. Reist einer zum Beispiel nach Israel, kann er es als höchst belastend empfinden, ein Deutscher zu sein. Nicht wenige Menschen schämen sich auch ihrer Eltern, lehnen sie ab oder verachten sie, wollen alles, bloß nicht so werden wie ihre Eltern und stehen mit ihnen auf unversöhnlichem Kriegsfuß. Die unangenehme Wahrheit aber ist: Wenn ich diese Welt betrete, nehme ich von meinen Eltern alles wie es ist, das Gute und das Böse, das Leichte wie das Schwere, so wie sie es mir vermachten. Es folgt mir mit, wohin ich immer gehe, auch wenn ich auswandere, ob ich ihm zustimme oder nicht. Ich habe überhaupt keine Wahl.

In aller Regel sind es unbewusste Aufträge, nicht ausgesprochene, aber sehr wohl erfühlte Familiengeheimnisse, die uns auferlegen, das zu erfüllen und abzuarbeiten, was die Eltern oder Früheren selbst nicht erledigt haben. Wir können uns ihnen nicht entziehen. Sie werden uns, ohne dass wir dazu gefragt werden, gewissermaßen als „*Erblast*" in die Wiege gepackt.

Solche ererbte Last kann sich auch wie Schuld und Scham anfühlen. Ein Kind und Kindeskind fühlt etwa die sexuelle Scham der Mutter oder die persönliche Schuld des Vaters, obwohl es selbst im eigenen Leben dafür keinen Anhalt gibt. Der, der die alten Lasten übernimmt, ist selbst völlig unschuldig. Der Nachkomme übernimmt die Lasten der Früheren allein, weil er zu ihnen gehört, also – aus Liebe. Weil er sich mit ihnen verbunden fühlt.

Das ist aus meiner Sicht auch einer der Gründe, warum die Generation der Kriegskinder ebenfalls weitgehend geschwiegen hat wie ihre Eltern. Sie spürten die Angst, die Scham, die Schuld der Eltern – und haben sie übernommen. Das war ganz sicher allermeist kein bewusster Vorgang. Es liegt darin jene beschriebene grundlegende Bereitschaft, die Lasten der Eltern weiterzutragen. Erst dann, wenn die alten Eltern gestorben sind, trauen sich einige, genauer hinzusehen und die verdrängten Themen ans Licht zu holen.

Selbstverständlich erben wir auch das Gute und Förderliche, das was wir als Unterstützung und Segen empfinden. Aber ob Erb*last* oder Erb*lust* – wir erhalten beides gratis, ohne unser Zutun. Wir übernehmen, was wir bekommen, ungefragt und ohne Widerspruch, wenn wir ins Leben treten – weil wir dazugehören, also aus Liebe.

2.3.2 Das Gute, das wir erben, nehmen wir gern, wenn auch oft ohne uns zu bedanken. Es erscheint uns leicht und willkommen. Das Böse empfinden wir als unerträglich und schwer. Aber beides kennzeichnet unser Leben. Das Gute nimmt, das Böse gibt dem Leben sein Gewicht. Nur äußerlich glauben wir die Wahl zu haben, es abzulehnen. Übernehmen wir es nicht offen, dann geschieht es im Geheimen.

Dem zuzustimmen, was an Angenehmen auf uns kommt, fällt uns meist nicht weiter schwer.

Gern deutet es der Mensch als sein eigenes Verdienst. Das Fremde, Schlimme, Böse andrerseits will niemand haben und tut, als wäre es ihm freigestellt, es auszuschlagen wie fremde Schulden oder eine unbequeme Erbschaft.

So möchten sich manche aus der Verantwortung winden für das, was die Generation unserer Eltern anrichtete. Als könnten wir, die Spätgeborenen, das Schlimme leugnen und vergessen, es ungeschehen machen und folgenlos vom Früheren zehren ohne dafür zu bezahlen. Als könnten wir, wie es so treffend im Buch Hesekiel heißt, nachdem die Eltern saure Trauben aßen, jetzt nur die süßen kosten (Ez 18,2). Als könnten wir, was uns nicht passt, bestreiten und verachten. Als könnten wir, wie manche fordern, nun endlich einen Schlussstrich unter die Vergangenheit ziehen.

Doch werden wir es so nicht los. Nichts, was gewesen ist, kann ungeschehen werden, nichts lässt sich später aus der Welt entsorgen. Keiner erhält sein Leben kostenfrei.

Es ist genau umgekehrt. Das Verschwiegene, Abgelehnte, Verdrängte, Abgespaltene lässt mein Herz nicht los. Als eine fremde Last erdrückt es mich. Es bleibt auf meiner Seele haften wie etwas Ungelöstes, etwas Unerledigtes, wie eine offene Rechnung, die mich, obwohl ich eben das nicht will, an das Vergangene bindet. Indem ich das Alte verschweige, ablehne, verdränge, gebe ich es wie eine heiße Kartoffel weiter. Ich reiche die alten Bitterkeiten weiter an das mir folgende Geschlecht.

Allenfalls nach langer Zeit, je nach seiner Bedeutung früher oder später, wird seine Wirkung schwächer. Das kleine, familiäre Schlimme verblasst zumeist nach einigen Generationen - gemäß der im 2. Buch Mose festgehaltenen Erfahrung, dass „die Sünden der Väter heimgesucht werden an den Söhnen bis ins dritte und vierte Glied" (Ex 20,5; 34,7). Das Große braucht, bis es vielleicht in gnädiges Vergessen sinkt, sehr lange.

So gilt es etwa für den Konflikt zwischen Christen und Moslems auf dem Balkan, und so gilt es auch für die Verbrechen der Nazizeit. Und selbst, wenn wir es vergäßen, zitterte es noch als Ahnung in unseren Geschichten und Mythen nach. Denn unsre Seele weiß von mehr.

Ich fasse also zusammen: Dem Verschwiegenen können wir nicht entkommen. Das Geheimnis steigt versteckt an anderen Orten wieder auf. Deshalb ist das Thema meiner Eltern auch mein Thema. Gerade wenn nicht geredet wird, wenn ein unverarbeitetes Geschehen überspielt, vergessen, verdrängt wird, ist seine Wirkung umso stärker. Es hat die Tendenz, die Beziehung zu sprengen. Ich habe die Erfahrung gemacht: Das gilt generell. Es gilt in allen zwischenmenschlichen Beziehungen, so etwa auch zwischen Partnern, wenn sie sich Wesentliches verschweigen. Es gilt insbesondere in Familien. Es gilt natürlich auch für die Lebenslügen eines ganzen Volkes.

Gruppengespräch/Eigenerfahrungen:
(Ich bin am Ende meines zweiten Teils und möchte Sie anregen, sich noch einmal zusammenzusetzen und auszutauschen. Dabei könnten sie folgenden Fragen nachgehen:

- Wie ging man denn bei uns mit der Nazizeit oder den Kriegserfahrungen um?
- Worüber wurde bei uns geschwiegen?
- Welches Vermächtnis habe ich dabei vielleicht von meinen Eltern übernommen?

(3) Lösende Worte

Ich möchte mir nun in einem letzten, kurzen Teil noch ein paar Gedanken darüber machen, was helfen könnte, damit Menschen aus den Verstrickungen ihrer Familiengeheimnisse herausfinden können. Ich überschreibe diesen Teil „Lösende Worte".

Es war mir im vorangehenden Teil wichtig aufzuzeigen, dass, wie ich es sehe, viele Menschen, und, bezogen auf die Kriegsfolgen, wohl nahezu jeder von uns auf irgendeine Weise in solche Geheimnisse verstrickt ist, und zwar unentrinnbar. Eine Betrachtung von außen ist kaum möglich. Jeder steckt auf seine Weise mit drin. Der Blick auf die Eltern- bzw. Großelterngeneration reicht nicht. Wer sich mit den Wirkungen der Kriegsereignisse befasst, landet auch bei sich. Deshalb geht es m.E. nicht nur darum, Menschen zum Reden zu bringen, die immer schwiegen, oder ihnen vielleicht auf neue Weise zuzuhören oder ihnen angemessene therapeutische Hilfen zur Verfügung zu stellen. Sondern es geht auch darum, Wege aus den familiären Geheimnis-Verstrickungen zu finden.

Keine Frage: Auch wenn es eine größer werdende Zahl von Menschen gibt, die anfangen über die Ungeheuerlichkeiten zu reden, die sie vor über einem halben Jahrhundert erlebten, so haben die meisten doch geschwiegen – und schweigen weiter. Viele, nein: die allerallermeisten Zeitzeugen, nahmen ihre Leiden, ihre Schreckensbilder und auch ihre Untaten unausgesprochen mit ins Grab. Und die Kriegskindergeneration hält es da kaum viel anders. Da haben Ärzte und Therapeuten weiter viel zu tun.

Angesichts so zahlreichen Schweigens wäre es völlig vermessen, zu erwarten, nun könnte das Zeitalter des Redens beginnen und wir besäßen gar den Schlüssel dazu. Scham, Schande und Schuld sind gewaltige Mundverbieter. Und nicht nur Kriegsereignisse verschließen den Mund.

Es ist ein grundlegendes Thema in Familien. Ein paar theoretische Einsichten in die verheerenden Nachwirkungen von Familiengeheimnissen reichen kaum aus, Menschen zum Reden zu bringen.

Wie kann man dann die Spirale der weitergereichten Geheimnisse durchtrennen? Oder frage ich bescheidener: Unter welchen Bedingungen beginnen Menschen sich zu öffnen? Wie kann man ins Reden kommen, welche Worte helfen, die Unerträglichkeit von Schuld und Scham zu durchdringen?

Ich möchte im Versuch, auf diese Fragen eine Antwort zu finden, drei Gedanken nachgehen.

3.1 Zunächst einmal, das habe ich schon angedeutet, bin ich davon überzeugt, dass sich nur dem ein Mund öffnet, der sich seiner eigenen Zwiespältigkeit bewusst ist, der nicht daherkommt wie einer, der es besser weiß und überzeugt ist, er hätte es besser gemacht. Vielleicht *hätte* er es gar nicht besser gemacht. Das sagt sich möglicherweise noch leicht. Aber ich meine es mit dem ganzen Gewicht des Schlimmen. Ich persönlich sage es mit der erdrückenden Ungewissheit, vielleicht selbst das Zeug zu einem Verbrecher in mir zu tragen. Vielleicht selbst bei der SS gelandet zu sein. Mit dem Gewicht, dass es eine Melange aus Idealen und Größenwahn, aus persönlicher Stärke und innerer Unreife, aus Nichthinschauen und kopfloser Begeisterung, aus Angst und Mitgerissen-werden, aus bewusster Entscheidung und zufälliger Gelegenheit sein konnte, die den einen zum Mitläufer, den anderen zum Mittäter werden ließ.
Die wenigsten sind zu Helden geboren. Die wenigsten aber auch zu Unmenschen.

Wir bewundern vielleicht die Widerstandskämpfer der Nazizeit. Aber vergessen wir nicht: Es waren wenige. Und die meisten fanden erst spät zum Widerstand. Auch in der Kirche war das nicht anders.

Die Gnade der späten Geburt und die Leichtigkeit von 65 Jahren Frieden haben es den Kindern und Kindeskindern einfach gemacht. Wir konnten das große Böse mehr oder weniger heraushalten aus unserem Leben. Aber das kleine Böse ist keinem fremd. Es steht dem einzelnen nicht zu, anzuklagen und zu richten. So sehr der Staat, also die Gesellschaft als Ganze, um des Rechts willen das Unrecht verfolgen muss, so verheerend ist es, wenn der einzelne sich über den anderen zum Richter macht. So sehr es Aufgabe eines jeden ist, sich „immer strebend" zu bemühen und aus seinem Leben *das Beste* zu machen – wenn er sich *besser* dünkt und glaubt, es *besser* machen zu können als die Generation der Eltern, spaltet er seine eigene dunkle Seite ab. Er stellt sich über sie, schaut auf sie herab, tritt auf die Verfolgerseite. So wird das Böse verdrängt – und wiederholt sich.

Ich möchte das an ein paar Beispielen illustrieren. Wenn man bei Familienaufstellungen auf ein Familiengeheimnis stößt, etwa ein großes Unrecht, ein Verbrechen, einen Mord, eine schlimme Schande oder einen Missbrauch, dann kann es zunächst für das Familiensystem entlastend wirken, wenn man den Übeltäter aus dem Raum schickt. Alle atmen dann auf. Trotzdem kommt es, so habe ich es erlebt, zu keiner guten Lösung. Die Bedrohung ist zwar unterbunden. Aber das Böse lauert draußen vor der Tür.

Das Böse und Unerträgliche, das man wie einen Sündenbock fortjagt, schleicht sich hintenrum wieder ein. Wenn die antifaschistischen Freunde „Nazis raus!" rufen und auf ihre Transparente schreiben, glauben sie vielleicht, sie könnten das Unangenehme durch Eliminieren entsorgen. Aber so können sie die Schlange nicht zertreten. Es gilt genauso für die anderen, die „Ausländer raus!" schreien. Sie irren sich beide. So wird man das Thema nicht los. Nicht durch Ausgrenzen, und nicht durch Ausmerzen. Im politischen Tagesgeschäft ist das aber weiterhin ganz und gar üblich. Überall machen sich Menschen zu Besserwissern, Anklägern und Verfolgern.

Immer wieder wird nach dem Splitter im Auge des anderen gesucht und der Balken im eigenen verleugnet. Im Namen des Guten bekämpfen sie die Achse des Bösen und werden blind für das eigene Unrecht. Es gilt das alte Wort: Wenn du mit dem Finger auf einen anderen zeigst, bedenke immer, dass drei Finger verdeckt auf dich zurückweisen.

Das Jesus-Wort von der Feindesliebe gehört zu den tiefsten und auch schwersten Worten der christlichen Botschaft. Die allermeisten mogeln sich drum herum. Ihm liegt dieselbe Einsicht zugrunde. Ich bin nicht besser als du. Auch mir ist das Böse nicht fremd.

3.2 Ich komme zu meinem zweiten Gedanken. Er ist ganz schlicht. Wenn ich den, der schweigt, anklagend frage, wird er sich schützen, zurückziehen, verstummen, sich verteidigen. Das gilt für jeden, der über die Kriegsjahre schwieg, es gilt aber auch grundsätzlich. Nur wer anteilnehmend fragt, wie einer, der sich jemandem zur Seite setzt und nicht vor ihm aufbaut, gewinnt sein Herz. Tagtäglich kann man es mit den Menschen ausprobieren, mit denen man zusammenlebt. Es ist ein Grundthema der Partnerschaft. Nur eingebettet in die Liebe, in das Gefühl, dass unsere Verbindung nicht abreißt, kann ich mich zu dem bekennen, was mir so schwer über die Lippen kommt. Nur das nicht-vorwurfsvolle Reden, wie es etwa im Instrument des Zwiegesprächs in der Paartherapie geübt werden kann, erlaubt mir, von mir zu reden. Damit sagen wir uns: Ich höre dir zu, auch wenn es schwer ist, und ich bleibe an deiner Seite.

Wer etwas verschweigt, beginnt nur zu reden, wenn er die Gewissheit hat, dass es danach weitergehen kann. Oder anders gesagt: wenn einer da ist, der ihn liebt. Man öffnet den Mund nicht, wenn man sich schämt und die Scham durch das Aussprechen noch größer würde.

Man öffnet den Mund nur dann, wenn man trotz der Scham, der Schuld, der Schande nicht nach draußen geschickt wird, wenn die Verbindung nicht aufgekündigt wird. Dann kann man als erstes vielleicht weinen. Dann löst sich die Unfähigkeit zu trauern in Tränen auf.

Wenn die Wahrheit ans Licht kommt, ist das vielleicht für alle Seiten nur schwer auszuhalten. Hätten meine Eltern mir erzählt, was wirklich war, die ganze erschreckende Realität dieser Jahre, hätte es mich vielleicht zuerst überfordert. Und gleichzeitig weiß ich: Es hätte mich ihnen verbunden. Denn ich hätte mit ihnen weinen können.

3.3 Damit bin ich schon bei meinem dritten und letzten Gedanken:

Wenn die Eltern verstummen, verstummen auch die Kinder. Ich habe das beschrieben. Aber innerlich schreien die Kinder: „Schau mich endlich an und rede mit mir!" Es ist die verzweifelte Sehnsucht des Kindes, wenn es spürt, dass etwas in der Luft liegt. Aber wie kommen wir ins Reden? Wie kann das ausgesprochen werden, wie können die Worte endlich gesagt, die Wahrheiten endlich beim Namen genannt werden, die so schrecklich waren, dass sie alle Poren verschlossen?

Mit der Auflösung und Aufarbeitung der schrecklichen Kriegs- und Nachkriegserlebnisse und der daraus resultierenden Familiengeheimnisse waren und sind die Familien allermeist völlig überfordert. Es bedarf in aller Regel einer anteilnehmenden und kundigen therapeutischen oder auch seelsorgerlichen Begleitung. Es bedarf anderer, die schon ein paar Schritte der Öffnung gegangen sind, die dabei helfen, dafür Worte zu finden, was unaussprechlich erscheint.

Welcher Methoden und Wege man sich dabei bedient, um die systemischen Wirkungen in den Familien zu erfassen, mag unterschiedlich sein. Ich selbst habe mit dem Aufstellen der Familie gute Erfahrungen gemacht.

Ich halte es für eine zur Auflösung von Familiengeheimnissen besonders hilfreiche Methode, wenn, wie bei Familienaufstellungen, stellvertretend jene Worte gesagt werden, die bis dahin ungesagt blieben. Wenn die, die möglicherweise jahrzchntelang geschwiegen haben, durch ihre Stellvertreter endlich reden und sich zu dem bekennen, was war.

Auch das ist noch schwer. Es gelingt in der Regel nur dann, wenn der Täter, der bisher geschwiegen hat, nicht ausgegrenzt wird, wenn wenigstens einer sich zu ihm stellt. Oft sind die Kinder dazu nicht in der Lage; sie sind zu verletzt. Aber die Enkel. Wenn dann die eigentlich unerträgliche Wahrheit ausgesprochen wird, ist es wie eine Erlösung: „Ich habe Schreckliches erlebt, aber ich konnte es keinem sagen. Niemand hat mir zugehört. Ich habe mich unsagbar geschämt. Ich fühlte mich besudelt und gebranntmarkt. Ich habe Unrecht getan und Schlimmes angerichtet. Ich habe mitgemacht und weggeschaut. Ich habe meine Verantwortung geleugnet und mich aus dem Staub gemacht. Ich habe dir wehgetan, ich habe dich belogen, dich mit hineingezogen, ich habe dich sitzenlassen. Ich habe dich alleingelassen. Jetzt kann ich sehen, was ich angerichtet habe, und dass es schlimm für dich und euch war. Und schlimm für mich." Wenn einer so redet, wenn er sich bekennt, gewinnt er wieder Kontur. Er wird greifbar, man kann sich wieder ins Gesicht schauen, die Augen werden weicher und die Liebe kann wieder in Fluss kommen. Das Aussprechen der überfälligen Worte erlebt die Familie (oder der Partner) als ungeheuer entlastend.

Es wirkt wie ein Öffnen einer Schleuse, hinter der sich alle Liebesgefühle aufstauten. Dann können sich alle, vielleicht erst zögerlich, aber dann doch erlösend, in die Arme nehmen.

Das stellvertretende Aussprechen des Schlimmen, das Bekenntnis zur eigenen Schuld, das Aussprechen der ungeheuren Scham öffnet die Schleusen. Deshalb fließen oft viele Tränen bei den Aufstellungen. Im symbolischen Vollzug erlebt der, der seine Familie aufstellt, wie es wirkt, wenn die Wahrheit ans Licht kommt. Er begreift, wie viel Angst und Einsamkeit, wie viel Scham und Verzweiflung im Schweigen verborgen war und wie einer abgeschnitten war von der Liebe. Und er erlebt zugleich, wie heilend es ist, wenn endlich wieder geredet wird. Nicht selten geschieht es, dass er dann das erste Mal nicht nur die ungesagten Worte hört, sondern auch selbst seine unterbrochene, aber in seiner Seele verborgene tiefe Liebe zu seinen Eltern aussprechen kann.

Dazu ist es nicht nötig, dass die Eltern (oder Großeltern) noch leben und anwesend sind. Es ist nicht nötig, dass die realen Eltern die erlösenden Sätze sprechen. Es geht um einen inneren Vorgang, *eine Versöhnung mit sich selbst.* Indem ich mich mit denen versöhne, von denen ich herkomme, indem ich ihre Vergangenheit unverstellt in voller Wahrheit und Schrecklichkeit anschaue und gelten lasse, ohne etwas davon kleiner oder größer machen zu wollen, ohne etwas wegzulassen oder gutzumachen, kann ich mit ihnen ins Reine kommen. Und mit mir selbst. Dann kommt Luft an die alten verklebten und verpackten Wunden, und sie können atmen. Sie hinterlassen Narben, aber sie können heilen.

Ich danke Ihnen.

Dr. Wolf Büntig

„WAHRHEIT HEILT"

Psychotherapeutische Begleitung von Kindern und Enkeln der Täter und Opfer

Lieber Kornelius, liebe Mitmenschen,

bevor ich mit meinem Vortrag anfange, möchte ich sagen, dass ich ganz großartig finde, was hier passiert. Dass wir Deutschen unsere Geschichte so gründlich aufarbeiten, hat uns weltweit Vertrauen eingebracht. Laut ausländischen Zeitungen gilt Deutschland heute als das beliebteste Land. Nur wir selber haben das noch nicht gemerkt.

Ich freue mich über die Gelegenheit, hier über die Arbeit mit den Nachkommen der Opfer und der Täter sprechen zu dürfen, und über die damit verbundene Möglichkeit, mich mit dem Thema persönlich wieder einmal auseinandersetzen zu können.

Ich bin ein Kriegskind

Ich bin ein Kind der Zeit, in der die hier behandelten Kriege stattfanden. Ich bin 1937 in Breslau geboren.

Mein Vater hatte Jura und Betriebswirtschaftslehre studiert. Zwar hat er nie einen Abschluss gemacht, konnte aber immer die Familie gut ernähren. Meine Mutter meinte jedoch, ich solle nicht so werden wie er – er hatte gelegentlich Affären – was für einen Sohn zunächst mal bedeutet, er solle kein Mann werden.

In meiner Abhängigkeit war ich der Mutter im Bewusstsein treu und schaute auf meinen Vater herab, solidarisierte mich aber unbewusst mit ihm und setze drei Doktorarbeiten in den Sand, damit ich nur ja nicht besser wurde als er. Da hatte ich nun schon ein Medizinexamen, und dann auch noch einen Doktorhut draufsetzen – das wäre zu viel gewesen.

Der Vater meines Vaters war Stadtbaumeister in Breslau. Die erste Geruchserinnerung meiner Kindheit aus dem dritten Lebensjahr ist der Ammoniakgestank der Blaupausen. Aus der gleichen Zeit stammt die Erinnerung an die Empörung über einen Löffel im Tafelsilber der Großeltern. Der war nach links gebogen, damit Linkshänder damit nicht essen konnten und man ihnen so abgewöhnen konnte, mit der linken Hand zu essen.

Über den Vater meines Großvaters wusste ich lange Zeit nichts, bis mir eine Cousine eine Urkunde schickte, auf der zu lesen war, dass er *Particulier* war. Ein Particulier war einer, der mit einem eigenen Lastkahn Güter transportierte. Als ich das erfuhr, erlebte ich eine innere Aufrichtung. *Mein* Urgroßvater hatte einen eigenen Lastkahn, mit dem er in eigener Regie die Oder rauf und runter schipperte. Da erlebte ich am eigenen Leibe, was ich in den Familienaufstellungen bei Bert Hellinger gesehen hatte, nämlich wie wichtig es war, die Väter hinter sich zu haben. Da begriff ich auch, warum im Alten Testament, wann immer ein neuer König eingeführt wurde, erst einmal eine halbe Seite Bibel draufging für "Sohn von ..., Sohn von ..., Sohn von ...". Da wird einem der ganze Rückenwind gezeigt, den man braucht, um es als Mann zu etwas zu bringen. Im Jahr 2000 hatten wir in Garmisch eine Konferenz zum Schamanismus veranstaltet. Die imposanteste Gestalt auf dem Kongress war der Oberschamane der Mongolen. Der Mann überragte alle und sagte strahlend, er könne auf 32 Generationen zurückschauen; er wüsste die Namen und die Taten seiner Väter und wer in der Mongolei das nicht mindestens sieben Generationen könne, den würde man nicht recht zu den Menschen, sondern zu den armen Kerlen zählen.

Meine Mutter war eine bayerische Comtesse, die nach der Pleite des elterlichen Gutes nach Breslau ging, weil dort ihr Bruder, Karlfried Graf Dürckheim, Professor für Philosophie war. Dort machte sie eine Schneiderlehre, was uns in der Nachkriegszeit sehr zugute kam.

Verleugnung und Verdrängung

Die Mutter meiner Mutter stammte vom jüdischen Geldadel ab. Ich erinnere mich an wilde Streitereien zwischen meinem Vater und ihr. Meine Mutter erklärte mir später, er habe die Schwiegermutter immer wieder beschworen zu emigrieren, um nicht sich selbst und die Familie zu gefährden. Doch die dachte nicht daran zu emigrieren. Sie war protestantisch getauft, sie war die Ehefrau eines Reichsgrafen, ihr Mann und ihr ältester Sohn hatten im ersten Weltkrieg gedient und man dachte deutschnational. Dass sie Jüdin war, bedeutete für sie nichts. Sie hat die Gefahr nicht gesehen. Eigenartigerweise ist ihr nie etwas geschehen, doch ich erinnere mich gut an die Angst, die immer in unserem Haus war. Sie hat auch den Holocaust nicht wahrgenommen. Dafür, dass sie ein Jahr vor ihrem Tod im Jahr 1959 sich der entsetzlichen Wahrheit stellte, ziehe ich vor ihr den Hut.

Über die Verstrickungen meines Vaters weiß ich wenig. Er muss sehr früh mehr gewusst haben als die meisten, um 1941 so leidenschaftlich mit meiner Großmutter streiten zu können. Doch solche Fragen traue ich mich erst seit wenigen Jahren zu stellen, und ich bin jetzt 74!

Es gibt zwei Heldengeschichten. Unser Vater holte uns am 8. Februar 1945 mit einer schwarzen Limousine – einem Holzvergaser – aus Schlesien heraus, wohin die Familie evakuiert worden war. Ich erinnere mich, wie wir im Schneetreiben immer vor der russischen Front her nach Berlin fahren. Viele Menschen sind in allen Richtungen unterwegs.

Ich erinnere mich an einen riesigen Stall, in dem viele, viele Soldaten in ihren Verbänden liegen, an süßlich-fauligen Gestank von Wundbrand – und an einen wunderbaren Bernhardinerhund. Im Schneetreiben werden wir von einem Offizier aufgehalten. Mein Vater steigt aus und bedroht ihn – in meiner Erinnerung – mit einer Pistole. Später habe ich mir wohl ausgedacht, dass er so etwas gesagt haben muss wie "Ich verstehe, dass sie nach Hause wollen. Wir wollen auch nach Hause, also machen Sie bitte Platz!" Meine Mutter hat immer beteuert, dass der Vater nie eine Waffe hatte. Ich fange erst jetzt an mich zu wundern, wie ein Privatmann 1945 zu einem PKW mit Chauffeur gekommen ist und zu denken, dass er einen Passierschein von ziemlich weit oben gehabt haben muss, um verhindern zu können, dass das Fahrzeug konfisziert wurde.

Die zweite Heldengeschichte ist die meiner Mutter. Zurück in Berlin munkelten die Leute, die über uns im Haus einquartiert worden waren, dass sie etwas über meine Großmutter wüssten.

Da lädt meine Mutter einen hochrangigen SS-Offizier zum Abendessen ein, deckt ihr bestes Geschirr und Silber auf und kocht so hervorragend, wie sie immer gekocht hat. Der SS-Mann bewundert die Gläser und sagt: "Sagen sie, gnädige Frau, wo haben sie diese wunderbaren Gläser her?" Sie schaut ihm fest in die Augen und sagt, "Ich glaube, die sind noch von meiner Großmutter Oppenheim". Der Mann schluckt und bewundert die Gläser weiter. Die Leute oben im Haus sehen einen SS-Offizier kommen und gehen und hören auf zu munkeln. Ich wundere mich, dass ich mich erst heute darüber wundere, dass meine Mutter einen hochrangigen SS-Offizier so gut kannte, dass sie von ihm wusste, dass er gebildet war und sie deswegen so hoch mit ihm pokern konnte.

Ich habe den besten Freund meines Vaters gefragt, wo mein Vater in der Nazizeit stand. Der sagte, er sei "flippig" gewesen und erzählte mir glaubhaft die Geschichte, dass eines Tages jemand mit Einfluss in sein Büro kam und monierte, dass dort kein Bild vom Führer hing. Da soll er eine Briefmarke an den Schrank geklebt und gesagt haben "Das muss reichen".

Heute wundere ich mich, wie er sich so etwas erlauben konnte. Ich habe auch erst vor kurzer Zeit angefangen mich zu wundern, woher der Vater den Wermut hatte, den wir zu trinken bekamen, wenn wir im eigenen Keller saßen und die Bomben rund ums Haus einschlugen. Und an eine Kiste mit Bananen in der Speisekammer kann ich mich auch gut erinnern. Ich stelle mir vor, dass man sehr gute Beziehungen haben musste, um an Wermut und Bananen zu kommen.

Das ist alles, was ich weiß. Ich weiß nicht einmal, wo mein Vater geblieben ist. Er war nie Soldat, denn er war unabkömmlich. Er arbeitete für eine Firma *Patin*. Die stellte, wie ich heute aus dem Internet weiß, Fernsteuerungselektronik her. Ich stelle mir vor, dass er ein Mittelsmann zwischen der Waffenindustrie und der Heeresleitung gewesen sein muss. Er war jedenfalls nie Soldat, also muss er etwas wichtiges Anderes zu tun gehabt haben. Im März 1945 wurde er zur Stadtwacht eingezogen, während meine Mutter mit uns drei Kindern in ihr Heimatdorf in Bayern floh. Ich habe mich immer geweigert, die Briefe meines Vaters aus dem umkämpften Berlin an meine Mutter zu lesen mit der Begründung, dass mich nichts anginge, was zwischen den beiden war. Einmal habe ich dann doch einen Brief gelesen, in dem stand, "Gott sei Dank muss ich nicht zu Speer!"

In den letzten Tagen des Krieges verschwand mein Vater auf mysteriöse Weise. Ein Kombattant bezeugte beim Roten Kreuz, dass die Gruppe von Russen eingekesselt worden war, dass jemand angeregt hatte, sich zu den Truppen durchzuschlagen und dass mein Vater gefordert hatte, dass sie einen Offizier bräuch -

ten, der sie führt. Die meisten wurden niedergemäht. Mein Vater wurde nie als Toter identifiziert. Ich vermisse ihn bis heute. Seine Schuld, wenn er denn welche trägt, kann ich ihm lassen.

Psychotherapie
Psychotherapie ist – nach der Definition einer Patientin von Josef Breuer, dem Mitbegründer der Psychoanalyse – eine Redekur. Wir Psychotherapeuten sprechen mit den Menschen in Not. Das Wort Psychotherapie kommt vom griechischen *psyche*, dass bedeutet zugleich Atem und Seele, und von *therapeuein*, das heißt so viel wie: Geselle sein, auf dem Weg begleiten, dem Höchsten im Anderen dienen, auch heilen im Sinne von Ganzwerdung, an die Ganzheit erinnern. Therapie heißt ganz sicher nicht Reparatur, wie das Wort heute allgemein verwendet wird. Deswegen haben wir auch für ZIST den Namen Zentrum für Individual- und Sozialtherapie aufgegeben, weil das Wort *Therapie* im Firmennamen zu viele Leute ermuntert hatte, in dem Glauben zu uns zu kommen, wir könnten etwas tun, damit sie gesund werden. Das können wir nicht. Wir können mit ihnen lediglich Einstellungen und Übungen erarbeiten, mit denen sie selbst ihre Neigung zur Gesundheit unterstützen können. Ich arbeite seit 30 Jahren mit Krebskranken und eröffne meine Workshops oft mit der Geschichte von dem Pfarrer, der auf den Knien durch seine heruntergekommene Kirche rutscht und seinen Herren um einen Lottogewinn anfleht, damit er für ihn die Kirche wieder aufbauen kann. Dabei ermattet er und schläft ein, worauf selbiger Herr ihm im Traum erscheint und sagt: "Gib mir eine Chance und füll' einen Lottoschein aus, damit ich dir helfen kann!" Wir können den Lottogewinn Gesundheit nicht machen, doch wir können Menschen zeigen, wie sie Lottoscheine ausfüllen können.

Psychotherapie dient der Befreiung durch Erinnerung. "Alles, was wir nicht erinnern wollen, müssen wir noch einmal erleben", lehrt eine alte indische Weisheit. Warum müssen wir alles, was wir nicht erinnern wollen, noch einmal erleben? Wozu die Wiederholung? Sigmund Freud beantwortet die Frage etwa so: Weil wir identifiziert sind mit Idealbildern – Idealbildern von uns selbst, von der Welt, von den Gemeinschaften, in denen wir leben, von den Organisationen, in denen wir arbeiten und so weiter. Das Wort *identifizieren* ist interessant. Es kommt vom lateinischen *idem facere*. Spannend dabei ist, dass im Lateinischen *idem facere* doppeldeutig ist. Es bedeutet nämlich sowohl "Immer wieder dasselbe tun" als auch "Sich zum selben machen". In der Identifikation machen wir uns also immer wieder zu demselben, der wir gestern schon waren, indem wir immer wieder dasselbe machen, was wir gestern schon getan haben.

Sozialisierung durch Konditionierung

Wir kommen mit einem klaren Wissen auf die Welt, was für uns stimmt und was für uns nicht stimmt; was wir brauchen und was wir nicht brauchen. Wenn wir kriegen, was wir brauchen, dann schmatzen wir zufrieden und wenn wir nicht kriegen, was wir brauchen oder etwas kriegen, was wir nicht brauchen, dann plärren wir wie am Spieß. Mit diesem inneren Wissen, was für uns stimmt, werden wir in eine Welt hinein geboren, die Vorstellungen hat davon, was für Kinder richtig ist. Dieses klare Bewusstsein um das, was für uns stimmt, ist natürlich noch nicht ausgeformt in Symbolen und kann noch nicht verbalisiert werden, doch es ist ein Bewusstsein, so wie schon die Qualle eines davon hat, wo es Fleisch gibt. (Wo ist heutzutage das meiste Fleisch und wo tauchen heute Quallen auf, wo sie noch nie waren? An den Badestränden der Touristen! Doch die armen Quallen merken erst dort, dass die Happen dort zu groß sind für sie).

Auf Gedeih und Verderb angewiesen auf diese durch Mutter und Vater, Lehrer und andere Autoritäten vertretene Welt opfern wir unser eingeborenes Wissen – was für uns stimmt, wer wir vom Wesen her sind, bei welchem Namen wir gerufen wurden und mit welchen inneren Auftrag, der von uns verwirklicht sein will, wir antreten – den Gewohnheiten, mit denen wir unsere Identifikationen aufrecht erhalten. Nachts zeigt sich uns das Unerhörte – das ist das, was wir noch nicht erhört haben – im Traum, doch zwischen Aufstehen und Zähneputzen haben wir uns wieder so hergestellt, wie wir gestern schon waren, damit wir, wenn wir in den Spiegel schauen, genau so aussehen wie gestern und uns wiedererkennen. Dabei helfen uns die sogenannten Attachements – die Anhaftungen. Wir verhaften uns mit Dingen, die wir für wichtig und richtig halten. Auch das ist uralte Weisheit, die wir aus unzähligen Lehrgeschichten aus dem Orient kennen:

Zum Beispiel: Mullah Nasrudin kam endlich seiner Muslimenpflicht nach und pilgerte nach Mekka. Er hatte große Angst, dort verloren zu gehen. In der letzten Karawanserei vor dem heiligen Ort steigerte sich seine Angst zu der Vorstellung, er würde sich, wenn er sich einschlafen ließe, am nächsten Morgen nicht wiederfinden. Doch kinderlieb und pfiffig, wie er war, kramte er einen Luftballon aus der Tasche, blies ihn auf, löste einen Schnürsenkel vom Schuh und band damit den Luftballon an einen großen Zeh. Daran würde er sich am nächsten Morgen wiedererkennen. Sein Nachbar und Freund Wali, nie verlegen um einen Schabernack, wartete bis der Mullah schnarchte, dann band er ihm den Luftballon vom Zeh und sich selbst an den seinen. Als der Mullah am nächsten Morgen aufwachte, rüttelte er Wali in heller Panik wach und rief: "Bruder, wenn Du ich bist, wer bin dann ich?" Das will heißen: Wenn wir unsere Identifikationen, unsere Attachements loslassen, können wir vielleicht nicht mehr so ganz genau unterscheiden zwischen Ich und Du.

Dann müssten wir erkennen, wie winzig unsere in einem neurotischen Individualitätswahn gepflegten Unterschiede im Vergleich zu den Gemeinsamkeiten sind. Das stellt unsere Bemühungen darum, jemand Besonderes zu sein, ein wenig in Frage.

Wir kommen also auf die Welt mit diesem Wissen um das, was wir brauchen und was wir nicht brauchen. Doch statt zu bekommen, was wir brauchen, kriegen wir – mit wir meine ich meine Generation und auch die danach – die Hölle. Als erstes machen wir infolge von verfrühter Abnabelung durch drohendes Ersticken die Erfahrung von Todesangst. Um nachzufühlen, wie das für ein Neugeborenes ist, muss man sich vorstellen, man würde mit dem Kopf unter Wasser getaucht und nicht wieder rausgelassen – eine der gängigen Foltermethoden aller totalitären Staaten einschließlich der CIA, jenes Staates im Staate der USA. Das waren für viele von uns die ersten Gefühle im Diesseits. Was wir eigentlich gebraucht hätten, wäre gewesen, dass uns jemand, vorzugsweise die Mutter, mit ihrem Leuchten in den Augen begrüßt: „Da bist Du ja, Du da, Du, wie noch nie einer zuvor, Du, wie nie wieder einer, solange es Menschen geben wird, Du, wie kein anderer unter sieben Milliarden anderen. Wie schön, dass Du da bist!"

Dann hängt man uns an den Füßen auf, damit der Rotz der Schwerkraft folgend herauslaufen kann und wir nicht daran ersticken – das ist mechanisch sehr richtig gedacht, vor allem wenn man der Natur nicht vertraut, dass wir ja husten könnten. Wenn wir dann immer noch nicht atmen und drohen, blau zu werden, werden wir auf den Rücken geschlagen. Wie ist es Euch bei der Vorstellung, man würde Euch als Erwachsene an den Füßen aufhängen? War nicht auch das zu allen Zeiten eine gängige Foltermethode? Für uns mit unseren geübten Rücken wäre das unangenehm genug. Wie muss das erst für ein Neugeborenes sein, das bislang im Mutterleib schwerelos aufgehoben war. Ich kann mir nicht vorstellen, dass mir das gefallen hat.

Dann kriegten wir Silbernitrat in die Augen, das heißt Höllen-stein, weil es brennt wie die Hölle. In größerer Konzentration ist es gut dafür, Warzen wegzuätzen. Das war damals dafür gut, dass das Kind sich nicht am Tripper der Mutter ansteckte, was in einem von hunderttausend Fällen geschah. Heute nimmt man dazu zum Glück Antibiotika. Darauf folgte – auch eine Folter-methode – Isolationshaft. Wir wurden von der Mutter getrennt und mit acht anderen in ein Zimmer gesteckt, wo wir brüllten, bis wir nicht mehr konnten. Dann wollten wir schlafen, doch dann konnten wir auch dieses Bedürfnis nicht befriedigen, denn da brüllten sieben andere. Schlafentzug – eine weitere Folterme-thode.

Bald kam dann Dr. Daniel Gottlob Moritz Schreber ins Spiel, dem wir auch die Schrebergärten verdanken sowie seine glü-hende Verehrerin, Dr. med. Johanna Haarer, die Autorin der Gebrauchsanweisung für den Umgang mit Neugeborenen *Die (früher: deutsche) Mutter und ihr Kind*, die – halten Sie sich fest – bis 1987 verlegt wurde. Die beiden meinten, im Zuge der da-mals populären Eugenik seit Mitte des 19. Jahrhunderts, etwas für die Ertüchtigung der deutschen Jugend tun zu müssen und predigten, man solle uns nicht verwöhnen, uns rechtzeitig an Pünktlichkeit gewöhnen und uns gar nicht erst auf die Idee kommen lassen, so etwas wie einen freien Willen zu haben. Au-ßerdem sei Schreien gut für die Lungen. Denen, die dann trotz allem noch Anzeichen eines freien Willen zeigten, musste der bis zum dritten Lebensjahr gebrochen werden. Bei mir führte das dazu, dass ich einen freien Willen überhaupt nur dann haben durfte, wenn mein Wille im Einklang mit Gottes Wille war. Erst sehr viel später ist mir aufgefallen, dass ich Gottes Willen mit Mutters Willen verwechselte.

Was passiert, wenn ein Baby stundenlang schreit? Der Hunger wird immer größer, und in dem Dilemma zwischen dem Hunger und dem wachsenden Schmerz an Zwerchfell und Kehlkopf tut das Baby das, was jedes instinktsichere Säugetier in auswegloser Situation tut, wenn es nicht fliehen und nicht kämpfen kann: Es stellt sich tot. Das gelingt am besten durch Unterdrückung der Atmung mittels Zwerchfellblockade. Wenn man das beharrlich über Monate tut, dann entfaltet sich der Brustkorb und verknöchert schließlich, während der Ansatz des Zwerchfells am Brustbein vorne nach innen gezogen bleibt. Das führt dann zum sogenannten oralen Loch, das ich inzwischen die *Schreberdelle* nenne: Eine kleine Einziehung am Brustbein, die früher mit Rachitis in Verbindung gebracht wurde. Doch das halte ich für Unsinn, denn Sonne hatten wir genug, um Vitamin D zu bilden. Auf der seelischen Ebene führte die Vergeblichkeit unseres Brüllens – brüllen konnten wir gut – zu einer Verminderung des Gefühls der Selbstwirksamkeit, des Vertrauens, dass persönlicher Einsatz etwas bewirkt, und in der Folge zu Minderwertigkeitsgefühlen.

Wenn Dr. Schreber überstanden ist, kommt die Trotzphase. Das ist die Zeit, in der die Eltern sich der freien Entfaltung der Eigenart ihrer Kinder widersetzen, wogegen die Kinder sich zur Wehr setzen und dann trotzig genannt werden. Das geht damit los, dass ein Zwei- oder Dreijähriger nicht mit einem grünen und einem rosa Socken in den Hort gehen darf – was sollen da die anderen Eltern denken! Als ob das für ein Kind von Bedeutung wäre, was die Anderen denken. Die Trotzphase hört nie auf. Als meine 92-jährige Mutter sagte, "Der Pullover passt nicht zur Hose" sagte ich: „Mutter, dein Sohn ist 66, der kann damit leben", meinte sie, "Man wird es doch noch mal versuchen dürfen". Ich rate allen Ernstes all jenen mit Therapieerfahrung, im Alter ihre Mutter zu sich zu nehmen. Das ist der beste Therapietest, den man sich vorstellen kann. Man kann ständig prüfen, ob man im Moment in Reaktion des Säuglings auf die Dreißigjährige von damals befangen ist oder sechzig Jahre später auf die Bedürftigkeit einer alten Frau antwortet.

Ich bin sehr dankbar für die Lektionen der zweieinhalb Jahre, die meine Mutter bis zu ihrem Tod bei mir gelebt hat.

Erziehung zur Normopathie

Nach der Trotzphase kommt Erziehung. Die Erziehung heute ist anders als die vor hundert Jahren. Wer wissen will, wie die Erziehung vor hundert Jahren war, der möge sich den Film *Das weiße Band* anschauen. Ich hatte den Vorspann gesehen und wollte den Film nicht anschauen. Ein Freund lud mich ein, ihn mit seiner Gruppe anzuschauen, doch ich hatte Angst, ich würde anfangen zu schreien. Da erinnerte ich mich an einen frühen Entschluss, lieber an der Wirklichkeit als an meinen Ängsten zu scheitern und dachte, "Na gut, dann schreie ich halt, dann wissen die Leute, dass der Wolf schreien kann". Also schaute ich mir den Film an. Ich habe überhaupt nicht geschrien. Ich habe nur immer wieder genickt und innerlich gesagt: "Ja, so war das". Ich verstand plötzlich, wie ganz Deutschland Hitler nachlaufen konnte. Ich glaube nicht, dass es nur die Demütigung der Niederlage im ersten Weltkrieg und des Versailler Vertrags war, ich glaube auch nicht, dass es die Begeisterung „Wir sind wieder wer!" war, die das bewirkte. Ich glaube vielmehr, dass die Aberziehung jedes Mitgefühls für sich und andere es möglich machte, dass das gesamte deutsche Offizierstum, also gebildete Menschen, um Hitlers Ziele der Ausrottung der Minderwertigen wissend, nach Osten marschierte.

Es gibt auch heute noch eine wirksame Erziehung, die uns vergessen macht, dass wir vom Ursprung her Gottes Kinder sind. Ich habe einmal acht Würden identifiziert, die uns – zumindest graduell – von anderen Säugetieren unterscheiden: Das sind der aufrechte Gang, die Bilder machende Sprache, das Weinen, das Lachen, die Wissbegier und das Staunen, die bewusste Lust und die Selbstbewusstheit.

Und es gibt acht kardinale Erziehungsprinzipien, die lauten:
"Lass dich nicht gehen!", "Halt den Mund!", "Hör auf zu heu-
len!", "Lach nicht so blöd!", "Frag nicht so viel!", "Pfui, schäm
dich!" und "Wer glaubst Du eigentlich, dass Du bist?".

Unter dem Strich heißt das: "Sei kein Mensch, sei normal!"
Und so entwickeln wir die Charakterdynamik, die ich als Grund-
lage aller psychosomatischen Krankheiten sehe: die sogenannte
Normopathie.

Ich finde, wir leben in einer durch und durch normierten Zeit.
Ich war kurz nach der Wende in Halle und habe dort einen
Workshop gegeben. Am Abend saß ich mit Kolleginnen und
Kollegen zusammen und erlebte bestürzt, welche Offenheit,
welche Brüderlichkeit, welche Freundschaft zwischen ihnen
spürbar war. Ich erinnere mich, dass es diese mitmenschliche
Nähe bei uns in der Nachkriegszeit gegeben hatte, als wir wenig
zu essen hatten, aber viel lachten und sangen, während wir heute
verbissen konkurrieren, selbst mit unserer Ehefrau und unseren
besten Freunden: Wer der bessere Elternteil und der purere Ve-
ganer ist; wer das größere Gehaltskonto hat, das längere Auto,
die schönere Frau und so weiter. Ich habe dort in Halle begriffen, dass wir hier im Westen in einer viel subtileren Diktatur
leben als die Leute in der DDR, und habe für mich den Begriff
des Konsumfaschismus geprägt. Wir leben nach den Normen
anderer, um die Produktions- und Konsumwirtschaft aufrecht zu
erhalten. Wer da nicht mitmacht, der gehört da nicht dazu und
wird ausgegrenzt. Die *Fasci* sind die Bänder, mit denen der
Weizen gebündelt wurde. Was draußen blieb, war Abfall, und
von dort war der Weg nicht weit zum Abschaum. Deswegen
benutze ich in diesem Zusammenhang den Begriff *Faschismus*.

Wir leben unser Leben weitgehend von der Normopathie bestimmt und verraten damit unsere Autonomie, dieses innere
Wissen, welches Leben von uns gelebt sein will:

Statt eine Person zu werden, durch die ihr Wesen, ihre ursprüngliche Natur hindurchtönt, entwickeln wir uns zu einer Persönlichkeit. Eine Persönlichkeit ist jemand, die oder der etwas darstellt, ein Darsteller also wie Shakespeare, von dem der argentinische Schriftsteller Borges sagte: Damit seine Niemandverfassung nicht auffiele, hatte er sich instinktiv angewöhnt, so zu tun, als wäre er jemand. In London ergriff er den Beruf, für den er prädestiniert war. Er wurde Schauspieler und tat auf einer Bühne so, als wäre er ein anderer, vor einer Ansammlung von Leuten, die so taten, als hielten sie ihn für jenen anderen.

Bei mir geht es dann so weiter: Wenn der Vorhang zum dritten Mal gefallen und das Klatschen verhallt ist, legt Shakespeare die Klamotten, die ihn als King Lear, Macbeth oder Richard III ausweisen, ab, schnappt sich ein paar Kumpane, zieht mit ihnen in die nächste Kneipe und lässt es sich als der Willi, der er ist, gut gehen. Wir hingegen identifizieren uns mit den Rollen, die wir denen zuliebe spielen, von denen wir auf Gedeih und Verderb abhingen, halten das Rollenspiel für uns selbst und geraten in Panik, wenn keiner unser Scheindasein durch Applaus bestätigt oder zumindest durch Buhrufe infrage stellt. Diese Dynamik ist den Dichtern, die mit ihren Erkenntnissen den Psychologen meist vorauseilen, natürlich längst bekannt. Cervantes' *Don Quijote* war ein spanischer Ritter, der sehr stolz auf seine adlige Herkunft war, und weil er so stolz auf seine Rüstung war, die er von seinen edlen Vätern geerbt hatte, trug er sie ohne Unterlass. Eine Rüstung macht aber nur Sinn, wenn man Gegner findet, die es darauf abgesehen haben, einem den Schädel zu spalten oder einen vom hohen Ross zu stürzen. Und weil er in ganz Spanien keine passenden Gegner fand, musste er sie erfinden, ritt in Schafherden und attackierte den schlotternden Hirten hinterm Baum, in dem Wahn, er habe es mit den Saraszenen und ihrem bösen Sultan Saladin zu tun. Und wenn keine Schafherde mit Hirte herging, ritt er auch gegen Windmühlen.

Die Geschichte beschreibt die Dynamik der im Charakter verkörperten Persönlichkeit. Charakter heißt auf Deutsch: das Geprägte. Es war die große Entdeckung Wilhelm Reichs, dass wir unsere Identifikation mit den Idealbildern nicht nur durch eine ganze Audiothek von Geschichten in unserem Kopf aufrechterhalten, sondern auch durch Haltungen. Die von Freud beschriebenen Widerstände und Abwehrmechanismen sind mit Muskelkraft ausgeübte Tätigkeiten. So ist Depression die Tätigkeit des Wegdrückens. Wir drücken unsere Gefühle weg und unterdrücken unsere Emotionen, indem wir die Luft anhalten, die Zähne zusammenbeißen, die Knie durchdrücken und so weiter. Die Abwehr von primären Impulsen und deren Wahrnehmung als Empfindung und deren Deutung als Gefühl geht also auf eine unbewusst mit Muskelkraft vollzogene Tätigkeit zurück.

Die von uns fabrizierte Einheit von sinnlichem Erleben, mentalem Deuten und muskulärem Handeln, die wir den Charakter nennen, glauben wir zu sein und verteidigen diese eingefleischte Identifikation mit der Vergangenheit gegen alle Ahnung, dass es auch Alternativen geben könnte, um jeden Preis: "Ich werde doch nicht in einen Club gehen, der mich nimmt".

"An dem Mann, der mich will, muss etwas verkehrt sein – so einer kommt nicht in Frage!"

"Bevor ich wieder verlassen werde, gehe ich lieber selber" und so weiter. Wir halten an unserem Elend fest, denn es ist wenigstens sicher. So fixieren wir uns auf eine festgefahrene Form in Wahrnehmung, Fühlen, Denken und Handeln. Sie in Frage zu stellen, macht Angst – siehe oben *Mullah Nasrudin*.

Haltung

Mit der Identifikation, mit unserem Rollenspiel, in dem wir so tun, als wären wir jemand anderes als wir sind, sichern wir unsere Zugehörigkeit.

Wenn der Sohnemann böse wird und die Mutter sagt: "Aber Hansi, so kenne ich dich gar nicht!" dann lernt der Sohn ganz schnell, die Wut zu unterdrücken, denn er ist angewiesen auf die Mutter. Jedes Säugetierkind ist darauf angewiesen, dass die Mutter es kennt – siehe den Film vom weinenden Kamel. Um zu bekommen, was wir brauchen, um dazuzugehören und Nähe zu erfahren, unterdrücken wir unsere Emotionen, unsere Gefühle und schließlich die Impulse zum Leben hin selbst – mit Muskelkraft. Wir reißen uns zusammen, um nicht auseinanderzufallen, wir klammern uns an Beziehungen, die nicht mehr nahrhaft sind, um nicht zurückgelassen zu werden; wir halten uns oben, um nicht immer wieder fallengelassen zu werden; wir halten alles drin, was eigentlich ausgedrückt sein will, um nicht aus Mutters Gnade zu fallen; wir halten uns zurück, damit nichts vorfällt; und wir halten uns raus, um nicht immer wieder reinzufallen. So lernen wir das Leben aushalten, statt es mit Hingabe und Leidenschaft zu leben.

Der Preis für die Aufrechterhaltung von Selbstbildern kostet Lebenskraft. Es braucht sehr viel Lebenskraft so zu tun, als wäre man ein anderer als man vom Wesen her ist. Man tut so etwas ja eigentlich nicht, doch auf dieser Tagung haben Andere es vor mir getan, also nehme ich mich selbst als Beispiel. Ich bin ein tüchtiges Kriegskind – darüber wurde ja schon gesprochen, wie tüchtig wir sind. Ich habe viel geschafft. Ich habe eine Geburt durch Hohe Zange überstanden, ich habe eine Streptokokkensepsis überlebt; ich habe meiner Mutter viel geholfen in der Nachkriegszeit; ich war die bessere Alternative zu meinem Vater, allein schon deswegen, weil ich da war und er weg; ich habe Abitur gemacht, Medizin studiert, einen Doktorhut aufgesetzt und eine Karriere als Physiologe aufgegeben, um eine als Psychotherapeut anzufangen. Ich habe ZIST gegründet, einige Beratungsstellen und zwei Konferenzen ins Leben gerufen und ein paar hundert Seiten publiziert und so weiter – und es hat nicht gereicht. Vor ein paar Jahren wache ich mitten in der Nacht auf mit einem lauten inneren Traumsatz: "You haven't got what it takes" – Du hast es nicht drauf, was es braucht. Ich stehe innerlich schallend lachend auf (ganz leise natürlich, damit meine Frau nicht aufwacht) und mir wird wie in einem Blitzfilm deutlich, dass ich ein Leben lang einen vergeblichen Kampf an der falschen Front geführt habe. Was ich in die Welt gesetzt habe, sollte eigentlich reichen. Doch das Grundgefühl der Vergeblichkeit bleibt. Es ist völlig vergeblich so zu tun, als wäre ich jemand, der ich nicht bin. Ich habe es nicht geschafft, Mama glücklich zu machen.

Ich bin nicht nur dieser erfolgreiche Macher, ich bin auch einer, der Nähe braucht, der es braucht, geliebt zu sein, dazu zu gehören, und so weiter; doch ich habe gelernt so zu tun, als ob ich das alles nicht brauche. Lieber einsam, als immer wieder in meiner Liebe zurückgewiesen oder nur unter unannehmbaren Bedingungen geliebt zu werden. Zu dieser Dynamik gibt es natürlich eine Kindheitsgeschichte. Ich sehe mich als Zweijährigen in meinem Bettchen liegen: gut gefüttert, gut gewickelt, weggelegt. Ich schaukle und drehe meine Locken, um zu spüren, dass ich da bin. Die Eltern finden das richtig – fast alle Eltern finden das richtig –, doch ich weiß, es stimmt nicht. Ich sollte bei ihnen sein dürfen. Ich bin wütend. Später bin ich darüber wütend, dass, wann immer wir Kinder etwas nicht hören sollten, die Eltern Englisch sprechen. Immer diese Ausgrenzung, als gehörte ich nicht dazu.

Das Opfer

Ein Kind kann mit der Diskrepanz zwischen dem Wissen, was für es selber stimmt und andererseits den Überzeugungen der Eltern von dem, was richtig ist, nicht leben. Die einen opfern dann die Zugehörigkeit.

Sie weigern sich, die Regeln der Welt zu übernehmen und so zu tun, als wären sie jemand anderes, als sie sind. Um ihrem Wesen treu zu bleiben, verzichten sie auf mentale Kohärenz und auf ihre Zugehörigkeit zur Gemeinschaft. Sie weigern sich auch, die Sprache der Welt zu lernen und erscheinen dann den anderen als fremd oder gar verrückt. Die anderen passen sich an, unterdrücken ihr inneres Wissen um das, was stimmt, und lernen alles richtig und es den anderen recht zu machen. Sie sichern die Zugehörigkeit zur Gemeinschaft, indem sie ihre Impulse zum Ausdruck ihrer Eigenart unterdrücken und ein Selbstbild entwickeln, das nicht mit der eigenen Natur übereinstimmt. Dieses Leben *als ob* kostet, wie gesagt, Lebenskraft. Es kostet Lebenskraft, die Impulse zur Eigenart zu unterdrücken. Das eigene Leben will gelebt sein, der innerliche Auftrag, der zu werden, der ich "in Gott ewiglich gewesen" bin (Meister Eckhart), will erfüllt sein. Wir wollen am Ende unseres Lebens in der Gewissheit einschlafen, getan zu haben, was uns aufgetragen war und "es ist vollbracht!" sagen können. Ein Leben lang gegen diese Selbstverwirklichung ankämpfen zu müssen, kostet Lebenskraft, so dass oft nicht genug Abwehrkraft gegen Krankheit bleibt.

In meinem Fall war der Preis für den *Verrat am Selbst* (Arno Gruen) zugunsten des Wahns, ich müsse und könne alles richtig und den anderen recht und damit Mama und damit die ganze Welt glücklich machen, ein Dickdarmkrebs, der im August 2011 – Gott sei Dank rechtzeitig – operativ entfernt wurde. Ich arbeite seit dreißig Jahren psychotherapeutisch mit Krebskranken, ich gelte als ein Fachmann für Psychoonkologie, der Wissenschaft von den psychologischen Faktoren bei Entstehung, Verlauf und Ausgang von Krebserkrankungen, und kenne die einschlägige Literatur. Sobald ich aus dem Krankenhaus heraus war, habe ich angefangen, die Literatur noch einmal zu lesen und war sehr erstaunt zu erkennen, dass ich nicht wahrgenommen hatte, dass ich selbst voll ins Bild passe.

Lawrence LeShan, der Urvater der Psychoonkologie, sieht am Grund von vielen Krebskrankheiten eine tiefe Verzweiflung, und zwar nicht eine Verzweiflung über irgendetwas – über die Welt oder über die Ehefrau oder das Missgeschick in der Firma –, sondern eine viel tiefere Verzweiflung, die Verzweiflung an sich selbst, über Fremdheit und Einsamkeit, darüber, nicht in die Welt zu passen. "You haven't got what it takes" – ein vernichtendes Urteil. Außerdem kannte ich jede Menge lange Zeit verdrängte Wut. Mit der Gemeinheit der narzisstischen Struktur hatte ich mich beizeiten reichlich auseinandergesetzt. Was ich nicht kannte, war diese Verzweiflung. Doch auch der Zusammenhang zwischen der Verleugnung und Verdrängung von tiefer Kränkung in der frühen Zeit im individuellen Leben einerseits und meiner Krankheit andererseits wurde mir in der psychodynamischen Arbeit an mir selbst bald deutlich. Ich erkannte, dass ich mehr Privatleben und Gemeinschaft brauchte, also singe ich wie in meiner Studentenzeit in einem Chor und übe nach dreißig Jahren wieder Querflöte. Und ich lerne, mich persönlich mehr zu zeigen, was zu meiner Freude mit viel Nähe, Wärme und Signalen von Zugehörigkeit beantwortet wird. Der Hirnforscher Hüther hat offenbar recht, wenn er sagt, dass es hirntechnisch möglich ist, auch im Alter noch dazuzulernen. Man braucht dazu jedoch Einladung, Inspiration und Ermutigung. All das erlebe ich, seit ich dank der Krankheit die Entscheidung getroffen habe, mich zu öffnen.

Familiäre Verstrickung
Es gibt, wie mein Vorredner schon deutlich ausgeführt hat, auch Leid und Krankheit infolge von Verleugnung und Verdrängung von Ereignissen im Familiensystem.

Nicht nur die Identifikation mit idealisierten Selbstbildern, auch die Identifikation und Gegenidentifikation (nach dem Motto "Ich mach's wie Du" und "Das soll mir nicht passieren") mit Vorgängern im Familiensystem, deren Schicksal, so wie es war, teilweise der Verleugnung und Verdrängung zum Opfer gefallen ist und das nicht in seiner Gänze gewürdigt wurde, kostet Lebenskraft.

Zum Familiensystem gehören die Geschwister, die Eltern, die Geschwister der Eltern, die Großeltern und deren Geschwister und alle, die für einen von den so Zugehörigen Platz gemacht haben. So schuldet das Kind dem Mann, den die Mutter vor dem Vater geliebt hat und der für diesen Platz gemacht hat, die Anerkennung der Zugehörigkeit zum System dafür, dass auf diese Weise das Leben zu ihm, dem Kind, gekommen ist. Die Anerkennung der Zugehörigkeit derer, die dazugehören, bedingt Leichtigkeit und gutes Gelingen, die Verweigerung ihrer Zugehörigkeit ist oft mit vergeblicher Mühe und Scheitern verbunden. Das zu würdigen fällt jedoch manchen, die von einer solchen Dynamik betroffen sind, sehr schwer, denn die Würdigung der Ausgegrenzten wird als Verrat erlebt an dem Elternteil, der die Anerkennung der Zugehörigkeit des Vorgängers des Betroffenen bisher geleugnet hat. Es gibt so etwas wie ein Kindergelübde, zum Beispiel "Ich wahre Dein Geheimnis oder Deinen Schein um jeden Preis", das zu brechen schwer fällt, da der Verrat in allen Kulturen schwer geahndet wird.

Als Therapeut kann man eine solche familiäre Verstrickung vermuten, wenn man vermeintlich alles richtig gemacht hat, der Patient auch alles richtig gemacht hat und das Ergebnis richtig ist – aber irgendetwas stimmt nicht. Wenn ich den Eindruck habe, dass zwar alles richtig war, irgendetwas aber nicht stimmt, dann fangen wir an zu fragen:

Gibt es ein Familiengeheimnis – eine geheim gehaltene Liebe vor der Ehe; ein uneheliches oder ein totgeborenes Kind, das nicht dazugezählt wird; einen unbekannten Vater, einen Vermissten, einen Versager und so weiter?

Bert Hellingers Beitrag ist nicht das Aufstellen – andere vor ihm haben Systeme aufgestellt und durch Umstellung in einer Aufstellung bewirkt, dass Betroffene heilsame Bilder vom ihrem Platz im System entwickeln konnten. Wir verdanken Hellinger vor allem, dass er Gesetzmäßigkeiten beobachtet hat, die mit Gelingen, Glück und Gesundheit verbunden sind. Er nennt diese Gesetzmäßigkeiten *Ordnungen der Liebe*. Es gibt Kollegen, die – noch in Reaktion gegen das Dritte Reich befangen – mit heftigem Widerstand reagieren, wenn man von beobachtbaren Ordnungen spricht. Die müssen selbst die Gegebenheit, dass das Wasser vom Berg zum Meer fließt, immer wieder neu dialektisch klären. Hellinger ist von denen für die Wahrnehmung dieser Ordnungen – oft ohne direkte Erfahrung seiner Person und seiner Arbeit – viel angefeindet und als Faschist beschimpft worden. Für mich ist die Wahrnehmung der Ordnungen eine große Hilfe. Die folgenden Grundsätze gehören zu diesen Ordnungen.

Das was ist, muss auch sein dürfen
Wenn die Tante die Hure im Dorf war, dann muss sie das gewesen sein dürfen und gehört als die Schwester des Vaters doch dazu. Und selbst wenn der Großvater gemordet oder sich selbst das Leben genommen hat, tun wir gut daran, ihn in seiner Ganzheit zu nehmen: als den Mörder oder Selbstmörder, der er war, *und* als den Großvater, der er auch ist und von dem alle, die nach ihm kommen, ihr Leben haben. Diese Würdigung der Vorgänger in ihrer Ganzheit fällt vielen Nachfolgenden schwer. Für die Kinder der zweiten Frau des Vaters, dessen erste Frau gestorben ist, ist es schwer, zur ersten zu sagen:

"Du gehörst dazu und ich gebe Dir die Ehre, denn ich verdanke mein Leben Deinem Tod".

Es ist – wie in der Individualpsychologie auch – nicht das Geschehene, das zur Verstrickung führt und Lebenskraft kostet, sondern die Verleugnung und Verdrängung des Geschehenen.

Wenn einer, der mit wenigen anderen überlebt hat, als die Kompanie von den Partisanen aufgerieben wurde, offen sagt: "Bitte frag mich nicht, was wir mit dem Dorf gemacht haben", dann steht er zu seiner Schuld; er trägt sie selbst und belastet Nachkommende nicht mit dem vergeblichen kollektiven Bemühen, seine Schuld zu entschuldigen.

Wer tot ist, muss auch tot sein dürfen. Ich sehe gelegentlich Menschen, die mit schwarzen Socken oder einem schwarzen Bändchen im Haar oder einem schwarzen Besatz am Revers herumlaufen, obwohl das Schwarz zum Rest der Kleidung überhaupt nicht passt. Dann halte ich es für möglich, dass es sich dabei um ein Zeichen unbewusster Trauer um jemanden handelt, der dazugehört, aber nicht dazugezählt wird und frage gezielt nach. Manche Kollegen finden das skurril, doch ich gehe diesen Signalen nach und werde oft fündig.

Wer zuerst kommt, hat Vorrang

Die Eltern haben Vorrang vor den Kindern. Manche Menschen sprechen von ihren Eltern so, als wären sie ihnen gleichrangig. Doch selbst wenn wir im Alter die Eltern pflegen, werden wir ihnen nie gleichrangig. Wir bleiben ihnen gegenüber Sohn oder Tochter. Manche Kinder nennen ihre Eltern gar beim Vornamen, statt sie Papa und Mama zu nennen. Dann fange ich an, nach einer den Kindern vorrangigen und den Eltern gleichrangigen oder gar vorrangigen Person, die nicht gewürdigt ist, zu fahnden: Hat der Vater eine Frau geliebt, bevor er die Mutter genommen hat? Hat die Mutter als Kind ein vor ihr geborenes Geschwister verloren?

Wird ein Großvater als Held gefeiert, weil er aus sibirischer Kriegsgefangenschaft zu Fuß nach Hause gelaufen ist und wird dabei vergessen, dass er in Racheaktionen verwickelt war oder in der Zivilbevölkerung gemordet hat?

Ältere Geschwister haben Vorrang vor den jüngeren, auch wenn die älteren schwach oder gar behindert waren. In der Bibel ist zu lesen, wie der Verkauf des Erstgeburtsrechts durch Esau Unglück brachte.

In verbindlichen Beziehungen ist zu unterscheiden zwischen Vorrang und Vorzug – precedence and preference. Als verbindlich gelten heutzutage Herzensbeziehungen, die - mit oder ohne Trauschein - sexuell vollzogen wurden und deren Trennung mit Trauer und Schuld verbunden erlebt wurde. Früher führte bereits das Wort, das man sich gab, zu einer Bindung. Wenn ein Soldat in den Krieg fuhr und bei der Abfahrt sagte, "Warte auf mich!" und das zurückgelassene Mädchen antwortete: "Ja, ich warte auf Dich", dann bedingte das eine verbindliche Beziehung. Die erste verbindliche Beziehung hat Vorrang vor der zweiten, auch wenn der oder die Betroffene es nach einer Trennung vorzieht, in einer neuen verbindlichen Beziehung zu leben. Eine Frau kann den ersten Mann würdigen als ihren ersten Mann, auch wenn sie es heute vorzieht, ihr Leben mit dem zweiten zu teilen. So klagte einmal eine wiederverheiratete Frau[1], dass sich ihr zweiter Mann nicht wirklich auf sie einlassen wolle. Als sie lernte, ihren ersten Mann - ohne zu leugnen, dass das Leben mit ihm für sie die Hölle war - als ihren ersten Mann zu würdigen, "Du warst und bist mein erster Mann ... und das Beste, das ich im Leben habe, verdanke ich Dir: Unsere Söhne. ... " besserte sich ihr Verhältnis zum zweiten Mann zusehends.

---

[1] Alle hier geschilderten Beispiele sind in Anlehnung an tatsächliche Aufstellungen frei erfunden.

Das Geschenk des Lebens nehmen

Das Geben und Nehmen geschieht von oben nach unten. Denen etwas zu geben, was sie zu nehmen bereit sind, dabei aber mit dem Anspruch leben, dass die Eltern oder das Leben ihnen etwas schulden, ist so schwer, wie Tee in eine Tasse oberhalb der Kanne zu schütten. Sie sind Fässer ohne Boden. Wer etwas nehmen will, muss bitten und danken können. Durch das Bitten ziehen wir einen Boden in das Fass ein und geben dem anderen eine Chance, dass das, was er zu geben hat, ankommen kann; durch das Danken geben wir dem Geber eine Quittung mit Kopie für uns selber: Ich hab was gekriegt. Wir tun das nicht, damit die Mutter bei Tante Else gut dasteht, sondern wir bitten, um etwas bekommen zu können, und wir danken, um uns selbst wissen zu lassen: Jetzt bin ich ein bisschen satter oder reicher.

Das Leben ist ein Geschenk. Man kann es nicht verdienen. Es gibt Menschen, die meinen, ihre Daseinsberechtigung verdienen zu müssen und sich mit dieser Anmaßung zu Tode arbeiten. Die demütige Abdankung von diesem Anspruch kann eine erhebliche Entlastung bewirken. Ein Beispiel: Eine ihr Leben lang sehr tüchtige Ärztin namens Anna bekommt seit einigen Monaten alle zwei Wochen eine neue Diagnose aus dem vielfältigen Formenkreis der Autoimmunkrankheiten. Sie wird immer schwächer, kann ihren Beruf nicht mehr ausüben und verbringt schließlich mehr Zeit im Krankenhaus als außerhalb. Im Gespräch erinnert sie sich plötzlich, dass es vor ihr eine erstgeborene Schwester gab, die am dritten Tag ihres Lebens starb und auch schon Anna hieß. Die Patientin war also nicht die zweite von drei Töchtern, als die sie sich ein Leben lang gesehen hatte, sondern die dritte von vier Töchtern, die noch dazu den Eltern die Erstgeborene ersetzen sollte. Ich ließ sie in einer Familienaufstellung zur verstorbenen Schwester sagen: "Du musstest gehen, kaum dass Du da warst. Das hast Du nicht verdient. Ich darf bleiben und habe das nicht verdient.

Ich nehme es als ein Geschenk und ich bitte Dich: Gönne mir, dass mir so viel offensteht, was Dir versagt blieb". Das konnte sie mit tief empfundener Demut sagen und war bald wieder gesund.

Familienstellen in der Arbeit mit Kindern und Enkeln von Opfern und Tätern

Das Nehmen des Lebens als Geschenk ist für die Arbeit mit den Kindern und Enkeln von Opfern und Tätern oft entscheidend und es gibt Entlastungen, die eintreten, wenn die Wahrheit gesagt wird. Aber es braucht außer der Wahrheit oft auch sehr viel Demut und sehr viel Mut, um einen lösenden Satz in der Tiefe gefühlt auszusprechen.

Ich denke an eine sehr erfolgreiche Frau, die trotz ihres Erfolges und einem guten Leben keine Freude hatte. Sie geht mit 45 Jahren schon ein bisschen gebeugt, ist grauhaarig, hat tiefe Furchen quer durch die Stirn und sieht aus wie eine, die sich plagt. In der Familienaufstellung stellt sie zwölf Stellvertreter in vier Dreierreihen auf, die alle in eine Richtung marschieren. Ich frage gar nicht lang, wie sonst üblich, wie sich die Stellvertreter fühlen, sondern gleich: "Wer war der Nazi in Deiner Familie?" worauf sie antwortet: "Mein Vater". Was hat er getan? Er nahm in der militärischen Führung einen hohen Rang ein und obwohl er wusste, dass der Krieg längst verloren war, hat er ihn doch weitergeführt und damit sein Gewissen mit Tausenden von sinnlos geopferten Menschenleben belastet. Ich will den Lösungssatz, der aus meinem Inneren auftaucht, zunächst nicht hören; doch er kommt immer wieder und so schlage ich der Frau vor wahrzunehmen, wie es wirkt, wenn sie zum (durch einen Gruppenteilnehmer vertretenen) Vater sagt: "Lieber Vater, Du weißt, wie sehr ich Dich liebe," - das konnte man sehen - "und als meinem Vater, dem ich mein Leben verdanke, gebe ich Dir die Ehre.

Doch wenn Du hängen musst für das, was Du getan hast, dann stimme ich dem zu". Es folgt ein langes Schweigen. Dann richtet sie sich sehr ruhig, sehr entschieden und sehr langsam auf, schaut den Vater fest an und sagt, was ich vorgeschlagen habe. Ein paar Tränen fließen, doch dann kann man Zentnerlasten von ihren Schultern gleiten und als eine aufrichtende Kraft vom Boden wieder aufsteigen sehen. Ich habe noch nie jemanden in so kurzer Zeit so aufblühen sehen wie diese Frau. In der Folgezeit ging es ihr eine Weile sehr gut, doch irgendwann rief der Ehemann an und bat um Hilfe - es ginge "alles den Bach runter".

Die Frau war schwer psychosomatisch erkrankt, ein Sohn drehte durch, ein anderer versagte in der Schule. Ich riet ihm, ein Foto seines Schwiegervaters in voller Uniform vergrößern und gut rahmen zu lassen und den Rahmen mit einem Messingschildchen versehen zu lassen, auf dem sein Rang beim Militär und seine Funktion im Dritten Reich zu lesen war - und es im Wohnzimmer oder in der Diele aufzuhängen, damit es jeder sehen konnte. Der Mann diskutiert den Vorschlag beim Mittagessen mit der Familie. Die drei Betroffenen sind strikt dagegen, doch alle anderen sind dafür. Er setzt sich durch und das Bild wird aufgehängt als Zeichen, dass Wahrheit sein darf. Nach drei Monaten ruft der Mann an. Er berichtet, dass die Frau wie durch ein Wunder geheilt ist und dass die Söhne wieder in der Spur laufen, und er bedankt sich.

Das Totschweigen kann tödlich sein. Wenn in Familien, in denen Krebs so gut wie nie zuvor vorgekommen war, Angehörige plötzlich gehäuft krebskrank werden, sich das Leben nehmen, an schweren Infektionen sterben, schon als Kinder schwer krank waren und beinah tödliche Unfälle hatten und so weiter, forsche ich immer nach einer Verstrickung in der Kriegszeit.

Ein Teilnehmer einer Gruppe berichtet, sein ältester Bruder habe als junger Mann einen Hodenkrebs und im mittleren Alter einen Hirntumor überlebt und sei schließlich an einer Leukämie gestorben. Seine Schwester sei mit vierzig Jahren am Leberkrebs umgekommen und nun habe sein noch lebender Bruder einen Lymphkrebs. Ich sage, dass ich eine solche Häufung von Krebs nicht selten in Familien sehe, in denen ein Mord vertuscht wird und frage, ob es ein Familiengeheimnis gibt. Da erinnert er sich daran, dass der Bruder seines Vaters bei Kriegsende seine sechs Kinder, seine Frau und sich selbst erschossen hat. Doch darüber durfte nie gesprochen werden.

Nach dem Krieg sind viele Väter und Großväter zwar körperlich heimgekehrt, wurden von Angehörigen jedoch oft als geistesabwesend wahrgenommen. Sie waren dem massenhaften Sterben an der Front entgangen, hatten das Konzentrationslager überlebt oder hatten sich am Morden beteiligt oder als Angehörige der Reichsbahn durch den Transport zu den Vernichtungslagern mitschuldig gemacht, ohne sich selbst ihre Taten eingestanden und gesühnt zu haben - man braucht viel Eisenbahn, um Millionen von Mitbürgern aus ganz Europa nach Polen zu verfrachten. Ihre Seelen waren bei ihren gefallenen Kameraden oder bei ihren Opfern. In der Gruppe wie in der Einzeltherapie schlage ich bei der Vermutung einer solchen Verstrickung von Söhnen und Enkeln mit der *survivors' guilt*, den Schuldgefühlen der Überlebenden, eine Zeitreise vor.

Ich suggeriere den Betroffenen, dass sie wissen, dass Zeit ein Hirngespinst ist. Es gibt nur die Gegenwart; Vergangenheit und Zukunft sind Produkte unserer Hirntätigkeit – einverstanden?
Ich erinnere daran, dass man die Welt auch so sehen kann wie die Physiker und C.G. Jung, dass alles gleichzeitig geschieht. Einverstanden?

Dann schlage ich vor, dass die betroffene Person mit Großvater, Mutter oder Vater und mit mir als Zeuge Ende 1942 nach Stalingrad geht und das schwere Schicksal der Gefallenen auf beiden Seiten würdigt; oder dass wir kurz vor Kriegsende nach Auschwitz gehen, wo wir von den vorrückenden Russen aufgegriffen werden und wie alle Deutschen, die sie in dieser Gegend finden, einmal durchs Lager geführt werden, damit später niemand behaupten kann, das sei alles nicht so geschehen, wie es geschehen ist. Dann schildere ich die Bilder, die man vom Fernsehen kennt: Die verhungerten und erfrorenen Soldaten im Schnee beziehungsweise die Lagerstraße, auf der uns mit Haut behangene Gerippe entgegen taumeln und der große Haufen Leichen, den die Leute von der SS nicht mehr verbrannt gekriegt haben, bevor sie sich davon gemacht haben.

Ich frage: "Wie schauen Sie hin? Wie schaut die Mutter oder der Vater da hin, und wie schaut der Großvater hin?" und biete Lösungssätze an, die immer sehr ähnlich und doch von Fall zu Fall verschieden sind; zum Beispiel zum Großvater: "Wenn Du Mitschuld trägst an dem hier, dann lasse ich sie Dir. Und ich lasse Dir die Sühne, was immer die sei".

Manchmal lasse ich die Betroffenen sich vorstellen, wie der Großvater sich dazulegt und beobachte, ob das eine deutliche Entlastung bringt. Die von den betroffenen Nachkommen wahrnehmbare Botschaft ist dann: "Wenn er sühnt, brauch ich's nicht zu tun". Manche Väter schauen hin, manche schauen nicht hin. Wenn die Eltern nicht hinschauen wollen, lasse ich die betroffene Person so etwas Ähnliches zu ihnen sagen wie: "Alles, was ich von Dir brauche, hab ich: mein Leben. Alles andere kann ich von anderen nehmen. Wenn Du glaubst, für Deinen Vater etwas gutmachen zu müssen und statt seiner gehen oder ihm nachgehen willst, dann muss ich Dich gehen lassen. Ich kann Dich nicht halten, denn ich bin nur Dein Kind".

Und dann lasse ich die Betroffenen die Toten anschauen und sagen: "Ihr wolltet leben, ihr wolltet Eure Kinder und Enkel aufwachsen sehen – und Ihr musstet sterben. Ihr habt das nicht verdient. Und ich darf leben und habe das nicht verdient" – und so weiter, wie oben. Da schlucken viele, denn für narzisstisch Strukturierte - Menschen mit der Gewohnheit, in ihren Reflexionen zu ersaufen wie Narziss in seinem Spiegelbild im Tümpel - ist es sehr schwer, von dem Anspruch, man könne das Leben verdienen, abzulassen.

Wer mit so einem mit schwerem Leid oder schwerer Schuld beladenen Großvater verstrickt ist, kann in einer realen Familienaufstellung oder einer *Familienaufstellung im Kopf* eine erhebliche Entlastung erfahren. Dabei geht es darum, dem schweren Schicksal des Großvaters zuzustimmen und in Demut das eigene leichtere Leben zu nehmen, zu genießen und in einem dem eigenen Wesen gemäßen Dienst zu erfüllen.

Zur Haltung beim Familienstellen
Von zentraler Bedeutung in jeder Therapie und auch in dieser ist die Beziehung. Man kann all das nicht als eine technische Anwendung wie den Austausch einer Zündkerze im Auto machen, sondern es braucht eine Liebe zu gerade diesem Mitmenschen vor uns, damit die Intuition frei fließen kann. Da, wo spürbar wird, dass diese Liebe aufgrund irgendeiner eigenen Verstrickung nicht aufgebracht werden kann, ist es Zeit, in Supervision zu gehen. Es gibt manchmal die Versuchung zu glauben, man wisse, worum es geht, und vorschnell Lösungssätze vorzuschlagen. Doch die Lösungssätze ergeben sich aus den Bewegungen im Feld, und oft ist es heilsamer, erst einen die mögliche Verstrickung beschreibenden Satz sagen zu lassen, um zu sehen, ob er stimmt, bevor man einen Lösungssatz anbietet.

Für mich ist das Aufstellen vor allem ein diagnostisches Werkzeug. Sehr oft kann man - ob in der Gruppe oder in der Einzeltherapie - auch ohne Aufstellung die Prinzipien der Aufstellung in der Psychotherapie einsetzen. Dabei ist es wichtig, die vermuteten Sätze der Verstrickung (zum Beispiel: "Ich mach's wie Du", "Ich wahre Dein Geheimnis um jeden Preis", "Wo Du nicht sein darfst, will ich auch nicht sein" und so weiter) und die möglicherweise heilsamen Lösungssätze nicht als gesicherte Wahrheiten aus Hellingers Büchern aufzudrängen, sondern eine phänomenologische Haltung einzunehmen: "Schau mal, was geschieht, wenn Du folgendes sagst" und dann zu beobachten, ob der Satz eine Wirkung hat. Ein wichtiges Element der Arbeit ist deswegen das Fühlen.

Fühlen

Der Therapeut sowie die Stellvertreterinnen und Stellvertreter, die in der Aufstellung stehen, müssen sich erlauben, etwas zu fühlen. So teilen die Stellvertreter beobachtete Bewegungen im Wahrnehmen, Fühlen, Denken und Handeln mit und entdecken Bewegungsimpulse, aus denen sich dann aus der kranken Ordnung gesunde Ordnungen ergeben können.

Fühlen heißt: der gegenwärtig mit Sinnen wahrnehmbaren Erregung eine der Gegenwart angemessene Bedeutung geben. So meinte eine Frau in einer Einführung, sie hätte Angst. Als ich sie fragte, woher sie das wüsste, sagte sie, sie habe Herzklopfen. Ich fragte, ob Sie nicht mal hinhorchen wolle, was ihr das Herzklopfen heute sagen will? Da horchte sie eine Weile auf ihr pochendes Herz, schaute strahlend wieder auf und sagte: "Sie, ich hab gar keine Angst. Ich bin wahnsinnig neugierig, was mich heute hier erwartet".

Wenn man konsequent fühlt, dann kann man vordringen in die Bereiche des Unerhörten.

Ich gebe Ihnen dazu noch ein Beispiel: Ich bin bei einer jungen Frau offenbar etwas zu forsch vorgegangen. Sie hat einen Kloß im Hals. Jedermann weiß, was es bedeutet, wenn jemand einen dicken Hals bekommt und ich denke, "Auweia, die hat sich geärgert über mich - muss ich mich jetzt entschuldigen? Vielleicht können wir den Kloß ja nutzen, entschuldigen kann ich mich hinterher immer noch".

Ich frage: "Wollen wir diesen Kloß nutzen?" Sie sagt: "OK" Ich sage: "Bleib dabei und fühle den Kloß - ich bleibe auch dabei".

"Ich bleibe auch dabei" ist die Formel, die ich immer verwende, wenn ich jemand einlade, nach innen zu gehen, um der Angst vor Verlassenheit vorzubeugen. Sie bleibt dabei und der Kloß sinkt in den Bauch und weitet sich aus. Und während er sich ausweitet, wird er wärmer, der Raum wird größer und irgendwann gibt es eine paradigmatische Grenze. Sie muss zulassen, dass der Raum, den sie da innen drin wahrnimmt, weit größer wird als der Umriss ihrer Haut. Das schafft sie, aber dann kriegt sie ein bisschen Angst, denn dieser Raum ist tiefschwarz. Da lasse ich sie in die Schwärze hineinschauen, wie in einen tiefen Brunnen. Die Schwärze wird zur Unendlichkeit und aus dieser Unendlichkeit leuchtet ein kristallklares Licht auf, das immer intensiver wird und ihr ins Herz strahlt. "Bleib dabei, ich bleib auch dabei!" sage ich und frage sie immer wieder: "Wie fühlst Du dich?" Sie erkennt die Qualitäten *hell, klar und schön*, dann richtet sie sich auf und sagt *aufrichtig, wahr*, *ganz und heil*, und mit einem kleinen Fragezeichen: *heilig?* Und dann auf bayrisch: "Ja, halt ich". Da war sie auf einmal nicht mehr an ihre Persönlichkeit gebunden, sondern mit dem Heiligen in sich oder mit dem Heiligen, dessen Teil sie war, als Geschöpf verbunden.

Helga Zwosta

VERTREIBUNG UND FLUCHT

Versuch einer Rekonstruktion im Spannungsfeld von Erinnerungen und historischer Wirklichkeit

Die Flucht

„Wie auf der Flucht...", das ist der Satz, den ich am häufigsten in unserer Familie gehört habe, wenn plötzlich auftauchende Situationen, Bilder, Gerüche oder Eindrücke und Erinnerungen an die Flucht wach riefen: Eine nicht enden wollende Landstraße, vielleicht noch bergauf, Hunger und Durst, eine drängende Menschenmenge auf dem Bahnsteig (ich erlebe da z.B. nicht Streik, ich fühle Flucht), überfüllte Züge, ein bestimmter Suppengeruch, Geruch nach Stroh und Scheune, Brandgeruch von ausgekohlten Trümmern oder liegengebliebenen Fahrzeugen, ….Flashbacks, wie die Psychologie heute sagt, verbunden mit den entsprechenden Gefühlen: Beengung, Bedrückung, Angst.

Die Historiker wissen heute:
12,4 Millionen Deutsche wurden 1945 und 1946 schon vor und nach der bedingungslosen Kapitulation Deutschlands aus ihrer Heimat vertrieben, deutsche Minderheiten, also Volksdeutsche, aus Jugoslawien, Ungarn, Rumänien, aus den Sudetengebieten und der damaligen Tschechoslowakei , aus Polen, aus den baltischen Ländern, - und Deutsche, aus den damaligen deutschen

Ostgebieten, sog. Reichsdeutsche, also Deutsche aus Ostpreußen, Pommern und Schlesien, Gebiete, die damals zum Deutschen Reich gehörten. Ich beziehe mich hierbei auf die Reichsgrenzen bis 1937. - Historische Gegebenheiten, die manchen jüngeren Deutschen heute schon gar nicht mehr bewusst sind,

Es gab „die Flucht" objektiv, jene im Juli und August 1945 auf der Potsdamer Konferenz offiziell beschlossene sog. „Umsiedlung" der Deutschen aus den vorhin genannten Gebieten.

Aber es gab mehr als 12 Millionen „ Fluchten" (ich benutze bewusst diesen eigentlich nicht gebräuchlichen Plural), je nach Geografie, Kriegsgeschehen und sonstigen Gegebenheiten sehr unterschiedlich und sehr verschieden nach subjektivem Erleben und persönlicher Verarbeitung.

Eine Flucht aus Ostpreußen verlief schon von der Geografie her anders als eine Flucht aus Oberschlesien. Ich erinnere an das Überqueren der Haffs und z.B. an die Katastrophe der *Wilhelm Gustloff*, die mehreren tausend Menschen das Leben gekostet hat. Und ich erinnere an die furchtbaren Schicksale der „Wolfskinder", die elternlos und schutzlos oft jahrelang alleine umher geirrt sind, ausgeliefert der Willkür von Mitleid und Erbarmungslosigkeit, bis sie irgendwann auf irgendwelchen Wegen zurückfinden konnten in ein normales Leben.

Die Flucht.

Ich erzähle heute von meiner Flucht, ein Mosaik aus eigenen Erinnerungen und Bildern, aus den sehr knappen und nüchternen Tagebuchaufzeichnungen meines Großvaters und den wenigen Familiengeschichten, die immer wieder erzählt wurden, wenn über Krieg oder Flucht überhaupt gesprochen wurde. Eigentlich lag Schweigen über dieser Vergangenheit. Bilder tauchten auf und verschwanden wieder im Nebel. Sie schienen keine Bedeutung zu haben.

Ich war fast 40 Jahre alt, als Nachbarn bei uns zu Besuch waren u. beiläufig von ihrer Flucht aus Pommern über Schlesien u. später in den Westen erzählten. Da fiel mir das erste Mal wie Schuppen von den Augen: Meine Flucht - das war nicht e i n e Flucht, es waren drei Fluchten, deren Bilder sich in meiner Erinnerung zu e i n e r Flucht gemischt und verdichtet hatten:

> im März 1945 die Evakuierung vor den nahenden Russen aus Oberschlesien ins damalige Protektorat Böhmen – Mähren (also in die von uns Deutschen besetzte Tschechoslowakei),

> nach der Kapitulation die Flucht zurück von der Tschechoslowakei nach Oberschlesien,

> im Frühjahr 1946 die Flucht aus Oberschlesien in den Westen.

Mir ist das heute selber unverständlich: Ich habe doch Geschichte studiert! Wie war, wie ist das möglich, dass ich nie versucht habe, meine persönliche Lebensgeschichte in die objektive Geschichte einzuordnen. Warum habe ich nie versucht, mehr Klarheit, mehr Licht in das Dunkel meiner Bilder und Erinnerungen zu bringen?

Es gibt nur e i n e Antwort:

Die Verdrängungen bei mir und in meiner Familie, die Traumatisierungen saßen so tief, die Vernarbungen waren so dick, nicht einmal das Bedürfnis nach Erhellung, nach Verstehen ist in mir wach geworden. Wir wuchsen auf in einem Klima des Verdrängens und Schweigens rundum, auch in Schule und Studium.

Mir ist heute klar: Kein Zufall! Die damals lehrende Generation war selbst unmittelbar betroffen, geschockt, traumatisiert. Sie konnten gar nicht darüber reden, geschweige denn „lehren". Lehren setzt Abstand voraus, Überblick, innere Klarheit und Auseinandersetzung mit der Materie. In dieser historischen Situation (ich habe 1960 mein Abitur gemacht) bedeutete das Auseinandersetzung mit eigener Betroffenheit, mit Scham besetzter

Schuld und Schuld besetzter Scham. Dazu waren die meisten damals noch nicht in der Lage. N o c h nicht?

Aber dieses Schweigen in Familien und Schulen machte uns Kriegskindern eine Aufarbeitung unmöglich.

Tödliches Schweigen lässt keine Fragen lebendig werden. Uns hat man alleine gelassen mit unseren Erfahrungen.

Erst viel, viel später, angestoßen durch meine Therapie, fing ich an, Mosaiksteinchen zu sammeln und sie zu „meiner Geschichte" zusammenzufügen. Das erste Mal bekam sie Bedeutung in meinem Leben …und Würdigung! Heute hätte ich viele Fragen.

In diesem Vortrag möchte ich exemplarisch Erinnerungen erzählen, von denen ich glaube, dass sie mein Fühlen und Verhalten bis heute bestimmen.

Ich bringe die Erinnerungen nicht in streng chronologischer Reihenfolge, sondern so, wie sie sich von meinem inneren Erleben her erschließen und wie sie einen inneren Wirkzusammenhang erkennen lassen.

Meine erste Erinnerung von Unruhe und Aufbruch, von gefährlicher Störung unseres Familienalltags:

Patschkau/Oberschlesien. Es ist Abend. Wir Kinder dürfen ungewöhnlich lange aufbleiben. Draußen ist es dunkel. In unserem Wohnzimmer nur ein kleines schwaches Licht. Eine Kerze? Meine Mutter räumt und schafft. Packt sie Kisten? Kartons? Was macht sie? Ich habe nichts zu tun. Aber ich spiele auch nicht. Ich spüre nervöse Unruhe, Spannung im Raum…. Meine Mutter geht mit uns Kindern ans Fenster,….am schwarzen Horizont ein rötlicher Schein. Ich weiß nicht, was meine Mutter genau gesagt hat. Ich habe es wohl nicht verstanden. Aber ich ahne: Weit weg – da brennt´s! Unheimlich. Bedrohlich. Mehr weiß ich nicht von diesem Abend.

Während meiner Therapie lese ich die Briefe meines Vaters. Er war damals an der Ostfront. Am 20. Februar 1945 schreibt er an meine Mutter:
„Dein letzter Brief spricht vom Packen, von Notadressen für die Kinder. Wo magst du nun sein? Wie geht es Euch?"
In einem Film im Fernsehen über die 60. Jährung der Bombardierung Dresdens (also im Jahre 2005!) lese ich die Daten 13./14. Febr.1945, und ich erkenne: Das passt zusammen. Die Vorbereitung meiner Mutter für eine wahrscheinliche Evakuierung. Mein Großvater schreibt in seinen Tagebuchaufzeichnungen: „Die russische Walze kam dann (....) auch nach Schlesien. Selbst in Patschkau hörten wir den Schlachtendonner. (....) Flüchtlinge aus O/S kamen täglich an.
(....) Am 19.März 1945 erhielten auch die Einwohner von P. den Befehl, am 20.03. früh um 4 Uhr mit der nötigsten Habe ausgestattet, sich zu stellen."

....Nach und nach gesammelte Mosaiksteinchen, um eigene Bilder und Erinnerungen ins historische Geschehen einordnen und sie so den eigenen Kindern, den Kriegsenkeln, weitergeben zu können.
Unsere Gruppe für diese 1. Flucht: Mein Großvater (väterlicherseits, mein Vater war in Beuthen, also in Schlesien geboren), seine Tochter, die Schwägerin meiner Mutter, also meine Tante mit ihren drei kleinen Kindern, meine Mutter mit uns drei Kindern, 8, 5 und 4 Jahre alt. Ich war die Jüngste.
Mein Großvater spricht vom ersten Flüchtlingslager und von Fliegerangriffen, die unseren Transport Richtung Böhmen-Mähren begleiten.
M e i n e erste zusammenhängende Erinnerung:
Unser Zug steht auf freier Strecke. Es geht nicht weiter. Sorgen und Fragen der Erwachsenen. Gerüchte. Wir leben in einem überfüllten Abteil. Ja, wir leben da. Wir schlafen auch da.

Wir Kinder auf dem dreckigen Boden des Abteils zwischen den
Füßen und Beinen der dicht gedrängt da sitzenden Erwachsenen.
Am Tag: Die Sonne scheint, so meine Erinnerung, aber wir dür-
fen nicht raus. Draußen etwas Wiese und Schrebergärten. Meine
Mutter hat Angst. Angst, dass wir verloren gehen?
Meine kindlich-magische Fantasie: „Da sind Zigeuner. Die
nehmen die Kinder mit."
Genaueres finde ich bei meinem Großvater.

Er erinnert:
„Wir standen außerhalb der Stadt Prag, woselbst nachmittags
gegen 15.00 Uhr Fliegerangriff stattfand. Die Arbeiter strömten
aus den Fabriken ins freie Feld.... Arbeiterzüge fuhren nach
Feierabend aus der Industrie aufs Land. Mit Pfeifen und Johlen
fuhren diese Leute an uns vorbei. Dies zeigte uns schon die dor-
tige uns, den Deutschen, entgegengebrachte Stimmung." Wut,
Ablehnung, Feindseligkeit, Verachtung, die ich in meiner kindlichen Angst Zigeunern zuordnete.
     Die Angst vor Zigeunern ist mit dem Älterwerden verflogen.
     Die Scham…?
     Angst und Scham haben sich in mir verwoben zu einem dau-
ernden scheinbar zu mir gehörenden Lebensgefühl.

Die Flucht.
Warten auf freier Strecke, Umleitung und Weiterfahrt „ins
Blaue"…Selbst das Zugpersonal, so erklärt mein Großvater,
wusste oft nicht, wohin.
Der Hintergrund: Die angesteuerten Gemeinden konnten und
wollten oft keine Flüchtlinge (mehr) aufnehmen.
     Heute verstehe ich die Brisanz der Situation. Wir Deutschen
hatten die Tschechoslowakei besetzt und schickten jetzt auch
noch Massen von Flüchtlingen dorthin.

In Teplitz-Schönau, wo wir nach einigen Irrfahrten und Lager-
aufenthalten dann bei Verwandten meines Großvaters unterkommen konnten, waren zu dem Zeitpunkt schon mehr Flüchtlinge als die Stadt Einwohner hatte. Auch hier immer wieder
Fliegeralarm, Schutzsuche im Keller, verloren sein und fremd
sein in einem mir wildfremden Kindergarten, Hass auf die Deutschen.

Einige Wochen später: Die Kapitulation.
Daten waren mir nicht bewusst. Ich erlebte das jeweils momen-
tane Geschehen des Augenblicks. Unruhe und Angst der Erwachsenen, Panik besonders bei den Frauen. „Der Russe
kommt."
Ich spürte, dass diese Ängste der Frauen genährt sein mussten
von einem Wissen, von einem Schrecken, den ich noch nicht
kannte. Der Russe – das Schlimmste, was passieren konnte!
  Eine Erklärung für diese Situation liefern die Historiker:
Die NS-Propaganda hatte in Nachrichten und Zeitungen bewusst
Bilder und Berichte des Grauens verbreitet von den Greueltaten,
die die Russen bei ihrer Ankunft im Memelland (schon im
Herbst 1944) und in Ostpreußen (Jan. 1945) in ihrem Rausch
von Rache und Vergeltung angerichtet hatten: Massenhafte Vergewaltigung von Frauen und jungen Mädchen, grauenhafter
Mord an Zivilisten, an Kindern, Jungen und Alten.
  „Der Russe kommt", ...was wird passieren? Wieder Schutzsuche im Keller, das Durchrollen der russischen Panzer, Schüs-
se, Angst.

Mein nächstes Bild:
Wieder auf der Landstraße, wieder auf der Flucht, zu Fuß. Ein
kleiner Handwagen für das Gepäck. Die Tschechen, wieder an
die Macht gekommen, haben die Deutschen vertrieben. Wieder
bergauf, wohin?... M e i n Gefühl: gegen unendlich.

Von dieser Flucht möchte ich ein paar Bilder exemplarisch einfach aneinanderreihen, wechselhaft und unberechenbar, wie diese Flucht auch verlief:

Ich sitze in einem geschlossenen Militärlastwagen. Außer uns auch andere, die zusteigen durften. Selig, ein Stück den Berg hinaufgefahren zu werden. Oben am Pass, das Auto wird angehalten. Stimmen in fremden Sprachen, schweigende Anspannung bei uns hinten unterm Verdeck. Nach der kurzen Verlangsamung der Fahrt, plötzlich ein Durchstarten und die Fahrt geht weiter. Ein hörbares Aufatmen selbst bei uns Kindern.

Das wurde eine Familiengeschichte, wenn von Flucht jemals geredet wurde: Ein russisches Militärauto hatte uns und auch andere, wohl gemerkt, deutsche Flüchtlinge, mitgenommen. An der tschechischen Grenze zu Deutschland, am Rande des Erzgebirges, ich zitiere meinen Großvater:

„...wurde von den Tschechen die Raubrevision bei den Flüchtlingen vorgenommen und weggenommen, was gefiel und wertvoll war." Dieser russische Fahrer hatte uns, seine „Feinde", unter enormer Geistesgegenwart und eigener Gefährdung vor der Rache und Willkür der tschechischen Miliz gerettet.

Genauso schenkte ein junger russischer Soldat uns Kindern sein Stück Kommissbrot, als er uns mit den beiden Frauen und dem alten Großvater hungernd auf der Landstraße daher traben sah. Spontane Menschlichkeit über feindliche Ressentiments hinweg!

Quartiersuche:

Abend. Wir waren den Tag über unterwegs. Ich todmüde, obwohl ich, die Jüngste, manchmal, wenn es bergab ging, auf dem Handwagen sitzen durfte, das Eimerchen mit wenigen Kartoffeln im Blick, das vorne an unserem Handwagen hing. Unsere eiserne Reserve.

Wir haben noch keine Unterkunft für die Nacht. Lager gibt es kaum. Das Dorf voll von Flüchtlingen. Alles belegt. Am letzten Haus des Dorfes versucht meine Mutter es noch einmal. Wir stehen vor dem verschlossenen Tor des Vorgartens, eine hohe den Garten und das Haus schützende Hecke, von dem verschlossenen Gartentor aus führt ein schmaler Weg zur weiter zurückliegenden Haustüre. Meine Mutter klingelt am Gartentor. Eine Frau öffnet die Haustür – nur halb. Halb bleibt sie sich schützend hinter der Türe stehen, in sicherer Distanz, wie viele das tun, wenn ein Bettler kommt. Auf die Bitte meiner Mutter, für eine Nacht in diesem letzten Haus unterkommen zu können, ruft sie: „Flüchtlinge nehme ich nicht mehr." Flüchtlinge, die sie aufgenommen hatte, hätten sie bestohlen. "Flüchtlinge haben Läuse" und, so mein Bild, sie verschwindet hinter der sich schließenden Türe....Und meine Mutter sagt verständnisvoll und sie entschuldigend: „Ja, das muss man auch verstehen."

Kein Widerwort. Keine Klage. Keine Wut. Ergebenes Hinnehmen. Zurück auf die Landstraße....

Bei mir tiefe Enttäuschung, Verletzung, verzweifelte Müdigkeit. Mein Weinen habe ich heruntergeschluckt. Weinen gab es nicht.

Mein jüngster Sohn hat mir vor ganz kurzer Zeit sehr wütend genau d a s vorgeworfen. Er sagt, er fühle sich von mir nicht verstanden. Wenn er sich über einen Menschen, über eine Situation ärgert, würde ich immer die Situation des Anderen sehen und antworten: „Das muss man auch verstehen."

Entwicklung von Bescheidenheit, Verstehen wollen, Entschuldigen, Überanständig sein   - aus der eigenen Demütigung heraus? Aus dem Gefühl, klein und nichts und niemand zu sein? Aus dem SchuldgefühI, für sich etwas zu wollen, dabei dem anderen etwas Unzumutbares zuzumuten? Im tiefsten Innern die einzige Gewissheit, nicht berechtigt zu sein?

„Ich bin da und ich bin berechtigt". Diesen Einstellungssatz versuchte ich in einer Therapiegruppe zu schreien. Es war der Verstand, der Wille, der Wunsch. Fühlen konnte ich das nicht.

Die Flucht.
Abend – ein verlassenes Pfarrhaus, so schien es. Die Haustüre stand offen. Auf dem Herd noch ein Topf mit warmem, schon etwas verdorbenem Fleisch, so mein Großvater.

Meine Erinnerung: Eine kleine Küche, es riecht nach Essen. Die Küchenschränke werden nach etwas Essbarem durchsucht. Wir richten unsere Nachtquartiere oben im bereits geplünderten Wohnzimmer. Ich liege auf zwei zusammen geschobenen Sesseln. Plötzlich ein Poltern gegen die Türe. Keiner macht auf. Angst. Banges Warten. Durch die Fenster steigen Soldaten ein. Ich starr vor Angst. Ich spüre die Angst meiner Mutter, die in einem kleinen Nebenzimmer ihr Nachtquartier hat….Ich wusste nie, wie es weiter gegangen war.

Mein Großvater schreibt in seiner sachlich verharmlosenden Art:„Es waren wohl zurückkehrende russische Gefangene, die auch ein Nachtquartier suchten."
Am Morgen stellt sich heraus, dass in diesem Pfarrhaus eine alte Frau alleine wohnte. Sie war nur weggegangen. Als Wegzehrung hat sie uns noch eine Mehlsuppe gekocht.

Wer ist Freund und wer ist Feind? Wer flüchtet vor wem wohin? Wer kämpft nicht nur um s e i n Leben? Wer lässt auch überleben? – Verwirrung, Chaos.

Auch auf den Straßen. Angst die ständige Begleiterin. Meine Mutter trug oft ein Kopftuch tief ins Gesicht gezogen, ihr Gesicht mit Erde oder Asche grau entstellt. Verstecken in einem Waldstück oder in einem Graben, wenn Soldaten kamen. Vergewaltigung, so weiß ich heute, war an der Tagesordnung. Wir Flüchtlinge schutzlos, rechtlos, vogelfrei. Die Frauen Freiwild.

Görlitz, überfüllt mit Flüchtlingen. Wir im überfüllten Lager – wie ich heute weiß, im Konzerthaus. Ich sehe die roten Seiden-tapeten an den Wänden des großen Saales, sonst nur Strohmatte an Strohmatte, ein Gewimmel von Menschen. Schwere dumpfi-ge Luft. Ich rieche den scharfen Geruch des weißen Pulvers, mit dem wir eingestäubt werden,…gegen Läuse und Wanzen.

Hunger. Kaum etwas zu essen. Meine Schwester sagt, dass sie betteln gehen musste. Nervöse Unruhe. Es geht nicht weiter. Zuverlässige Nachrichten gab es nicht. Gerüchte. Ich nehme auf: Wir müssen über eine Brücke. Da sind Soldaten. Sie schmeißen das Gepäck ins Wasser. Sie quälen die Deutschen. Sie lassen Deutsche nicht rüber

Nach einigen Tagen - wir wagen den Gang über die Brücke. Ich wie in Trance. Wie in grauem Dunst sehe ich schemenhaft Soldaten mit ihren Gewehren und Pistolen. „Gleich stoßen sie mich runter. Gleich nehmen sie uns alles weg.

Gleich halten sie meine Mutter fest", … Schritt für Schritt taste ich mich vor. Irgendwann spüre ich Boden unter den Fü-ßen. Gerettet. Angekommen. Ich wusste nie, wo…!

Die historische Situation damals:
Bekanntlich wurde auf der Konferenz von Jalta (04.-11. Februar 1945) die Abtretung der damaligen deutschen Ostgebiete, Schle-sien, Pommern, und Ostpreußen, g e p l a n t .

Erst auf der Potsdamer Konferenz (7. Juli - 2. August 1945) wurde die Festlegung der Grenze, also die heutige Oder-Neiße-Linie als Ostgrenze Deutschlands bis zu einer endgültigen Rege-lung durch einen Friedensvertrag und die sog. „Umsiedlung" der Deutschen „in ordnungsgemäßer und humaner Weise" aus den zu Beginn schon genannten Gebieten offiziell beschlossen.

In der Realität geschahen Flucht und Vertreibung der Deutschen schon vor und unmittelbar nach der bedingungslosen Kapitulation Deutschlands, also vor dem offiziellen Beschluss auf der Potsdamer Konferenz. Historiker bezeichnen die Fluchtbewegung in dieser Zwischenzeit als die „wilde Aussiedlung", die „wilde Vertreibung" oder auch als die „wilde Austreibung", besonders aus der wieder entstandenen Tschechoslowakei. (Siehe Anmerkung 1 auf S. 224)

Vor diesem historischen Hintergrund verstehe ich heute den Terror der Polen den Deutschen gegenüber nicht nur an der dadurch bekannt gewordenen Görlitzer Brücke. Ähnliches geschah auch an anderen Grenzübergängen entlang der Oder-Neiße-Linie oder entlang der tschechisch-polnischen Grenze im Riesengebirge. Die Tschechen jagten die Deutschen heraus. Die Russen und Polen wollten Fakten schaffen. Sie hatten die Gebiete östlich der Oder und Neiße bereits besetzt und ließen Deutsche nicht mehr herein – ein dramatisch gesetzloser Zustand, von den alliierten Siegermächten geduldet, die Deutschen der Willkür der Besatzer schutzlos ausgeliefert. Ein Schutz durch Recht und Gesetz war nicht gewollt. -

Im Juni 1945 wieder zurück in unserer Heimatstadt Patschkau. Die Stadt besetzt von Russen und Polen, unsere Wohnung bereits geplündert. Meine Mutter, so versuche ich mir zu erklären, war noch voller Hoffnung. Sie hoffte, dort wieder leben zu können, sie hoffte, dass unser Vater aus dem Krieg zurückkehren würde. Ähnliches hofften viele, die noch einmal zurückgekehrt waren in die bereits besetzten Ostgebiete.

Die Realität war anders:

- ➢ >Von meinem Vater haben wir nie mehr etwas gehört. Er gilt als vermisst.
- ➢ >Plündern war an der Tagesordnung, täglich Gewalt und Willkür.

> ➤ >In einer Traumatherapie erlebe ich die Vergewaltigung meiner Mutter und ihren Suizidversuch mit uns drei Kindern
> ➤ Heute weiß ich sicher von ihrer mehrfachen Vergewaltigung,

Von all dem war mir und meinen Geschwistern viele, viele Jahre nichts bewusst, obwohl es mich unbewusst lebenslang belastet hat.

„Sie können mit mir machen, was sie wollen." Dieses Körpergefühl steckt noch heute tief in mir drin, Angst, nachts alleine im Haus zu sein; ich spüre förmlich, wie sie die Türe eindrücken; Angst, alleine im Wald spazieren zu gehen, viele unbestimmte Ängste. Manchmal Schlafprobleme,…durch Therapie besser geworden.

Bewusst erinnern kann ich mich:

> an die Beschlagnahmung unserer Wohnung. Innerhalb einer Viertelstunde mussten wir die Wohnung verlassen und durften nur das mitnehmen, was wir in dieser Zeit zusammenraffen konnten … bedroht mit vorgehaltener Pistole der Soldaten. „Heimatverlust in der Heimat", nennen manche Historiker das. (Siehe Anmerkung 2 auf S. 224)
> an unser Zusammen-Hausen mit weiteren drei Familien in der unteren Wohnung unseres Hauses, also vier Familien mit allein schon 11 Kindern.
> endlich an unsere vorzeitige Flucht in den Westen im April 1946, da meine Mutter für sich und uns Kinder keine Überlebenschance mehr hatte. Paradoxerweise i l l e g a l,… wie auch immer meine Mutter das organisieren konnte, wenige Wochen vor der offiziellen Vertreibung aller Einwohner aus der Stadt.

Die 3. Flucht – meine Erinnerung:
In früher Morgenstunde besteigen wir im Dunkeln einen kleinen Lastwagen. Kurzer, möglichst unauffälliger Abschied, unter einer Plane versteckt entfernen wir uns von unserem Haus. Meine Puppe ist bei mir.

In einer anderen Stadt, so weiß ich heute, fanden wir Anschluss an die offizielle „Umsiedlung" dieser Gemeinde. Das heißt, diese Flucht war organisiert. Es gab Eisenbahntransporte, endlos lange Schlangen von Viehwaggons mit Tausenden von Flüchtlingen – und Lager.

Mein Bruder erinnert sich, dass Polen uns in ihrem Durst nach Rache in die Viehwaggons geprügelt haben. D a r a n erinnere ich mich nicht mehr. Das ist weg.

Man weiß: Viele sind auf diesen Transporten an Kälte, Hunger und Erschöpfung gestorben.

M e i n e Bilder: Überfüllte Züge, zerstörte Bahnhöfe, drängende und schiebende Menschenmengen auf den Bahnsteigen und in den Wartesälen, mein Gefühl, zerquetscht zu werden. Schreie. Chaos, auch nachts. Wieder der scharfe Geruch des weißen Läusepulvers, mit dem wir eingesprüht werden.

Nur E i n e s möchte ich von dieser Flucht erzählen:

Ostern 1946. Unser letztes Lager: Awenwedde bei Gütersloh. Der Name klingt mir heute noch im Ohr.

Gottesdienst in einer großen Halle. Ich ganz klein zwischen den Erwachsenen dicht gedrängt um mich herum. Nur Körper und Köpfe. Ich spüre die ausstrahlende Körperwärme. Ich höre den inbrünstigen Gesang dieser Menschen, der sich über mir ausbreitet wie ein Himmelszelt, der mich umschließt und umhüllt:

Meerstern, ich dich grüße. Oh, Maria hilf.
Gottesmutter süße, oh Maria hilf.

Trösterin in Leiden, oh Maria hilf.
Maria, hilf uns allen aus unsrer tiefen Not. -

Inbrunst, unendliche Sehnsucht, ...Hoffnung! -
(Wie auch immer man heute über dieses Lied denken mag.)

Später geht meine Mutter mit uns Kindern über eine Landstraße.
Ich weiß nicht wohin. Rechts und links freie Felder und Wiesen.
An einer Wegkreuzung bleibt sie stehen. Am Weidezaun stehen
leere große silberne Milchkannen umgekippt da, einfach
so....Und meine Mutter sagt: „Das ist Frieden."
Ich verstand, was sie meinte. Ich schaue die Landstraße entlang: Keine Menschen, keine Soldaten, keine Fahrzeu-
ge,...nichts. – „ Ist Frieden leer?" –
Aber, - warum erzähle ich das alles von der Flucht? – Ganz
einfach, - weil niemand das hören will.
Heute nicht, so meine Erfahrung, abgesehen von Medienbe-
richten, die sich hoher Einschaltquoten erfreuen, und damals
nicht, als die Flüchtlinge ankamen in der Hoffnung auf eine
neue Heimat.
Integration war angesagt. Das lag im Interesse der Besat-
zungsmächte in den vier besetzten Zonen, auf die die Flüchtlinge verteilt wurden. Das war der Wunsch der entwurzelten heimatlos gewordenen Vertriebenen, obwohl viele von ihnen noch
lange Jahre auf Rückkehr in ihre verlassene Heimat gehofft haben.
Aufnahme und Integration, das war weniger das Bedürfnis der
Einheimischen. Selber vom Krieg gebeutelt, - jeder weiß um die
zerbombten Städte und die hohen Verluste von Angehörigen –

und selber für das tägliche Überleben kämpfend, mussten sie sich dieser Aufgabe notgedrungen stellen. Sie wurden gesetzlich verpflichtet, Flüchtlinge in ihre Wohnungen aufzunehmen und mit ihnen zu teilen.

Da war kein offenes Ohr für die Verletzungen, Demütigungen und Traumatisierungen, die die Flüchtlinge bereits hinter sich hatten, die sie in ihren Rucksäcken mitschleppten, als sie ankamen.

M e i n e r mir damals nicht bewussten Traurigkeit begegnete ich in dem Lied, das mir heute noch zutiefst nahe ist:

> Maikäfer flieg',
> dein Vater ist im Krieg,
> deine Mutter ist in Pommerland,
> Pommerland ist abgebrannt,
> Maikäfer flieg'.

Ich ahne den Vater irgendwo weit weg in gefährlichem fremdem Land. Ich sehe „Pommerland", verkohlte Baumstümpfe, verbrannte aschige Erde.

Die „Mutter", wesenlos, irgendwo… Nirgendwo? Tot?......
Meine Mutter war für uns Kinder innerlich längst nicht mehr erreichbar.

Der kleine Maikäfer schwirrt in der Luft unruhig umher, alleine, ziellos….Wohin? –

Ein Lied, in dem sich wohl eine ganze Generation von Kriegskindern wiederfindet. Ich weiß nicht, wo und von wem ich das gelernt habe. Mir ist als ob es aus der eigenen Seele käme.
Dieser kleine Maikäfer, e r tut mir leid. E r macht mich traurig.

Sonst fühlte ich nichts. „Das hat mir alles nichts ausgemacht". Das glaubte ich bis zu meiner Therapie.

Verkohlte Baumstümpfe, verbrannte aschige Erde, entwurzelt, verloren, Bilder, die in späteren Träumen auch in der Therapie wieder auftauchten.

Ankunft im Westen. Das bedeutete zunächst vor allem Sicherheit. Sicherheit vor
Willkür und Gewalt; Sicherheit, die die Flüchtlinge aus dem Osten seit langem nicht mehr kannten. Dann: Verteilt werden auf Dörfer und Gemeinden ohne Rücksicht auf Zusammengehörigkeit von Verwandten, Freunden oder Herkunftsgemeinden.

Wir, meine Mutter mit uns Kindern, „hatten eine Adresse", das hieß: Wir fanden Aufnahme in Krefeld bei der Stiefmutter und der Schwester meiner Mutter, die ich beide bis dahin nicht kannte. Mit ihnen lebten wir in den nächsten fünf Jahren in ihrer kleinen Dreizimmerwohnung, wovon ein Zimmer, von einem Bombensplitter getroffen, in der ersten Zeit nicht bewohnbar war. Nur die enge Küche war mit einem kleinen Öfchen zu heizen. Zusammenrücken war angesagt, wie überall bei der Wohnungsnot der Nachkriegszeit.

„Wir können froh sein, dass wir aufgenommen wurden. Uns geht es gut", betont meine Mutter immer wieder. Unser Leben ist bestimmt durch Anpassung und Dankbarkeit. Wir sind wohlwollend geduldet. Als „Heimatvertriebene" kam meine Mutter in ihre alte Heimat zurück. Sie war als Lehrerin nach Schlesien gegangen und hatte dort geheiratet. Jetzt:…Kein Erinnern, kaum ein Wort über das, was vorher gewesen war. Meine Mutter war stumm geworden. Innerlich gehörte sie nirgendwo mehr hin.

Wir waren vom 1. Tag an eingetaucht in eine einheimische Umgebung. Das machte Vieles leichter. Aber Erinnern? Da, wo Flüchtlinge zusammen lebten, so erkenne ich heute, wurde mehr ausgetauscht, Erinnerung und heimatliche Gewohnheiten wieder aufgenommen. Wir wurden geschluckt von unserer einheimischen Umgebung. Anpassen war wichtiger als Erinnern.

Heute ist mir bewusst: Meine Mutter kehrte zurück als Frau eines SA-Mannes. Das war in der Familie bekannt. "Ihr wart doch auch dafür", war jetzt die Antwort. Das hieß: „Ihr seid doch selber schuld."

Vergewaltigung, Flucht und Vertreibung – die gerechte Strafe für auf sich geladene Schuld? Da blieb nur Schweigen. Anpassen. Durchhalten. Weitermachen. Das Leben war für sie nur noch Last.

„Das Leben ist eine Last",… auch einer ihrer Sätze, die meine Lebensgrundstimmung bis heute mit prägen, Gewichte, die niederdrücken, Schuhe, aus denen ich nur schwer heraus komme.

Ich bin sicher, diese Grundstimmung haben meine Kinder atmosphärisch eingeatmet. Bekanntlich gibt man ja nicht das in erster Linie weiter, was man bewusst weiter geben möchte, sondern das, was man selber i s t, die eigene Art, präsent zu sein. Ich konnte mich als Mutter nicht fröhlicher machen als ich war. Ich glaube, d a s hat in ihnen gewirkt. -

Mein Großvater und meine Tante mit ihren drei Kindern, mit denen wir die erste Flucht zusammen erlebt hatten, waren einige Wochen nach uns mit allen Einwohnern der Stadt zwangsausgewiesen worden. Wie viele mit ihnen wurden sie bei Bauern zwangsuntergebracht in einem kleinen Dorf bei Hildesheim. Über den Suchdienst hat meine Mutter ihre Adressen herausgefunden.

Unterkunft gegen harte Feldarbeit. Ein besonders hartes Los für die, die vorher selber einen Hof oder ein Gut besaßen und als ehemalige „Herren" nun als Knechte arbeiten mussten. Genauso hart für die Städter und Intellektuellen, die harte Körperarbeit nicht gewohnt waren Für alle Verlust von Besitz und Status, von Beruf, Ansehen und Zugehörigkeit.

Erst nach totalem körperlichen Zusammenbruch, meine Cousine, damals 8 oder 9 Jahre alt, musste während der Krankheit der Mutter irgendwo in ein Kinderheim, erst nach totalem körperlichen Zusammenbruch durfte meine Tante leichtere Arbeiten im Haus verrichten.

Meinem Großvater, damals 79 Jahre alt, wurde bei einem anderen Bauern ein „kleines Kämmerlein" zugewiesen, zwar mit Bett und Schrank, das war gut, aber nicht beheizbar, im kalten Winter 1947 damit kaum bewohnbar. Er schreibt:

„Mein Waschwasser in der Schüssel ist mir eingefroren. Ich musste und konnte mich dafür mehr oder weniger unten in der warmen Wohnküche mit aufhalten. (…) Überdies bekam ich bei meinem Wirt auch zumeist das Mittagessen."

Für viele in ähnlichen Situationen eine gemischte Erfahrung aus menschenunwürdiger Aufnahme und „not-wendender" Hilfsbereitschaft von Einheimischen, die teilen und sich selber ebenfalls einschränken mussten.

Meine Tante und mein Großvater lebten länger als zehn Jahre bei diesen Bauern, bis sie – dank des inzwischen herangewachsenen ältesten Sohnes, der in Düsseldorf eine Stelle fand – dort auch eine eigene Wohnung beziehen konnten. Er und seine Geschwister und viele, die lange auf dem Dorf leben mussten, konnten erst auf dem Zweiten Bildungsweg oder überhaupt nicht ihre Ausbildung, das Abitur oder ihr Studium nachholen.

Flüchtlinge in den zerstörten Großstädten mussten manchmal mehrere Jahre in notdürftig errichteten Nissenhütten, in verlassenen Militäreinrichtungen oder in Baracken hausen, eine zunächst nicht gewollte Gettoisierung, als Folge oft verbunden mit Ausgrenzung und Diskriminierung:

„Die Polacken". „Die aus der kalten Heimat". Viele Einheimische hatten die damals deutschen Ostgebiete nie kennengelernt.

Man setzte sie mit „Hinter-Sibirien" gleich: „Gibt es da überhaupt Spülen, Bäder, Toiletten?", - Häme gegen Flüchtlinge im Dorf, so erinnert sich meine Cousine.

Die „von da driben", (schlesischer Dialekt) waren fremd, oft missachtet und belächelt z.B. wegen ihrer Sprache, ihrer gefühlsbetonten Frömmigkeit, wegen mancher ihrer Gewohnheiten oder Traditionen. Das Stigma „Flüchtling", - auch an den hoch liegenden breiteren Backenknochen kann man sie erkennen! „Der östliche Einschlag", wie selbst meine Mutter sagte. „Es war ein einziger Kampf um Anerkennung", so meine Cousine. Oder, so habe i c h es als Kind erlebt, ein inneres Sich-Verstecken vor Scham.

W i r wohnten doch bei Verwandten. Dennoch: Woher wusste i c h sehr genau, dass auch ich zu den Polacken gehörte?

Schule in Krefeld:
Eigentlich ging ich gerne zur Schule. Aber es gab einen Alptraum für mich. Zu Beginn eines jeden Schuljahres wurde gefragt und in eine Liste eingetragen:
Wer ist Flüchtling?   Ich. Flüchtlingsausweis A.
Wer hat keinen Vater?   Ich.
Wer schläft zu zweit in einem Bett?   Ich mit meiner Schwester bis zum 13. Lebensjahr.

Ich musste mich jedes Mal melden, manchmal sogar aufstehen. Scham!

Scham auch, wenn ich sonst etwas Persönliches gefragt wurde, vor allem, wo ich geboren bin...Patschkau, Oberschlesien. Eine peinliche Not, der ich nicht ausweichen konnte. Ich spüre heute noch, wie ich rot wurde vor Scham, vor allem, wenn Klassenkameraden den Namen dieses kleinen unbekannten Städtchens nachplapperten:„Patsch...patsch...patsch...patsch...patsch!"
Dann schämte ich mich noch mehr. Ich bestand nur aus Scham.

Als ich älter war – das Schreiben meines Lebenslaufs. Geburtsort…, bis heute eine etwas peinliche Herausforderung: Patschkau, O/S, also Flüchtling. Von meiner Mutter habe ich gelernt, sehr bewusst als Nächstes zu betonen: „1946 Flucht nach Krefeld, in die Heimatstadt meiner Mutter."

Eine Daseinsrechtfertigung, Versuch einer würdigen Angleichung.

Noch heute antworte ich meistens auf die Frage. „Wo kommen Sie her?"

„Aufgewachsen bin ich in Krefeld". Die meisten geben sich damit zufrieden. Schutz vor komplizierten und womöglich allzu persönlichen Folgefragen. -

Das Flüchtlingsamt: Gab es hier die Flüchtlingsausweise? Auf jeden Fall, so hab´ ich in Erinnerung, Bezugsscheine für Haushaltsgerät, Bettwäsche, ausrangierte Möbel, alles, was Menschen brauchen, wenn sie, nur mit dem, was sie am Leibe tragen, ankommen und völlig neu wieder anfangen müssen.

Flüchtlingsmöbel, selber ganz hübsch angestrichen, aber immer Grund für Scham, auf jeden Fall bei meiner Mutter, deshalb auch für uns Kinder. Meine Mutter hatte kaum Besuch. Schulfreunde durften wir nicht zu uns nach Hause einladen, auch nicht zum Geburtstag. Andere Kinder erzählen, dass sie den Mut hatten, Klassenkameraden zum Geburtstag einzuladen, obwohl sie in einer Barackensiedlung wohnten. Aber die Freunde kamen nicht, w e i l sie in einer Flüchtlingsbaracke wohnten – eine Verachtung, die den letzten Rest von Selbstwertgefühl vernichtet.

„Wir sind nichts und wir haben nichts". Diesen Satz hat meine Mutter schon mitgebracht nach Flucht und Vertreibung und den Demütigungen unter den Polen. Dieser Satz hat mich begleitet, bis sie gestorben ist, als ich 16 Jahre alt war.

„Wir sind nichts und wir haben nichts". Unsicherheit und Scham, nach außen kaum wahrnehmbar, haben es mir als erwachsene Frau noch schwer gemacht, Gäste zu uns einzuladen. Erst durch Rückendeckung in der Therapie wagte ich mich Schritt für Schritt aus meinem inneren und äußeren Rückzug heraus.

Heute kann ich die Scham, die mich ein Leben lang gehemmt und belastet hat und mich heute noch teilweise belastet, als existentiell bezeichnen: Scham, mich sehen zu lassen, Scham mich zu zeigen, Scham mich zu öffnen, Scham, dass es mich gibt. „Entschuldigt, dass ich da bin". -

Lastenausgleich! ...Ein Zauberwort für viele. Die Hoffnung, Verlorenes wieder zu bekommen, Eigenes wieder aufbauen zu können. Meine Mutter musste unseren Vater für tot erklären lassen, um diese und alle anstehenden Amtsgeschäfte erledigen zu können.

Dankbar bin i c h besonders für die Ausbildungshilfe durch das Bundesversorgungsgesetz, ebenfalls Teil des Lastenausgleichs, das mir Schule und Studium und damit eine solide Existenzgrundlage ermöglichte, natürlich verbunden mit Leistungserwartung, Leistungsprüfungen und regelmäßigen Leistungsnachweisen.

Als Folge: Leistungsdenken natürlich auch als Erwachsene. Ängstliche Gewissenhaftigkeit, Angst vor Fehlern, innerer Druck, den Erwartungen von innen und außen nicht zu entsprechen. Leisten, sich bewähren müssen – die Bedingung für Berechtigung! Leisten als Daseinsberechtigung? Manchmal beschweren sich unsere Söhne bei uns, dass sie, wie wir, das ständige Leistungsdenken nicht loswerden könnten.

Trotz Lastenausgleich und trotz der letztlich, so muss man sagen, mit großer Anstrengung aller doch gelungenen Integration – Wirtschaft, Kultur, Kirche, Politik und die ganze Gesellschaft wurden in den Folgejahren entscheidend auch von den Flüchtlingen mit geprägt und bereichert - m i r wird durch die Auseinandersetzung mit diesem Thema deutlich:

Man w a r nicht Flüchtling, man i s t Flüchtling und man b l e i b t Flüchtling.

Flüchtling – eine Lebensgrundbefindlichkeit?

Ja. Untergründig gibt es noch heute „Einheimische" und „Flüchtlinge".

„Einheimische" sind die, die nie die Erfahrung gemacht haben, Demütigungen und Gewalt, Flucht und Vertreibung ausgeliefert gewesen zu sein.

„Flüchtlinge" sind die Entwurzelten, die Gedemütigten, die mit diesem Hintergrund „in der Fremde", in der neuen „kalten Heimat", wie A. Kossert sagt, oft nicht verstanden werden, nicht verstanden werden können, da vielen „Einheimischen", ich möchte das in aller Vorsicht sagen, häufig die Sensibilität dafür fehlt.

Von einigen Situationen, die ich erlebt habe, möchte ich nur zwei erzählen, die mich besonders getroffen haben:

1965. Mein Mann und ich, beide damals noch Studenten, wollten heiraten. Wir erwarteten ein Kind. Heute zumindest kein moralisches Problem mehr. Seine Eltern setzten meinen Mann unter Druck, sich von mir zu trennen. In dem Fall waren sie bereit, das Studium und sogar Alimente zu zahlen Andernfalls würde das Geld für das Studium und jede Unterstützung gestrichen. Nach mir haben sie gar nicht gefragt.

Ich kann nicht mit Bestimmtheit sagen, ob diese Entscheidung in der aktuellen Situation damals auch von meinem Flüchtlingshintergrund bestimmt war: „Sie sind nichts und sie haben nichts." Die Eltern meines Mannes waren beide „Einheimische". Auf jeden Fall war es für sie leicht, die Härte der Entscheidung kompromisslos durchzuführen: Keine anderen Eltern, mit denen sie sich hätten auseinandersetzen müssen, keine Versuchung wegen irgendwelchen Besitzes der Beziehung zuzustimmen. Ich, schutzlos, wehrlos, ohne jede Rückenstärkung..., nur die durch meinen Mann, der genauso kompromisslos zu mir gestanden und den Bruch mit seinen Eltern gewagt hat.

I c h habe zur Versöhnung gedrängt. I c h hatte Schuldgefühle. „Wir haben ihnen das ja auch angetan". Kein Widerspruch, keine Klage. Weitermachen.

Heute kommt mir der Vorwurf meines Sohnes und ich erkenne in meiner damaligen Reaktion den Zwang meiner Mutter: „Man muss das auch verstehen", immer den anderen, nie mich selbst.-

Die andere Situation:
Die Ausstellung meines neu beantragten Personalausweises im Amt für öffentliche Ordnung im Jahr 2001. Wir, die Sachbearbeiterin und ich, gehen die Personalien durch, Name..., Geburtsort: Patschkau/OS..., Geburtsland: Polen.

Ich zucke innerlich zusammen und korrigiere: „Nein, Deutschland. Das war damals Deutschland". Sie, nicht einmal verunsichert durch meinen Protest, wiederholt: „ Nein, Polen. Das ist eine neue Bestimmung", gibt mir den Ausweis, Mittagspause, Schluss. Ich nehme völlig irritiert den Ausweis, wieder ohnmächtig der Autorität des Amtes gegenüber.

Ich, eine Migrantin? Wieder eine „Polackin"?

Wieder der Willkür von Macht und „Miliz" ausgeliefert? Fassungslos! .Ich gerate in eine ernsthafte Identitätskrise.

Ein späterer Anruf meines Mannes beim Abteilungsleiter dieses Amtes brachte das Ergebnis, dass diese junge Mitarbeiterin weder die Bestimmungen für das Ausstellen eines Personalausweises kannte noch die historischen Zusammenhänge, die dahinter stecken.

Damit komme ich zum Anfang meines Vortrages zurück. Manche, vor allem jüngere Deutsche, wissen gar nicht mehr, dass Schlesien, Pommern und Ostpreußen vor 1945 zum damaligen deutschen Reich, also zu Deutschland gehörten. 40 Jahre „Eiserner Vorhang" haben das fast in Vergessenheit geraten lassen. Ein Erinnern daran wird häufig als Revanchismus missverstanden.

Da wir Deutsche den Krieg begonnen und unendlich viel Leid über die Völker Europas gebracht haben, wird von den Vertriebenen erwartet, sich selbst nicht als „Opfer" zu beklagen. Das kollektive Bewusstsein „Täter" zu sein verbietet sich gleichzeitig als „Opfer" zu fühlen, ein sehr heikles Thema bis in die Gegenwartspolitik hinein.

Auch in unserer Familie. Ich, ein 4-5 jähriges Mädchen, - Täter? Während der Bearbeitung meines Themas habe ich mich gefragt: Was habe i c h verloren? Ich, das kleine 4-5 Jahre alte Mädchen? Die „Heimat".
Aber, was ist „Heimat"?

Neo Rauch, der bekannte zeitgenössische Maler, sagt im Film zu seiner Ausstellung in Baden-Baden (Ich kann es nur dem Sinn nach wiedergeben): Heimat bedeutet, emotional angesprochen, bewegt zu werden von unzähligen, von millionenfachen vertrauten Mikroelementen, von Sinneseindrücken, die in fremder Umgebung nichts in mir bewegen, die nicht anrühren in der Tiefe meines Gemütes.

Er bezieht sich auf Esoteriker, die sagen: „Es fließt von unten."
Die Verwurzelung ist es, die Energien frei setzt, Stabilität, Vita-
lität, Kreativität. Mir kommt dazu: Wie bei einem Baum. Ein
Heimaterleben, in dem ich mich wiederfinde.

Flucht und Vertreibung – es ist der brutal gewaltsame Bruch. Es
sind die, wenn man es zulässt, bleibend schmerzenden Brüche,
Risse, Verletzungen, Wunden. Bei mir als kleinem Mädchen das
gewaltsame Herausgerissen werden aus der kleinen zumindest
vermeintlich „heilen" Welt, mit der ich mich identifiziert hatte.
Das Versinken dieser Welt ins Dunkel. Verlust von Vertrautem,
Verlust von Vertrauensfähigkeit. Verlust eines Teils meines
Selbst.

Krefeld? Nichts bewegte mein Gemüt: Nicht der Kastanienbaum
vor dem Haus. Wo war m e i n Baum, den ich geliebt hatte? Der
vor unserem Spielzimmer? Ich erlebte alles nur „als ob"…
Der Kindergarten ….als ob,
Weihnachten…..als ob.
Die drei Frauen saßen doch nur da und weinten.
Und nie mehr diesen gleichen frischen Geruch von Schnee, der
für mich Winter und Weihnachten bedeutete und Schlitten-
glück,… wie nie mehr später..

Auf einer Autofahrt durch das Schweizer Alpenvorland wird mir
plötzlich bewusst, dass ich dauernd innerlich suche: Könnte es
so ein Haus sein? Heimisch. Geborgenheit versprechend. Oder
das? Ich entdecke Doppelfenster wie wir sie in Schlesien hatten.
Kurze Freude durchströmt mich. Suche. Auf der Suche nach
was? Sehnsucht – nach was?

„Heimwehtourismus" belächeln manche das Bedürfnis vieler Flüchtlinge, noch einmal zurückzukehren, um das wiederzusehen, was sie so plötzlich verloren haben.

Ich auch. 40 Jahre „danach", 1985. 45 Jahre alt.
Patschkau.
Ich stehe vor unserem Haus. Wie gelähmt. Das gibt es wirklich! Unverändert. Wie auf den wenigen Fotos, die ich habe. Die wirtschaftlich schwierige Situation Polens hatte eine Renovierung unmöglich gemacht. Gott sei Dank!

Klingeln. Die Tür geht auf. Wir dürfen das Haus besichtigen. Das Treppenhaus, die Treppe, das Holzgeländer, die Diele …
Der Atem dieses Hauses lässt meinen Atem stocken. Bilder und Gefühle mischen sich. Nur ein Zimmer in unserer Etage ist bewohnt von einer alten kranken Polin.

Das Wohnzimmer… Der Blick aus dem Fenster, die weichen Linien der Bergrücken, wie ich sie als Kind geliebt habe. Hier habe ich auf das Christkind gewartet. Numinoses erfüllt mich. An diesem Platz wollte ich noch einmal stehen…
Ich wage mich vorsichtig durch die anderen Zimmer, die Küche, der alte Kohleherd, er steht noch da wie damals. ….Auch Dunkel-Unheimliches steigt in mir hoch….
Zu viel für mich, um zu spüren, was es mit mir macht. Zu bewegend?.....
Eine Deutsche, die in Polen geblieben war, übersetzte das, was der ältere Pole zu uns gesagt hat, als er die Haustüre öffnete und uns mit ausgebreiteten Armen empfing: „Ich habe immer auf die gewartet, die hier gewohnt haben." Er und seine Familie waren aus Lemberg von den Russen vertrieben worden. Zum Abschied schenkte er mir ein kleines Anhängerchen aus Bernstein .–
D a s ist Geschichte! D a s ist Versöhnung!

Das war für mich der innere Anschluss. Meine verschwommenen Bilder konnten sich konkretisieren, realisieren, mit Leben füllen.

Heute suche ich nicht mehr. Meine Traumatherapie viele Jahre später, das Wiedererleben von Gewalt genau in diesen Räumen und das Wissen um eine sehr dunkle Realität zwingen zur Desillusionierung und zur Gewissheit, dass es eine „heile Welt" nicht gab.

Heimat suche ich nicht mehr draußen. Das Leben lehrt mich, dass es „Bleiben" nicht gibt. „Heimat", „Bleiben" suche ich mehr und mehr in „meiner Mitte", Verwurzelung in meiner Spiritualität.

Rückblickend auf mein Leben erschreckt und fasziniert mich zugleich, wie viel Zeit, wie viel Lebenszeit, wie viel Hilfe und wie viel Energie ich brauchte und noch brauche, um durch Erhellung jener Kriegsgeschehnisse Klärung, „innere Ordnung" und dadurch mehr Leichtigkeit in mein Leben zu bringen, um die Traumata, die mir so lange verborgen waren, nach und nach zu integrieren.

Spurensuche,.....eine lebenslange Aufgabe!

Ich habe erfahren: Der schwer belastende Start ins Leben wandelte sich zu Herausforderung und Chance. Ich bin dankbar für alles, was mir gerade dadurch im Leben gegeben wurde. Dankbar bin ich besonders denen, die mich auf meinem Weg begleitet und die mir geholfen haben, um endlich, fast bin ich versucht zu sagen, um gegen Ende meines Lebens doch noch ein gutes Stück zu „meiner Identität" zu finden und zu der wunderbaren Erfahrung: Ich bin berechtigt, zu sein.

Und meine Kinder?

Sicher konnte ich ihnen nicht alles geben, was für ihre stabile selbstbewusste Entwicklung gut gewesen wäre.

Und sicher habe ich ungewollt manches an sie weitergegeben, was ihnen Schwierigkeiten bereitet.

Aber jetzt bin ich mit ihnen im Gespräch. Betroffene beieinander, Kriegskinder und Kriegsenkel. Manchmal sehr belastend. Auch wenn der Alltag immer wieder seinen deckenden Schleier über die vergangenen Ereignisse breitet.

Was wünsche ich meinen Kindern?

Ich wünsche ihnen, dass sie, wie ich, Menschen begegnen, die ihnen etwas von dem geben können, was ich nicht geben konnte, die auch ihnen helfen, i h r e n Weg zu finden.

Jeder s e i n e n Weg hin zu Verwurzelung und Wachstum –
in i h r e r eigenen Mitte.

Literatur

E. Franzen, H. Lemberg, Die Vertriebenen. Hitlers letzte Opfer
München 2001

A. Kossert, Kalte Heimat. Die Geschichte der deutschen Vertriebenen
nach 1945, München 2/2009

Anmerkungen

1) E. Franzen, H. Lemberg, a.a.O. S.23f, S.168 ff
    A. Kossert, a.a.O. S.32

2) E. Franzen, H. Lemberg a.a.O. S.25

Hartmut Radebold

KRIEGSBEDINGTE TRAUMATISIERUNGEN

Transgenerationale Weitergabe

Kriegsbedingte Kindheiten und Jugendzeit:
I. Zeitgeschichtliche Erfahrungen, Folgen und
    transgenerationelle Auswirkungen

Inzwischen lassen sich für die Jahrgänge 1945/47 bis 1927/29 die spezifischen zeitgeschichtlichen Erfahrungen des 2. Weltkrieges und der direkten Nachkriegszeit, der nachfolgende innerpsychische Bearbeitungs- und Abwehrprozess Betroffener sowie die bis heute anhaltenden *individuellen* Folgen genauer beschreiben. Erst allmählich wird bewusst, dass bereits der 1. Weltkrieg zu entsprechenden Folgen geführt hatte.
Weiterhin werden wir zurzeit mit den *transgenerationellen* Auswirkungen konfrontiert.

Erziehung und zeitgeschichtliche Erfahrungen im 2. Weltkrieg und der Nachkriegszeit
Alle damaligen Kinder und Jugendlichen wurden – je älter desto länger - zuerst in der Schule (siehe Beitrag Breyvogel) und ab dem 10. Lebensjahr zusätzlich in der Hitler-Jugend nach der herrschenden nationalsozialistischen Erziehungsdoktrin erzogen.

Bekanntlich gliederte sich die Hitler-Jugend als Jugendorganisation der NSDAP in das „Deutsche Jungvolk" (Jungen von 10-14 Jahren), die „Deutschen Jungmädel" (Mädchen von 10-14 Jahren), die eigentliche Hitler-Jugend (Jungen von 14-18 Jahren) und dem „Bund Deutscher Mädel" (Mädchen von 14-18 Jahren).

Der 2. Weltkrieg (und hierbei insbesondere die zweite Hälfte und die Schlussphase) und die direkte Nachkriegszeit brachten mögliche zeitgeschichtliche Erfahrungen mit sich:

- Miterleben zahlreicher Bombenangriffe/Ausbombungen, teilweises Miterleben der Städtezerstörungen/des „Feuersturmes" mit zahlreichen Opfern;

- Evakuierungen (der unter 10-Jährigen zusammen mit der Mutter und weiteren jüngeren Geschwistern) oder Kinderlandverschickungen (der über 10-Jährigen mit Trennung von der Mutter und der weiteren Familie);

- Flucht (vor dem näherrückenden Krieg und/oder nach Hause);

- Hunger/Unterernährung, mangelhafte Versorgung, mangelhafte Behandlungsmöglichkeiten von Krankheiten/Verletzungen;

- Vertreibung mit zunächst Flucht und späterem Aufwachsen in einer fremden bis feindselig eingestellten Umwelt (Sprache, Religion, Lebensgewohnheiten etc.) mit der Folge häufigem langen Hungers/Unterernährung, Verarmung und sozialem Abstieg der Eltern;

- Langanhaltende (Kriegsteilnahme und/oder Gefangenschaft) oder dauernde (gefallen, vermisst, an Krankheit verstorben) väterlicher Abwesenheit. Dazu kehrten diese Väter oft physisch/psychisch versehrt/krank zurück und blieben abgekapselt/unerreichbar;

- Zusätzlicher Verlust der Mutter (Status als Vollwaise), weiterer Geschwister und näherer Verwandter (insbesondere Großeltern);

- Gewalterfahrung (aktiv/passiv) z. B. Verwundungen, Tötungen, Vergewaltigungen;

Zahlen und Fakten sind nüchtern, sie informieren jedoch über das heute kaum noch erinnerte Ausmaß dieser möglichen zeitgeschichtlichen Erfahrungen:

Im 1. Weltkrieg betrugen bei ca. 13 Millionen Kriegsteilnehmern die deutschen militärischen Verluste bereits ca. 1,8 Millionen („Todesquote" von ca. 14 %).

Im 2. Weltkrieg kamen von mehr als 18 Mill. Deutscher Soldaten ca. 5,3 Mill. ums Leben („Todesquote" von ca. 28 %).

Von den Angehörigen der Geburtsjahrgänge 1910 bis 1925 starb jeder Dritte als Soldat (ca. 34 %). Vom Geburtsjahrgang 1920 kamen 4 von 10 Männern im Krieg ums Leben. In den Ostgebieten verstarb jede 5. männliche Person.

Ca. 14 Mill. Menschen verloren zwischen 1944 und 1947 ihre Heimat. Mehr als 0,47 Mill. Zivilisten kamen nachweislich auf der Flucht und während der Vertreibung ums Leben (mehr als die Hälfte Frauen und Kinder) – (die häufig genannte Zahl von mehr als 2 Millionen zivilen Vertreibungstoten ist als Benennung aller ungeklärten Fälle so nicht haltbar, Haar, 2006). 0,5 Mill. Wurden Opfer des Bombenkrieges.

Die Gefallenen/Vermissten hinterließen mehr als 1,7 Mill. Witwen sowie fast 2,5 Mill. Halbwaisen und Vollwaisen. Ungefähr ein Viertel aller Kinder wuchs nach dem 2. Weltkrieg auf Dauer ohne Vater auf.

Im Frühjahr 1947 befanden sich noch 2,3 Mill. Kriegsgefangene in den Lagern der Alliierten und 900.000 in sowjetischen Lagern. 1947 wurden weitere 350.000 entlassen, 1948 rund 500.000 und 1949 weitere 280.000.

Die Gesamtzahl der Vergewaltigungen wird auf ca. 1,9 Millionen geschätzt, davon 1,4 Millionen in den ehemaligen deutschen Ostgebieten und während der Flucht und Vertreibung, 500.000 in der späteren sowjetischen Besatzungszone, 100.000 in Berlin.

(Aus: Radebold (2000, 2005) nach Dörr 1998, Friedrich 2002, Overmanns 2000)

Wichtig erscheint der Hinweis, dass bei weitem nicht alle Angehörigen der Jahrgänge 1945/47 bis 1927/29 von diesen zeitgeschichtlichen Erfahrungen betroffen waren. Dies erklärt auch die so auffallend unterschiedlichen „Geschichten" über die damalige Zeit, die von „abenteuerlicher Freiheit" bis hin zu „katastrophalen Erfahrungen" reichen. So müssen als damals Betroffene unterschieden werden:

1. Durch den Krieg und seine Folgen kaum beeinträchtigt aufgewachsene Kinder mit anwesendem Vater (sichere stabile familiale, soziale, materielle und wohnliche Verhältnisse (geschätzt 35-40 %);

2. Kinder mit zeitweiliger väterlicher Abwesenheit und zeitweilig eingeschränkten Lebensbedingungen bei vorübergehenden belastenden bis beschädigenden Erfahrungen (geschätzt 30-35 %);

3. Kinder mit langanhaltender oder andauernder väterlicher Abwesenheit bei in der Regel gleichzeitig dauerhaft eingeschränkten Lebensumständen bei mehrfachen und lang anhaltenden beschädigenden bis traumatisierenden zeitgeschichtlichen Erfahrungen (geschätzt 30-35 %)(Radebold, 2000, 2005)

Lange Zeit wurde diskutiert, ob Berichte derartiger Erfahrungen überhaupt glaubhaft seien und insbesondere, ob sie nicht während der weiteren Entwicklung (d. h. im Verlauf von Jahrzehnten) zumindestens ausgeschmückt, wenn nicht erweitert würden. Eine Meta-Analyse (Hardt, Rutter, 2004) bestätigt nachdrücklich den Verlass auf die jeweils berichteten Fakten und weist auf den eher bestehenden Befund des Nichtberichtens derartiger Erfahrungen aufgrund von entsprechenden Abwehrmechanismen hin (Verdrängung, Verleugnung, Bagatellisierung) hin.

Lebenslange Folgen?

Bisher wurden lebenslange und dazu bis in das Alter anhaltende Folgen zeitgeschichtlicher Erfahrungen weitgehend nur für jüngere Erwachsene untersucht, die als Soldaten am 2. Weltkrieg, am Korea- und Vietnam-Krieg teilgenommen hatten und dazu nur für das damals erst nach dem Vietnamkrieg (1957/58-1975) anerkannte Störungsbild einer Posttraumatischen Belastungsstörung (PTBS).

Auf der Symptomebene – leicht mit entsprechenden Fragebögen zu erfassen - fanden sich hierbei in der Regel 4-5 % Symptome einer vollständigen PTBS und bis zu 30 % einer unvollständigen PTBS.

Mögliche weitere Folgen, insbesondere das Ausmaß vorhandener Depressivität, eingeschränkter Lebensqualität etc. wurden nicht erforscht. Deshalb erscheint es sinnvoll, von belastenden, beschädigenden und traumatisierenden zeitgeschichtlichen Erfahrungen zu sprechen (Radebold, 2005). *Belastend* bedeutet lebenslang bis ins Alter ausgeprägte negative, insbesondere auch konfliktträchtige Folgen; *beschädigend* bedeutet lebenslang bis in das Alter anhaltende Folgen von Krankheitswert, z. B. schwere Belastungsstörungen, Depressionen etc. und *traumatisierend* steht hier für lebenslang bestehende und bis in das Alter anhaltende teilweise oder vollständige Posttraumatische Belastungsstörungen.

Für den Bereich der Kinder/Jugendlichen besteht einerseits die Problematik, dass heutzutage der Begriff „traumatisiert" praktisch inflationär ohne weitere genaue Definition des betreffenden Ereignisses und seiner möglichen Auswirkungen benutzt wird und andererseits Kinder erst nach dem 6.-8. Lebensjahr die typischen Symptome einer PTBS entwickeln. Davor leiden sie eher an charakterneurotischen Störungen, während in der Adoleszenz chronisch reaktive Depressionen überwiegen (Keilson, 1979). Wenn überhaupt wurden z. B. bei 14- bis 16-Jährigen, die die Vertreibung mitgemacht hatten, wiederum weitgehend nur Symptome einer PTBS erforscht (Teegen, Meister, 2000).

Weiterhin muss berücksichtigt werden, dass bei Kindern und Jugendlichen das Ausmaß von Schutz, Sicherheit und Geborgenheit *nach* erfolgter Traumatisierung darüber entschied, in welchem Ausmaß nachfolgend anhaltende Störungen auftraten, wie z. B. Keilson (1979) bei der Untersuchung überlebender jüdischer Kinder in Holland belegte.

Dazu erweisen sich Erstmanifestation und Verlaufsmuster der Folgen als unterschiedlich (Radebold, 2005): sie können von den beschädigenden bis traumatisierenden Ereignissen in Kindheit/Jugendzeit an und sich chronifizierend lebenslang fortbestehen; sie können sich anlässlich bestimmter Ereignisse (z. B: der Mutter als einzige Bezugsperson), anlässlich spezifischer Krisen und anstehender Entwicklungsaufgaben während der Erwachsenenzeit erstmalig/erneut manifestieren. Sie können ab dem mittleren Erwachsenenalter auftreten und schließlich in der Alternssituation anlässlich von Trauma-Reaktivierungen und Re-Traumatisierungen (Heuft, 1999).

Inwieweit stellen die damals betroffenen Kinder/Jugendlichen (insbesondere die Angehörigen der 3. Gruppe) eine Risikogruppe für entsprechende Folgen dar?

Sie durchlebten und durchlitten in der Regel mehrere der aufgezählten zeitgeschichtlichen Erfahrungen, meist 3-4 und dazu kumulierend (Frey, Schmitt, 2003); diese wirkten in der Regel über einen langen Zeitraum von vielen Monaten bis zu einem Jahrzehnt ein. Dazu passierten sie in der unterschiedlichen Phasen der Entwicklung von der Schwangerschaft/Kleinkindheit bis hin zur Adoleszenz (s. Beiträge in Radebold et al. 2006), wobei die ersten sechs prägungssensiblen Kindheitsjahre als besonders risikoreich anzusehen sind. Dazu ist von einer relativ geringen protektiven Unterstützung auszugehen: die Mütter konnten oft keine stabile Mutter-Kind-Beziehung anbieten, da sie teilweise in der damaligen Situation keinen realen Schutz bzw. eine stabile Unterstützung bieten konnten, sich depressiv abkapselten und selbst unter beschädigenden bis traumatisierenden Erfahrungen litten. Oft bestanden keine „heile" Welt mehr und/oder eine stabile Groß-Familien-Situation. Ebenso fehlten Männer oder ältere Geschwister wie auch Großeltern. Nur ein Teil dieser Kinder/Jugendlichen verfügte über aktive Coping-Mechanismen.

Schließlich wird die heutige Erörterung des Ausmaßes und der Art möglicher Folgen dadurch erschwert, dass Anfang der 60iger Jahre sowohl von Seiten der betroffenen Kinder/Jugendlichen selbst als auch von Seiten der Wissenschaft das Bild *endgültig überwundener Folgen* dieser schon in Kriegs- und Nachkriegszeit erlebten schlimmen Erfahrungen (Radebold, 2000, 2005) vermittelt wurde. Die Betroffenen selbst erlebten sich damals aufgrund eines mehrjährigen Bearbeitungs- und Abwehrprozesses (Verleugnung, Bagatellisierung, Generalisierung, Umkehrung ins Gegenteil, Spaltung von Inhalt und Affekt bis hin zur völligen Verdrängung) und unterstützt durch die ablaufende psychosexuelle und psychosoziale Entwicklung selbst als unauffällig und „funktionierten".

Ihre charakteristischen Verhaltensweisen (später als ich-syntone Verhaltensweisen der sogenannten „Kriegskinder" beschrieben) wie planend/organisierend, sparsam/bescheiden, nichts Wegwerfen könnend, ohne Rücksicht auf Hunger/Krankheiten/Verletzungen empfanden sie als zu sich selbst gehörig und damit als selbstverständlich. „Es haben doch alle erlebt" und „es hat uns doch nichts ausgemacht"; so wurde die in Wirklichkeit erlebte *pathologische* oder *anormale* Normalität als *übernormale* Normalität vermittelt (Radebold, 2000, 2005). Die Wissenschaft attestierte zusätzlich den damaligen Kindern und Jugendlichen (Brandt, 1964, Coerper et al., 1964), dass ihre zeitgeschichtlichen Erfahrungen keine Folgen hinterlassen hätten. Somit verließen sich die Eltern/die Professionellen, die Wissenschaft und auch die breite Öffentlichkeit befriedigt und ohne allzu große Schuldgefühle darauf, dass keine Folgen hinterblieben wären – dementsprechend wurde auch jahrzehntelang fast bis heute nicht mehr geforscht.

Dazu trug die Identität der Betroffenen mit der deutschen Schuld dazu bei, dass dem erfahrenen Leid keine Bedeutung zukommen durfte.

Entwicklungsaufgaben und traumatisierende zeitgeschichtliche Erfahrungen

Vergessen war, dass es sich - psychodynamisch gesehen - um zentrale gefühlsmäßig leidvolle Erfahrungen in Kindheit / Jugendzeit handelte:

- Das Erleben weitreichender bis völliger eigener Hilflosigkeit in einer selbst nicht veränderbaren Situation und dazu ohne Schutz, Sicherheit und Geborgenheit;

- das Erleben von Verlusten zentraler Bezugspersonen - oft ohne die Möglichkeit des Durchlebens eines Trauerprozesses;

- das Erleben von Verlust von Wohnung/Haus und Heimat wiederum einschließlich entsprechender Geborgenheit und Sicherheit und

- das Erleben von Gewalt in vielfältiger Form (passiv und mit der Adoleszenz auch aktiv als Flakhelfer/junger Soldat).

Der Entwicklungsforscher E. H. Erikson hat in seinem bekannten Buch „Childhood and Society" (1950) (dtsch. „Kindheit und Gesellschaft") eine Abfolge von Entwicklungsaufgaben beschrieben, die – dargestellt als Gegensatzpaar – die psychosexuelle und insbesondere die psychosoziale Entwicklung des Individuums fördern bzw. beeinträchtigen können. Ohne sich hier mit der normgebenden Abfolge und der weitreichenden Gegensätzlichkeit dieser Entwicklungsaufgaben kritisch auseinandersetzen zu müssen erscheint es wichtig, diese Entwicklungsaufgaben für Kindheit und Jugendzeit unter der Perspektive des möglichen Einflusses traumatisierender zeitgeschichtlicher Erfahrungen zu betrachten:

Aufgabe *Urvertrauen gegen Misstrauen*:
Betroffene (testpsychologisch belegt) zeigen äußerlich eine freundlich bis angepasste, innerlich aber skeptische bis misstrauische Einstellung bei gleichzeitig hohem Sicherheitsbedürfnis. Könnte es sein, dass -wenn es kriegsbedingt an den üblicherweise zur Verfügung stehenden protektiven Einflüssen mangelt- das Vertrauen in die Sicherheit gebende und beschützende Umwelt früh und damit lebenslang fehlt? Wer weiß, was neue Situationen und neue mögliche Beziehungen mit sich bringen. Wenn die (verwitwete) Mutter damals als einziger Mensch beschützen konnte, wie konnte man sich dann von ihr ablösen? Die mögliche Sicherheit einer neuen verlässlichen Beziehung während des jüngeren und mittleren Erwachsenenalters zu erleben, verlangt, sich auf diese mit einem Vertrauensvorschuss einzulassen –dies erschien vielen offenbar unmöglich.

Aufgabe *Autonomie gegen Scham und Zweifel*:
 angesichts der in der Kindheit erlebten völligen Hilflosigkeit und des Ausgeliefertseins an eine (durch den Krieg bedingte) unveränderliche Situation, wird das bei so Betroffenen schon früh einsetzende und insgesamt lebenslang anhaltende Bemühen in Form eines energischen ausgeprägten Kampfes um Unabhängigkeit sehr verständlich. Unabhängig davon blieben die Scham über die deutsche Schuld und damit über Verhalten und Taten der Elterngeneration wie auch Selbstzweifel bezüglich der Anerkennung eigener Wünsche und Bedürfnisse.

Aufgabe _Leistung gegen Minderwertigkeitsgefühl_:
zu den bekannten ich-syntonen Verhaltensweisen so Betroffener
zählen insbesondere Funktionieren, Planen, Organisieren und
sich Absichern. Parentifizierung und familiäre Delegation verlangten unbewusst lebenslang Leistungen. Eingelöst und durch
die (Rest-) Familie anerkannt brachten sie zunächst und durch
Wiederholung immer wieder lange Zeit eigene Bestätigung.
Reichte sie wirklich aus, um die quälenden Selbstzweifel auf
Dauer zu vertreiben: Wer bin ich? Was kann ich wirklich?
Wenn die Leute wüssten, was ich alles nicht kann? Werde ich
auch ohne meine Leistungen geschätzt, ja sogar geliebt?

Möglicherweise hatten diese ich-syntonen Verhaltensweisen
die Funktion eines „Harnisch": er umschloss, schützte vor Außen und half wenig aus sich herauszulassen - bestimmt engte er
auf Dauer zunehmend ein.

Neue Probleme bringt die Alternssituation mit sich: viele Betroffene waren beruflich sehr erfolgreich und fühlen sich jetzt
einerseits in ihrer Identität auf Grund des Wegfalls ihrer Berufstätigkeit bedroht und andererseits mit einer Phase von Leere und
fehlenden Aufgaben im Alter konfrontiert. Neben den so erfolg-
reichen Betroffenen finden sich andere, die lebenslang kaum
sozial und ökonomisch erfolgreich waren. Möglicherweise
überwogen hier von Anfang an Minderwertigkeitsgefühle, die
auch eine konkurrierende Behauptung auf dem Arbeitsmarkt
und in der Gesellschaft unmöglich machten.

Aufgabe _Intimität gegen Isolierung_:
so Betroffene zeigten – nachgewiesen ab ihrem mittleren Erwachsenenalter (Radebold 2000) - eine verunsicherte und/oder
eingeschränkte psychosexuelle und psychosoziale Identität auf
Grund fehlender Identifizierungsmöglichkeiten (siehe 2. Beitrag
Radebold), bei ausgeprägten Parentifizierungen und umfangrei-
chen familiären Delegationen.

Unsicher meint hier eine Ungewissheit darüber, welche eigenen Wünsche und Bedürfnisse bestehen. Eingeschränkt meint hier, dass so Betroffenen keine Kindheit und auch keine Pubertät in dem heute üblichen Sinne mit Erproben und Bewältigen von Triebimpulsen, Erforschung kreativer Potentiale und Ressourcen etc. etc. zur Verfügung stand. Wie konnte man dann eine intime Beziehung aufnehmen? Distanz und Rückzug boten größere Sicherheit.

Man erinnere sich: Betroffene und dazu noch als einzige Söhne erlebten oft eine lebenslang anhaltende symbiotische, ödipal gefärbte Beziehung mit diesen damaligen Kriegsmüttern. Die daraus resultierenden späteren Beziehungsstörungen (Radebold 2000) führten entweder zu ständigen Beziehungsabbrüchen in der jüngeren mittleren Erwachsenenzeit oder zur Unmöglichkeit zu Frauen überhaupt Beziehungen aufzunehmen.

Aufgabe *Zeugende Fähigkeit gegen Stagnation*:
inwieweit fühlten sich so betroffene Männer auf Grund dieser ihrer Vorgeschichte überhaupt in der Lage, Kinder zu zeugen und eine lang anhaltende Verantwortung als Partner und Vater zu übernehmen? Könnte es sein, dass die von der Frauenbewegung so attackierten Männer „ohne Profil und ohne Verantwortung bei Verweigern einer langfristigen Bindung" gerade diese so betroffenen Kriegskinder repräsentieren? So verwundert nicht, dass seit längerem (Grundmann 1992) der Verdacht besteht, dass so Betroffene nicht nur später, sondern insgesamt weniger Kinder zeugten.

Was resultierte für die Startsituation in das Erwachsensein?

Zunächst bestand nach außen eine stabil erscheinende psychische Widerstandsfähigkeit (Resilienz), die jedoch aus heutiger Sicht auf jeden Fall als schon *eingeschränkt* angesehen werden muss und die in bestimmten Krisen, anlässlich bestimmter Ereignisse (z. B. Verlust zentraler bzw. einziger Bezugspersonen), bei bestimmten Übergangssituationen (z. B. Verlust der identitätsstiftenden Berufstätigkeit) oder anlässlich bestimmter Entwicklungsaufgaben wie z. B. der der Elternschaft als schnell verletzbar anzusehen war. Bestimmte Erfahrungen, Verhaltensweisen und Delegationen erschwerten zusätzlich die Möglichkeiten einer weiteren befriedigenden Entwicklung im Erwachsenenalter wahrzunehmen:

- die aufgrund der abwesenden Väter (gefallen, vermisst, geschieden wie auch physisch und/oder psychisch beschädigt oder abgekapselt) unvollständig wahrgenommene Familie wurde schließlich zur Norm einer Familienstruktur.

- Dazu bestand die familiäre Delegation, es „anders", „besser" zu machen und insbesondere für die beschädigten Eltern (insbesondere für die Mütter) eine „Wiedergutmachung" zu bewirken.

- Mit Hilfe der notwendigen mangelnden Rücksicht auf den eigenen Körper (Unterernährung/Hunger, Kälte, Krankheiten/Verletzungen) gelang das Überleben mit der Hypothek, auch zukünftig auf notwendige Behandlungen insbesondere Vorsorgeuntersuchungen verzichten zu können.

Die früheren Erfahrungen von Hilflosigkeit wurden umgewandelt in ein Streben nach (lebenslanger) Autonomie.

- Ebenso bestand die Sehnsucht nach einer heilen, sicheren und verwöhnenden Welt. Wenn sie einen so nicht zur Verfügung gestellt werden konnte, musste sie selbst geschaffen werden.

- Die Abspaltung der Gefühle führte lebenslang zur Vermeidung bestimmter Affekte, insbesondere von Kummer, Verzweiflung und Trauer über die erlebten Verluste, von Wut und Aggressivität (verboten aufgrund des gerade erlebten Krieges), von Vorwürfen an und Enttäuschung über die Eltern (häufig ebenso vom Krieg betroffen) sowie von Neid auf Andere (nur wenige hatten es eindeutig besser und vielen ging es anscheinend noch deutlich schlechter).

- Ihr Selbst- und Idealbild umfasste das von funktionierenden, freundlich angepassten Menschen.

Worüber klagen die Kinder dieser „Kriegskinder"?

Die Kinder dieser „Kriegskinder" erlebten diese als ihre Eltern während ihres jüngeren und mittleren Erwachsenenalters. Aufgrund von biografischen Berichten (Schulz et al. 2004), aufgrund von Psychotherapien von „Kriegskindern" als Eltern im mittleren Erwachsenenalter (Radebold, 2000) und aufgrund von Psychotherapien von Kindern der „Kriegskinder" (Seidler,2003) lassen sich zurzeit folgende transgenerationell weitergegeben Verhaltensweisen, Probleme und/oder Konflikte beschreiben:

- Ihre Eltern stellten eine sichere, verwöhnende, gewährende äußere Lebenssituation (Haus/Wohnung, eigenes Zimmer, finanzielle Sicherheit/Ausstattung, Spielzeug, Reisen, Freiheitsräume für Schule/ Hochschule und Ausbildung etc.) zur Verfügung.

- Ihre Kinder sollten auf jeden Fall in Frieden, Verwöhnung und Sicherheit aufwachsen.

- Diese Eltern waren kaum für die „kleinen psychologischen Probleme" ihrer Kinder in Kindheit und Adoleszenz ansprechbar, z. B. Schulschwierigkeiten, Mobbing, Pubertätsprobleme u.a.m..

- In unbewussten Vergleich mit ihrer eigenen damaligen Situation und Entwicklung erwarteten sie als Eltern offenbar, dass ihre Kinder –wiederum in familiärer Delegation- damit selbst zurecht kämen und sie möglichst wenig damit behelligten.

- Weiterhin spürten die Kinder, dass es bei ihren Eltern „unbekannte, fremde, nicht erreichbare, gefühlsmäßige" Erfahrungen gab, die unzugänglich blieben und kaum begreifbare, oft sogar skurril wirkende Verhaltensweisen –die allerdings zu Erziehungsnormen wurden.

Wenn sie im mittleren und höheren Erwachsenenalter ihrer Eltern gezielt versuchten, weitere und genauere Informationen über deren Entwicklung sowie deren zeitgeschichtliche Erfahrungen zu bekommen, stießen sie eher auf Ablehnung. Ihre Eltern waren meist und dazu oft lebenslang nicht in der Lage, über ihre zeitgeschichtlichen Erfahrungen zu sprechen.

Forschungserfordernisse

Bezüglich der Folgen bedarf es einer stärkeren *Differenzierung* sowohl nach den drei Gruppen (nicht betroffen, teilweise betroffen, voll betroffen), nach Entwicklungsphasen (Kleinkindheit/Kindheit bis Schulbeginn, Schulzeit, Pubertät/Adoleszenz, nach Geschlecht, nach Ereignissen und Dauer, nach erlebter Betroffenheit, nach erfahrenen Erziehungsnormen, fördernden Faktoren (in Kindheit/Jugendzeit/weiteren Erwachsenenalter) sowie nach Selbst- und Idealbild. Günstig wäre zusätzlich, wenn für die Frage der intergenerationalen Weitergabe parallel Untersuchungen sowohl der jeweiligen Eltern sowie auch ihrer Kinder möglich würden.

Leider werden wir kaum noch etwas über die vom 1. Weltkrieg betroffenen Angehörigen der 1. Generation erfahren – möglicherweise noch mit Hilfe von Genogrammen!

Literaturverzeichnis

Brandt, U. (1964) Flüchtlingskinder, Heft 6 der Reihe Wissenschaftliche Jugend-
kunde. München, Verlag Johann Ambrosius Barth

Coerper, C, Hagen, W, Thomae, H (1964) Deutsche Nachkriegskinder. Klett,
Stuttgart.

Dörr, M. (1998) „Wer die Zeit nicht miterlebt hat...". Frauenerfahrungen -
im Zweiten Weltkrieg und in den Jahren danach. Bd. 1-3, Campus, Frank-
furt/Main.

Erikson, E.H. (1950) Childhood and society. Norton, New York, Deutsch 1987)
Kindheit und Gesellschaft, Ernst Klett, Stuttgart

Frey, C., Schmitt, M. (2003) Kindheitsbelastungen und psychische Störungen im
Erwachsenenalter. In: Radebold, H. (Hrsg.) Kindheiten im II. Weltkrieg und
ihre Folgen. psychosozial 26: 33-38.

Friedrich, J. (2002) Der Brand. Deutschland im Bombenkrieg
1940-1945. Propyläen, München

Grundmann, M. (1992) Familienstruktur und Lebensverlauf – historische und gesellschaftliche Bedingungen individuelle Entwicklung. Frankfurt/Main

Haar, I. (2006) Hochgerechnetes Unglück. Die Zahl der deutschen Opfer nach dem
Zweiten Weltkrieg wird übertrieben. Süddeutsche Zeitung Nr. 262, S. 13 vom
14.11.2006

Hardt, J., Rutter, M. (2004) Validity of adult retrospective reports of adverse childhood experiences: review of the evidence. J Child Psychology Psychiatry
45:260-273

Heuft, G. (1999) Die Bedeutung der Trauma-Reaktivierung im Alter. Z. Gerontol.
Geriat. 32:225-230.

Keilson, H. (1979)Sequenzielle Traumatisierung bei Kindern.
Enke, Stuttgart

Overmanns, R. (2000) Deutsche militärische Verluste im II. Weltkrieg.
Oldenbourg, München

Radebold, H. (2000) Abwesende Väter und Kriegskindheit. Fortbestehende Folgen in Psychoanalysen. 3. Auflage 2004. Vandenhoeck & Ruprecht, Göttingen.

Radebold, H. (2005) Die dunklen Schatten unserer Vergangenheit. Ältere Menschen in Beratung, Psychotherapie, Seelsorge und Pflege, 2. Auflage 2005. Klett-Cotta, Stuttgart

Radebold, H., Heuft, G., Fooken, I. (Hrsg.) (2006) Kindheiten im Zweiten Weltkrieg. Kriegserfahrungen und deren Folgen aus psychohistorischer Perspektive. Juventa, Weinheim.

Schulz, H., Radebold, H.,   Söhne ohne Väter. Erfahrungen der Kriegsgeneration.-Reulecke, J. (2004) Ch. Links, Berlin

Seidler, Ch. (2003) Lange Schatten - Die Kinder der Kriegskinder kommen in die Psychoanalyse in: Radebold, H. (Hg.) Schwerpunktheft Kindheit im II. Weltkrieg und ihre Folgen, psychosozial 26: 73-80

Teegen, F., Meister, V. (2000) Traumatische Erfahrungen deutscher Flüchtlinge am Ende des II. Weltkrieges und heutige Belastungsstörungen in: ZfGP 13: 112-124

Teil 2: Abwesende Väter
und ihre Auswirkungen auf individuelle
Entwicklung, Identität und Elternschaft

Im Anschluss an meine generellen Aussagen im ersten Beitrag stellt sich die Frage, in welchem Umfang damalige Väter aufgrund von Kriegsereignissen abwesend waren, welche Auswirkungen diese Abwesenheit insbesondere auf die Entwicklung und Identität ihrer Söhne (für die Töchter s. Beitrag Roberts) hatte.

Auswirkungen des Ersten Weltkriegs
Bereits der Erste Weltkrieg (1914–1918) führte zu 1,8 Millionen Kriegstoten und 7,2 Millionen zurückgekehrten, physisch (chronisch kranken, amputierten oder hirnverletzten) und psychisch beschädigten Männern. So ließen sich 1926/27 in vielen Schulklassen bis zur Hälfte vaterlos aufgewachsene Kinder, insbesondere Jungen, antreffen (Clauß 1931). Die Hilfestellung für sie und ihre Mutter wurde damals als wichtige gesellschaftliche Aufgabe angesehen – nach unserem Kenntnisstand erfolgte sie jedoch nicht. Somit verfügten vermutlich viele dieser Kriegskinder des 1. Weltkrieges (= erste Generation) über kein sicheres inneres Bild der Väter im Sinne des „ödipalen Übergangsraumes" (Ogden 1955, zit. n. Schlesinger-Kipp 2003). Wieweit waren sie in der Lage, als Erwachsene mit vermutbarer unsicherer psychosexueller und psychosozialer Identität väterliche oder mütterliche Aufgaben zu übernehmen?

Auswirkungen des Zweiten Weltkriegs
Wie zitiert (im ersten Beitrag Radebold) kam im Zweiten Weltkrieg jeder achte männliche Deutsche (vom Kind bis zum Greis)
ums Leben; vermutlich 4,71 Millionen Todesfälle.

Von den zum Militär eingezogenen Männern fielen von den 20-
bis 25-Jährigen 45%, von den 25- bis 30-Jährigen 56%, von den
30- bis 35-Jährigen 36% und von den 35- bis 40-Jährigen 29%.
Diese Prozentangaben belegen, in welchem Umfang die realen,
aber auch die potentiellen Väter betroffen waren.
   Entsprechend hinterließen die Gefallenen und Vermissten
mehr als 1,7 Millionen Witwen sowie fast 2,5 Millionen Halbwaisen und Vollwaisen. Ungefähr ein Viertel aller Kinder wuchs
nach dem Zweiten Weltkrieg auf Dauer ohne Vater auf. Für
ganz Europa wird die Zahl der Halbwaisen aufgrund der Kriegsereignisse auf ca. 20 Millionen geschätzt (Werner 2001).
   Im Frühjahr 1947 befanden sich noch 2,3 Millionen Kriegsgefangene in den Lagern der Alliierten und 900.000 in sowjetischen Lagern. 1947 wurden 350.000 entlassen, 1948 rund
500.000 und 1949 weitere 280.000. So dauerte es oft weitere
Jahre, bis die überlebenden Väter zurückkehrten. Diese waren
dann oft physisch und/oder psychisch beeinträchtigt. Im Bun-
desgebiet wurden Ende 1950 über 2,1 Millionen „Kriegsbeschä-
digte" des Ersten und Zweiten Weltkrieges registriert.

Abwesende Väter
Kriegsbedingt waren diese Väter in unterschiedlichen Entwicklungsphasen ihrer Kinder abwesend. Folgende Gruppen (Radebold 2000; 2005) lassen sich unterscheiden:
Zu den endgültig abwesenden Vätern zählen:

- als erste Gruppe diejenigen, die zwischen Zeugung und Ende des dritten Lebensjahres ihres Kindes gefallen sind, vermisst wurden oder in der Kriegsgefangenschaft oder im Lazarett verstarben. Ihr Bild wird – abgesehen von Fotos und Briefen – in der Regel lediglich durch die Mutter belebt sowie mit Erinnerungen und Persönlichkeitszügen ausgestattet. Oft handelte es sich um die erste Schwangerschaft bei einer Kriegsheirat (vor dem Feldeinsatz oder während des Fronturlaubs) ohne längere Bekanntschaft oder aufgrund nur sehr kurzer Zeit einer Partnerschaft – diese Mütter verfügen dann selbst über keine längeren Erinnerungen. Sehr selten verfügen die Dreijährigen über vereinzelte – wahrscheinlich durch Erzählungen stabilisierte – Erinnerungen an ihre Väter.

- Die zweite Gruppe der endgültig abwesenden Väter bilden diejenigen, die zwischen dem vierten und zehnten Lebensjahr ihrer Kinder gefallen sind, vermisst wurden, in Kriegsgefangenschaft oder im Lazarett verstarben. Die erstgeborenen Kinder verfügen über ausreichende bis viele (beim Tod des Vaters in ihrem späteren Alter über entsprechend zahlreichere) Bilder von und Erinnerungen an diese Väter, die allerdings weitgehend aus den kurzen Fronturlauben stammen.
Die Mütter hatten entsprechend längere Beziehungen zu den Vätern und ebenso (falls vorhanden) die älteren Geschwister. Dadurch sind in diesen Familien zahlreiche zusätzliche Erinnerungen vorhanden mit oft detaillierten Kenntnissen über das Elternhaus mit den Großeltern und anderen Verwandten, über ihre Entwicklung in Kindheit und Jugendzeit sowie über Persönlichkeitszüge, Interessen und vieles mehr.

• Die dritte Gruppe der endgültig abwesenden Väter stellen diejenigen dar, die nach dem 10. Lebensjahr ihrer Kinder gefallen sind, vermisst wurden oder in Kriegsgefangenschaft oder im Lazarett starben. Diese Kinder verfügen über sichere eigene Erinnerungen aus der Vorkriegszeit und eher geringere von den Fronturlauben. Diese Kinder werden spätestens als sich verpflichtende, vertraute oder sogar enge Partner gesucht und damit frühzeitig parentifiziert (d. h. zu Erwachsenen gemacht).

Bei der zweiten und dritten Gruppe schrumpft die mögliche Erinnerungszeit dadurch, dass diese Väter teilweise schon 1939/40 eingezogen wurden und nur noch zu Fronturlauben zurückkehrten. Zu den zeitweise abwesenden Vätern, vierte gGuppe, zählen diejenigen, die nach langer Kriegszeit (eingezogen bereits 1939 oder 1940) oder langer Kriegsgefangenschaft (unter Umständen bis 1951) zu unterschiedlichen Zeitpunkten der psychosexuellen und psychosozialen Entwicklung ihrer Kinder zurückkehrten. Auf jeden Fall sind sie zunächst und oft sehr lange ihren Kindern unbekannt; häufig sind sie und bleiben sie chronisch physisch und psychisch beeinträchtigt oder krank (also Invaliden); der soziale Aufstieg gestaltet sich öfter schwierig oder misslingt. Sie erweisen sich in vielen Fällen als ganz andere: Sie sind ganz anders, als man sie in Erinnerung hat oder sich nach den Erzählungen von Mutter und älteren Geschwistern vorstellt; die Kinder haben sich selbst verändert und befinden sich in heftiger Konkurrenz, ödipaler Auseinandersetzung oder pubertärer Ablösung. Die Väter empfinden sich häufig auch selbst als veränderte Menschen, die den Aufgaben als Ehemänner, Väter und Ernährer – zumindest für einen langen Zeitraum – nicht mehr nachkommen können.

Ein kleinerer Teil dieser Väter stirbt später an den Folgen der im Krieg erworbenen Krankheiten und Verletzungen. Öfter trennen sich auch die Eltern, die Kinder verlieren somit ihre Väter erneut.

Als fünfte Gruppe lassen sich die innerlich abgekapselten und damit auf diese Weise dauerhaft psychisch abwesenden Väter beschreiben. Sie kamen als eher jüngere Erwachsene nach längerer Kriegsteilnahme äußerlich unversehrt zurück und setzten dann ihre berufliche Tätigkeit erfolgreich mit weiterem sozialen Aufstieg fort. So erlebten ihre Kinder – auch im deutlichen Kontrast zu anderen Schicksalen – äußerlich eine „heile Welt" ohne größere Einschränkungen oder Mängel. Diese Väter zentrieren sich auf ihre berufliche Arbeit, gestalten die Beziehungen zu ihrer Frau und ihren Kindern karg und verwirklichen erziehungsmäßig bestimmte, durch ihre Kriegserfahrungen offenbar bestätigte Erziehungsideale, die oft mit denen der Hitlerjugend oder des Bundes Deutscher Mädchen übereinstimmten. Die gegen Ende des Kriegs oder danach geborenen Kinder können die offensichtlich erfolgten Veränderungen dieser Väter (innere Abkapselung bei äußerlich überspielendem und überaktivem Verhalten, z. T. mit Suchtzügen) nicht erkennen, da sie diese Väter nicht von früher kennen. Nur die Mütter kennen die Männer aus der Vorkriegszeit oder der Anfangszeit des Kriegs als deutlich andere und können diese Veränderungen auch teilweise eindeutig benennen.

Als sechste Gruppe müssen die während des Krieges dauerhaft anwesenden aber innerlich nicht erreichbaren beschrieben werden. Sie waren aufgrund ihrer beruflichen Position oder Bedeutung „uk" (= unabkömmlich zum Kriegsdienst) gestellt.

Sie sind familiär die ganze Zeit anwesend, d. h. selbst bei Ausbombung oder Evakuierung oder Kinderlandverschickung regelmäßig erreichbar. Dennoch sind sie psychisch für ihre Kinder unerreichbar bzw. reagieren innerlich völlig abgekapselt.

Eine weitere Teilgruppe stellen die aufgrund von Erkrankungen oder Behinderungen (teilweise Kriegsversehrte des Ersten Weltkriegs) oder aufgrund ihres Alters nicht mehr eingezogene Väter, die sich oft ebenso verhalten.

Auswirkungen auf Entwicklung und Identitätsbildung in Kindheit und Jugendzeit

Aufgrund durchgeführter späterer psychotherapeutischer Behandlungen (Radebold 2000; Radebold et al. 2006), zahlreicher autobiografischer Schilderungen (insbesondere Schulz et al. 2004; Ewers et al. 2006) und qualitativer biografischer Untersuchungen (z. B. Bude 1995) lassen sich gegenwärtig folgende Auswirkungen väterlicher Abwesenheit beschreiben:

• Sie verhinderte in Kindheit und Jugendzeit (Radebold 2000) für die Söhne eine geschlechtsspezifische Identifizierungsmöglichkeit und eine Überkreuz-Identifizierung für die Töchter. Die heute als möglicher Ersatz zur Verfügung stehenden (insbesondere jüngeren) Männer wie ältere Brüder, neue Partner der Mütter wie auch (wiederum jüngere) Lehrer, Erzieher, Jugendleiter, Sportler und weiterhin auch ältere männliche Verwandte (Onkel, Großvater) fehlten damals weitgehend. Heute leben die biologischen Väter und sind in der Regel erreichbar; dazu gibt es viele (teilweise auch gesetzlich geregelte) Kontakt- und Beziehungsmöglichkeiten.

Insgesamt mangelte es für Söhne und Töchter damals und in Konsequenz lebenslang an einem „anfassbaren Modell Mann" – im positiven Fall zur Orientierung, im negativen Fall zur Abgrenzung;

• sein Bild als Mann (nur teilweise auch als Vater) wurde über die Mutter (und auch über die Familie) vermittelt. Dieses Bild war teilweise idealisierend gezeichnet, teilweise wurde es auch ambivalent vermittelt oder sogar ablehnend, enttäuscht und vorwurfsvoll. Dazu trat für die Kinder die ständige Frage, inwieweit der eigene Vater als „Täter" in den Nationalsozialismus und in die Verbrechen des Zweiten Weltkrieges verwickelt war. So wird der Vater zu einem „unbekannten Dritten" und gleichzeitig zu einer mächtigen „Instanz im Schatten" (Lehmkuhl 2006) in der Kindheitsfamilie und anschließend lebenslang – sei es als beschützender guter Geist, sei es als bedrohliches Gespenst, sei es als furchterregender Dämon.

• Entsprechend wurde so die aufgrund der väterlichen Abwesenheit unvollständige Familie als Norm erlebt – insbesondere, wenn in der Nachbarschaft, in der Schule und in den Jugendorganisationen viele Familien quasi als Regelfall unvollständig waren.

• Oft resultierte (gerade zu den einzigen und erstgeborenen Söhnen) eine enge, symbiotische, lebenslange Mutterbindung, die zusätzlich durch eine Parentifizierung und familiäre Delegation (Ersatz des Partners, ein „besserer" Mann als der Ehemann, Wiedergutmachung für den verlorenen Mann u. a. m.) verstärkt wurde. Das dadurch gleichzeitig vermittelte Frauenbild war das einer Kriegswitwe (d. h. oft ohne weitere Beziehungen und dazu weitgehend asexuell).

Die Mütter wurden oft entweder als hart, stark und mächtig oder als schwach, sich zurücknehmend und oft krank, auf jeden Fall aber abgearbeitet, überlastet, grau und ohne Lebensfreude erlebt.

Verständlicherweise ergaben sich dadurch oft – wiederum insbesondere für die Söhne – Ablösungs- und Autonomie-schwierigkeiten; teilweise wurden die möglichen bzw. sich ab-zeichnenden Beziehungen der Söhne von Seiten dieser Mütter ständig kritisch hinterfragt, boykottiert oder auch sogar zer-stört.

• Selbst wenn die Väter spät zurückkehrten und zumindestens äußerlich das Bild einer wieder vollständigen Familie bestand, erhielten die Kinder weiterhin die Aufgabe des Containings (d. h. des Bewahrens des erlebten Schreckens der Eltern) und ebenso des Holdings (d. h. des Stützens und Unterstützens der Eltern).

Lebenslanger Bedarf nach väterlichem Vorbild?
Wenn der Identitätsbildungsprozess lebenslang psychische In-tegrationsarbeit erfordert, so muss aus der Perspektive einer auf den gesamten Lebenslauf bezogenen Entwicklungspsychologie gefragt werden, welche Bedeutung Vätern, anschließend an Kindheit und Jugendzeit, für das weitere gesamte Erwachsenen-leben ihrer Söhne zukommt. Der Vater, jeweils aufgrund des Generationenzyklus in der Entwicklung um 25 bis 30 Jahre vor-aus, kann seinen nachfolgenden Söhnen (aber auch seinen Töch-tern) ein Modell vorleben, wie „man (n)" sich weiterentwickelt, und zwar besonders dadurch:

- wie er trotz Konflikten und Abgrenzungen infolge ihrer Pubertät und Adoleszenz die Beziehung zu ihnen verlässlich aufrechterhält, weiterentwickelt und schließlich jeweils erwachsenengerecht gestaltet;

- wie er Freundin und Freund und später Schwiegertochter und Schwiegersohn akzeptiert, in die Familie hinein nimmt und eine eigene Beziehung zu ihnen aufbaut;

- wie er seine eigenen Entwicklungsphasen vom mittleren bis zum hohen Alter durchläuft, bewältigt und wie er die jeweils anfallenden psychosozialen und psychosexuellen Entwicklungsaufgaben wahrnimmt;

- wie er sich die jeweils erforderlichen Lebensstrukturen schafft und sich ihnen (im Bedarfsfalle) anpasst;

- wie er lebenslang die intragenerationellen Beziehungen (insbesondere zur Ehefrau oder Partnerin, zu Geschwistern und Freunden) und die intergenerationellen Beziehungen (insbesondere zu seinen Eltern und Schwiegereltern und ebenso zu seinen Kindern und Enkelkindern) gestaltet und verändert;

- wie er bedrohliche Veränderungen (Arbeitsplatzwechsel, Ausscheiden aus dem Arbeitsprozess oder Krankheit) und Verluste erträgt und bewältigt;

- wie er seinen Interessen und Fähigkeiten nachgeht, während sich diese während des Lebensablaufes ändern können;

- wie er parallel soziale Aufgaben und Verantwortung übernimmt;

• wie er den langen Prozess seines Alterns gestaltet und dabei sowohl die bestehenden Möglichkeiten erforscht und ausschöpft als auch

• wie er auf die potenziellen zunehmenden physischen, psychischen und sozialen Veränderungen reagiert und schließlich

• wie er stirbt.

Dieses durch den Vater vermittelte Modell ermöglicht eine Erfahrung (von wahrscheinlich mehreren). Bestimmt nicht immer als Vorbild anzusehen, gestattet diese Erfahrung jedoch dem Sohn, zukünftige eigene Entwicklungsphasen kennenzulernen, Anteile des Modells für sich zu übernehmen oder sich umgekehrt davon abzugrenzen sowie in eigenen innerlich unsicheren Situationen auf vorhandene männliche Vorbilder (Vorbilder der Elterngeneration insgesamt) zurückzugreifen. Bei lebenslang abwesenden Vätern, dazu noch ringsherum fehlenden Männern entsprechenden Alters besteht diese Möglichkeit für die notwendigen eigenen weiteren Entwicklungsschritte nicht.

Fazit

Die Jungen der Jahrgänge 1927–1947 (= zweite Generation) und ebenso die Mädchen erlebten in großem Umfang eine zentrale Bedrohung ihrer geschlechtsspezifischen Entwicklung und Identitätsbildung. Schon ihre Eltern (= erste Generation) waren teilweise bezüglich väterlicher Erfahrung und Vaterbild beeinträchtigt und verunsichert aufgewachsen. Die jetzt (dauerhaft oder zumindest langfristig) abwesenden Väter boten keine bzw. nur ungenügende bis unzureichende Identifizierungsmöglichkeiten.

Dazu waren sie in Kindheit und Jugendzeit zusätzlich weiteren vielfältigen beeinträchtigenden, beschädigenden oder traumatisierenden zeitgeschichtlichen Erfahrungen ausgesetzt. Insgesamt resultierten eine verunsicherte oder eingeschränkte psychosexuelle und psychosoziale Entwicklung und Identität.

Infolgedessen befanden sich die Söhne (aber auch die Töchter) lebenslang auf einer eher unbewussten Suche nach brauchbaren, sie akzeptierenden und anerkennenden männlichen Vorbildern – insbesondere in Person von Erziehern, Jugendführern, Lehrern, Meistern, Hochschullehrern und schließlich für die Frauen in Person eher älterer Partner. Als Konsequenz konnten die Entwicklungsaufgaben des jüngeren und mittleren Erwachsenenalters, nämlich die einer intimen sowie stabil und verlässlich gestalteten Partnerbeziehung und die einer Elternschaft teils gar nicht, teils nur eingeschränkt und teils nur stark verunsichert angegangen werden. Wie konnte man sich mit einer derartigen Vorgeschichte als Mann, Partner und Vater und damit potentieller Großvater sicher fühlen? Entsprechend wurden vermutlich (Grundmann 1992) eigene Kinder – wenn überhaupt deutlich später und dazu in geringerer Anzahl gezeugt.

Im Rahmen der Emanzipation nach dem Zweiten Weltkrieg hat die Frauenbewegung in Deutschland zu Recht das Phänomen der sich Partnerschaft und Väterlichkeit verweigernden Jahrgänge attackiert; sie übersah allerdings, dass es sich dabei weitgehend eben um diese Kriegskinder handelte (exemplarisch Dierichs/Mitscherlich 1980). Somit fehlte der Vater nicht nur für Kindheit und Jugendzeit, sondern auch ebenso für das jüngere und mittlere und schließlich auch für das höhere Erwachsenenalter.

Was haben diese Männer – belastet mit der dargestellten Hypothek einer verunsicherten oder eingeschränkten Identität – an ihre Kinder, speziell ihre Söhne, weitergegeben?

Die in Teil 1 (siehe erster Beitrag Radebold) beschriebenen Hinweise der Kinder der Kriegskinder (= dritte Generation) über ihre Eltern verdeutlichen sowohl die weitergegebenen Erziehungsmodelle wie auch die delegierten Wünsche. Unbekannt bleibt indessen weitgehend die an ihre Kinder vermittelte Identität. Immer wieder wurde in den letzten 20 Jahren versucht, Lebensgefühl, generelle Einstellungen und Generationszugehörigkeit der heute 25- bis 40-Jährigen zu beschreiben – aber nach meinem Kenntnisstand interessanterweise nie gezielt unter dem Aspekt „Kinder der Kriegskinder".[2]

Quellenhinweis:
Aus: Hartmut Radebold, Werner Bohleber, Jürgen Zinnecker (Herausgeber): Transgenerationale Weitergabe kriegsbelasteter Kindheiten: Interdisziplinäre Studien zur Nachhaltigkeit historischer Erfahrungen über vier Generationen.
© Beltz Juventa, Verlagsgruppe Beltz, Weinheim
ISBN 9783779917359

---

[2] Erst kurz vor Redaktionsschluss erfuhr ich von Sabine Bodes Buch *Die deutsche Krankheit – German Angst (2006)*, in dem die Autorin versucht, derartige gesellschaftliche Auswirkungen zu diskutieren.

Literatur

Bode, S. (2006): Die deutsche Krankheit – German Angst. Stuttgart (Klett-Cotta).

Bude, H. (1995): Das Altern einer Generation. Die Jahrgänge 1938–1948. Frankfurt a. M.

Clauß, K. (1931): Mutter und Sohn. Vom Werdegang vaterloser Halbwaisen. In: Kroh, O. (Hg.): Pädagogische Untersuchungen. (VI. Reihe: Schwererziehbare und Erziehungsschwierigkeitcn; 1), Langensalza (Hermann Beyer & Söhne), S. 1–104.

Dierichs, H., Mitscherlich, M. (1980): Männer – zehn exemplarische Fallgeschichten. Frankfurt a. M.

Ewers, H.-H., Mikota, J., Reulecke, J., Zinnecker, J. (Hg.) (2006): Erinnerungen an Kriegskindheiten. Erfahrungsräume, Erinnerungskultur und Geschichtspolitik unter sozial- und kulturwissenschaftlicher Perspektive. Weinheim (Juventa).

Grundmann, M. (1992): Familienstruktur und Lebensverlauf – historische und gesellschaftliche Bedingungen individuelle Entwicklung. Frankfurt a. M.

Lehmkuhl, U. (2006): Instanzen im Schatten. Väter, Geschwister, bedeutsame Andere. Göttingen (Vandenhoeck & Ruprecht).

Radebold, H. (2000): Abwesende Väter und Kriegskindheit. Fortbestehende Folgen in Psychoanalysen. 3. Aufl. 2004. Göttingen (Vandenhoeck & Ruprecht).

Radebold, H. (2005): Die dunklen Schatten unserer Vergangenheit. Ältere Menschen in Beratung, Psychotherapie, Seelsorge und Pflege, 2. Aufl. 2005. Stuttgart (Klett-Cotta).

Radebold, H., Heuft, G., Fooken, I. (Hg.) (2006): Kindheiten im Zweiten Weltkrieg. Kriegserfahrungen und deren Folgen aus psychohistorischer Perspektive. Weinheim (Juventa).

Werner, E. (2001): Unschuldige Zeugen. Der zweite Weltkrieg in den Augen von Kindern. Hamburg/Wien (Europa-Verlag).

Autoren

Wolf Büntig
Arzt/Psychotherapie, Jahrgang 1937, Mitbegründer und Leiter von ZIST, Zentrum für Individual- und Sozialtherapie, e.V. (www.zist.de).

Eugen Drewermann, Prof. Dr. theol.
Geb. 1940 in Bergkamen. Studium der Theologie, Philosophie und Psychoanalyse. 1978-1991 Privatdozent für Religionsgeschichte und Dogmatik an der kirchlichen Hochschule in Paderborn. Im Oktober 1991 Entzug der kirchlichen Lehrerlaubnis und im März 1992 Suspension vom Priesteramt. Seitdem als freier Schriftsteller, Vortragsreisender und Psychotherapeut tätig. Mehr als 70 Buchveröffentlichungen.

Wolf Ollrog, Dr.
Verheiratet, 2 Kinder, Pfarrer, Therapie und Beratung seit 1981. Bonding-Ausbildung bei Ingo Gerstenberg, TA-Ausbildung bei Arlene Moore u. Jürgen Gündel. Bonding-, Partner-, Aufstellungsworkshops bei der Evangelischen Erwachsenenbildung Darmstadt und in der Hirsenmühle (Dan Casriel-Institut). Selbsterfahrungsgruppen, Einzel- u. Paarberatung in eigener Praxis.

Hartmut Radebold, Prof. Dr. med.
Geboren 1935, verheiratet, 2 Kinder, Facharzt für Psychiatrie und Neurologie, Psychoanalyse, Facharzt für Psychotherapeutische Medizin; Lehr- und Kontrollanalytiker der Deutschen Psychoanalytischen Vereinigung.

Mitglied zahlreicher wissenschaftlicher Fachgesellschaften. Max-Bürger-Preis 1974, 1983; Preis der Egner-Stiftung (Zürich 2006); Gründung des Lehrinstituts für Alternspsychotherapie (Kassel 1999); Ehrenmitglied der Deutschen Gesellschaft für Gerontopsychiatrie und -psychotherapie (Juni 2009); Verleihung Bundesverdienstkreuz 1. Klasse (November 2009). Gründung der Forschungsgruppe „weltkriegkindheiten" (w2k) (zusammen mit J. Reulecke); Fellow der Studiengruppe „Kinder des Weltkrieges" am KWI des Wissenschaftszentrums Nordrhein-Westfalen (2004-2006).

Kornelius Roth, Dr. med.
Verheiratet, hat zwei Kinder und ist als Facharzt für Psychosomatik, Psychiatrie und Psychotherapie in Bad Herrenalb niedergelassen. Als Schüler und ehemaliger Mitarbeiter von Walther H. Lechler hat er sich auf die psychotherapeutische Behandlung von Sucht und Trauma spezialisiert. In der Weiterbildung ist er als Dozent und Supervisor für Ärzte und Diplompsychologen tätig. Im Traumabereich ist er u.a. als EMDR-Therapeut und EMDR-Supervisor zertifiziert. Sein Buch über Sexsucht erschien 2012 im Christoph-Links-Verlag in der 4. Auflage. 2009/2010 war er 1. Vorsitzender der Deutschen Gesellschaft für Bonding Psychotherapie (DGBP). Seit 2007 ist er 1. Vorstand des Förderkreises für Ganzheitsmedizin Bad Herrenalb.

Anne-Ev Ustorf
Geboren 1974, studierte Geschichte und arbeitet als Autorin mit Schwerpunkt Psychologie, unter anderem für *Psychologie Heute* und die *Süddeutsche Zeitung*. Im Jahr 2008 veröffentlichte sie ihr erfolgreiches Sachbuch "Wir Kinder der Kriegskinder" (Herder). Sie lebt in Hamburg.

Helga Zwosta
Verheiratet, drei erwachsene Kinder, vier Enkelkinder; Studium: Germanistik und Geschichte. Als verheiratete Lehrerin gestaltete sich ihr Leben zwischen Familie und Beruf. Ausbildung und Mitarbeit an der Stuttgarter Akademie für Tiefenpsychologie und analytische Psychotherapie brachte sie auf den inneren Weg. Geboren in Oberschlesien erlebte sie in den Kriegsjahren Evakuierung, russische und polnische Besatzung und Flucht. Das Zerrissensein zwischen einer nach außen "funktionierenden" und einer inneren "dunklen", belastenden Seite drängt zu lebenslanger Spurensuche.

Über den Förderkreis...

Der Förderkreis für Ganzheitsmedizin Bad Herrenalb e.V. ist eine unabhängige Vereinigung von Menschen für Menschen, die aus der Enge ihres Daseins ausbrechen wollen und einen tieferen Sinn in ihrem Leben suchen. Durch die vielfältigsten Veranstaltungen, Vorträge, Seminare, Reisen und Ausstellungen wollen wir Akzente setzen und Impulse verbreiten, die Anstoß sein können zu eigener neuer Erfahrung.

Die Aktivitäten der verschiedensten Art stellen auf eine andere Weise die Fortsetzung der Arbeit dar, die in der Psychosomatischen Klinik Bad Herrenalb unter der Leitung von Dr. med. Walther H. Lechler von 1971 bis Ende 1988 in Form einer Lebensschule durchgeführt wurde, heute bekannt unter dem Namen "Bad Herrenalber Modell".

Es gilt zu entdecken, dass es neben den vielen ansteckenden Krankheiten auch eine ansteckende Gesundheit gibt, die von uns allen tagtäglich verbreitet werden kann.

18 Jahre lang haben in der Psychosomatischen Klinik in Bad Herrenalb Menschen in einer entsprechenden Atmosphäre diese „ansteckende Gesundheit" entdeckt, die Verwandlung an Leib und Seele erfahren und an andere weiter zu geben gelernt. Leben leben lernen war die Devise dieses Hauses. In den vielen anonymen Selbsthilfegruppen des 12-Schritte-(Stufen)-Programmes, die von der Klinik aus weitere Verbreitung in Deutschland fanden, konnte diese neue Lebenseinstellung weiter eingeübt und die Ansteckung betrieben werden.

Wir wollen Menschen Mut machen, sich schlussendlich „das Leben zu nehmen", vor dem sie aus Angst und überlieferten falschen Vorstellungen davongelaufen sind, sich das Leben zu nehmen, das jedem von uns seit dem Augenblick der Zeugung in Hülle und Fülle zusteht.

Das Virus Liebe kann nur in einem angstfreien, warm annehmenden Klima aktiv werden. Wir alle können lernen, dieses Klima zu schaffen. Nur so kann – in ganz kleinen persönlichen Schritten – eine bessere Welt entstehen. Dies hat der Förderkreis sich zum Ziel gemacht.

Gegründet wurde der Förderkreis im Januar 1989 von Dr. Walther H. Lechler und Freunden.
Er war bis 8. November 2003 1. Vorsitzender.

Der SANTIAGO VERLAG

gibt Bücher zu verwandten Themen heraus, u.a. Nachdrucke der Bücher von Walther H. Lechler.

www.santiagoverlag.de

Tel.: 02827 5843

SANTIAGO VERLAG Joachim Duderstadt e.K.
Asperheide 88
47574 Goch